«EQUILIBRI»

Dello stesso autore

COME RAGGIUNGERE LA ZONA
(CON BILL LAWREN)
LA ZONA ANTI-ETÀ
7 GIORNI CON LA ZONA
LA ZONA OMEGA 3RX
LA ZONA: LA NUOVA ALIMENTAZIONE
IN ZONA CON LA SOIA
PREVENIRE CON LA ZONA
IL BELLO DELLA ZONA
(CON DANIELA MORANDI)

BARRY SEARS

MAGRI PER SEMPRE

Prefazione di Enrico Arcelli

Sperling & Kupfer

Traduzione di Francesca Guaraldo
Toxic Fat

ISBN 978-88-200-4516-6
61-I-09

Si ringrazia Enrico Arcelli e Paola Reverso per la preziosa collaborazione.

Visitate il sito www.zonacademy.com

Avvertenza

Questo libro non intende sostituirsi a un parere medico o al vostro specialista. Chi è ammalato, o sospetta di esserlo, dovrebbe farsi visitare. Chi sta assumendo farmaci regolarmente prescritti non modifichi mai la sua dieta (buona o cattiva che sia) senza prima consultare il medico, poiché qualsiasi variazione dietetica può modificare il metabolismo dei farmaci che assume.
La medicina moderna, per quanto potente, è un ben misero sostituto della prevenzione, che rimane il miglior rimedio, ma può realizzarsi solo a livello individuale e con una corretta nutrizione, pilastro di uno stile di vita salutare. L'autore e l'editore in ogni modo declinano espressamente ogni responsabilità per eventuali effetti nocivi derivanti dall'applicazione dei consigli qui forniti senza un'appropriata supervisione medica.

Indice

Prefazione all'edizione italiana

I PERSONAGGI principali di questo libro sono gli adipociti. Da tempo si sa che le cellule adipose non sono soltanto contenitori di grasso: è ben noto, in particolare, che esse sono dotate di attività endocrina, ossia sono capaci di produrre ormoni. Sugli adipociti, però, questo libro chiarisce molte altre cose. Innanzitutto Sears parla del meccanismo della *fat trap*, la «trappola del grasso». Se la tendenza genetica all'obesità è sempre esistita, l'epidemia dell'obesità (con le sue inevitabili conseguenze per la salute) è scoppiata soltanto da pochi decenni, dapprima negli Stati Uniti, negli anni Ottanta, e poi in altri Paesi, compreso il nostro, in cui il problema riguarda soprattutto i bambini e i ragazzi che erano fra i più magri d'Europa, mentre ora sono i più grassi.

Come mai, soprattutto a partire da quegli anni, la trappola del grasso ha cominciato ad agire così pesantemente?

Come viene ben spiegato qui, per secoli e secoli l'uomo ha dovuto fare molta fatica per procurarsi i cibi, in particolare per coltivarli, prepararli e cucinarli. Negli ultimi decenni, invece, grazie allo sviluppo dell'industrializzazione dell'agricoltura, alcuni alimenti sono diventati facilmente disponibili e il loro costo si è enormemente ridotto. Tra i primi cibi fruibili senza fatica e molto economici a fare ingresso sul mercato furono alcuni carboidrati raffinati, derivati dal frumento e dal mais, quelli che vengono digeriti e assimilati velocemente e che, dunque, determinano un innalzamento della glicemia e, di conseguenza, dei livelli dell'insulina. Dapprima furono confezionati i cereali per la prima colazione, poi svariati prodotti da forno.

È proprio questo che favorì (e favorisce) l'intervento continuo e massiccio, imponente e ripetuto, della trappola del grasso: quando l'insulina si eleva, le porte degli adipociti si spalancano, le molecole di glucosio presenti nel sangue vi entrano e vengono trasformate in trigliceridi. L'effetto finale è che aumenta in essi la quantità di grasso accumulato. Chi ha pochi soldi e/o poco tempo per cucinare, tende a ricorrere (a casa o nei fast food) a cibi certamente buoni, ma costituiti proprio da questi carboidrati.

Nello stesso tempo, l'industria alimentare ha anche cominciato a produrre altri alimenti a basso costo: gli oli vegetali. L'uomo è così passato dall'uso, come fonte di grassi, del lardo, del burro e dell'olio d'oliva a quello di oli di semi estratti con solventi, per esempio quelli della soia e del mais. I costi, anche in questo caso, sono stati abbattuti. Tali oli, però, sono molto ricchi di acidi grassi omega 6 che, in piccola quantità, sono indispensabili, ma che, quando sono in eccesso, portano alla sintesi, da parte dell'organismo, di acido arachidonico e di eicosanoidi molto nocivi, tanto più che in questi anni si è sensibilmente ridotto, nel contempo, l'apporto alimentare di acidi grassi omega 3. Ciò, in pratica, ha del tutto sbilanciato il rapporto fra omega 6 e omega 3 e indotto, di conseguenza, uno squilibrio degli eicosanoidi da essi derivati, spostandone la produzione verso quelli «cattivi», se non intervenissero di nuovo gli adipociti. Si può dire che questa volta essi si comportano come dei bidoni della spazzatura, dei contenitori nei quali l'acido arachidonico viene confinato e reso quasi innocuo.

In questa fase, in un certo senso, una quota in più di grasso corporeo significa uno spazio più grande per poter tenere sotto chiave il pericolosissimo acido arachidonico. Per tale ragione, fino a un certo punto, non essere molto magri può costituire una protezione verso varie malattie, tutte quelle con una componente di tipo infiammatorio, da quelle cardiocircolatorie ai tumori, al diabete di tipo II e così via. Quanto più si diventa grassi, però, tanto più cresce il rischio che gli adipociti (specie quelli viscerali, contenuti nell'addome) muoiano e si sfascino: da essi, allora, fuoriescono il grasso e l'acido arachidonico, sostanze che a quel punto se ne vanno in giro per il corpo a causare danni. In più, come ha contribuito a spiegare, il professor Saverio Cinti dell'Università di Ancona, gli spazzini destinati a eliminare i resti degli adipociti morti – i macrofagi – diventano essi stessi produttori di sostanze tipicamente proinfiammatorie, come TNF alfa e IL-6. A questo punto la situazione precipita: quell'infiammazione, che fino a quel momento era «silente», si manifesta in malattie che colpiscono tutti gli organi del corpo. Si pensi anche soltanto al diabete di tipo II: quanto maggiore è l'infiammazione, tanto più alto è il rischio di insulinoresistenza e di diabete vero e proprio, con tutte le inevitabili complicanze che esso comporta, compresi gli straordinari costi sociali.

La visione che ci dà Barry Sears ci fa capire, per esempio, perché, facendo in modo che i livelli di insulina non si alzino eccessivamente, si riesce a consumare meglio il grasso del corpo, e perché l'utilizzo dell'olio di pesce, grazie al suo contenuto in acidi grassi omega 3, diventi fondamentale per chi non vuole ingrassare o vuole dimagrire definitivamente: gli omega 3 contribuiscono ad attenuare, nei bidoncini della spazzatura in cui è contenuto, l'effetto negativo dell'acido arachidonico. Sono degli estintori antincendio. Gli omega 3, tra l'altro, hanno essi stessi altri due effetti dimagranti (oltre a quello di ridurre l'infiammazione negli adipociti e il suo potenziale effetto ingrassante): competono con gli endocannabinoidi (ormoni che fanno aumentare l'appetito) nel legame con lo specifico recettore; e agiscono sul fattore di trascrizione PPAR α che attiva gli enzimi che favoriscono la combustione dei grassi nel muscolo.

Questo libro, in definitiva, ci aiuta a conoscere molte cose nuove e a vederne altre da un differente punto di vista, in particolare ci aiuta a capire come fare – se ne abbiamo bisogno – a cambiare per sempre le forme del nostro corpo.

Barry Sears ha dimostrato negli anni di sapersi continuamente evolvere, di arricchire le conoscenze che aiutano ad alimentarsi in maniera razionale e di avere la rara capacità di trasmetterle a tutti. Qualcuno ha sostenuto che lo studioso americano non ha mai pubblicato nulla di proprio sulle riviste scientifiche, limitandosi a utilizzare i lavori di altri. Già questa affermazione è di per sé falsa: se si guarda su *PubMed*, il servizio della National Library of Medicine degli Stati Uniti, nel quale si fa riferimento alle più importanti riviste scientifiche del mondo, si constata che le pubblicazioni che portano il suo nome sono alcune decine. Ma, poi, va considerata una grande virtù – e non un difetto – la capacità di sintetizzare, di collegare, di associare, di coordinare e di dare un ordine e un senso logico a idee e informazioni che, prese singolarmente, non aiuterebbero a comprendere la realtà delle cose. Ciò è più che mai vero in questo periodo storico di parcellizzazione delle conoscenze, una segmentazione che spesso fa perdere di vista l'insieme.

Anche quest'ultimo libro di Barry Sears, insomma, va letto e studiato; anch'esso, come i precedenti, ci può aiutare a stare meglio oggi e in futuro.

ENRICO ARCELLI
Professore associato alla Facoltà
di Scienze Motorie dell'Università di Milano.
Medico dello sport e dietologo

Introduzione

Non occorre essere acuti osservatori per accorgersi che nel mondo occidentale, e soprattutto negli Stati Uniti, sta succedendo qualcosa di molto grave: basta uscire di casa e guardarsi intorno per rendersi conto delle dimensioni epidemiche ormai raggiunte dall'obesità. È diffusa la tentazione di attribuire la colpa di questo disastro collettivo a debolezze caratteriali come golosità e scarso autocontrollo, ma la questione è assai più complessa.

Dopo aver studiato il problema per anni, infatti, sono giunto alla conclusione che l'obesità può essere considerata una forma di «cancro» scatenata dall'infiammazione, che, come tutti i tumori, può essere benigna o maligna. Con un tumore benigno di questo genere è possibile convivere per anni (se non aumenta troppo di dimensioni, comprimendo i vasi, i nervi, gli organi e i tessuti circostanti); ma uno maligno, se non tempestivamente curato, può comportare una prognosi infausta ed evolvere fino a portare al decesso del paziente. Come mai? Perché quello maligno diffonde rapidamente le componenti molecolari dell'infiammazione verso uno o più organi del corpo. Ed è ciò che accade anche per l'obesità, quando il tessuto adiposo aumenta e si cade vittima di quella che io chiamo «sindrome del grasso tossico».

L'eccessivo accumulo di grasso corporeo è il primo segnale che nell'organismo si sta sviluppando un «tumore adiposo benigno», ma la connessione tra obesità e malattie croniche si determina soltanto quando il tessuto adiposo comincia a riversare grasso «tossico», o «cattivo», nella circolazione sanguigna. In molti casi, la prima indicazione clinica è la comparsa di una serie di disturbi del metabolismo (elevati livelli ematici di trigliceridi, di glucosio e di insulina, e bassi valori di colesterolo HDL), collettivamente designati come «sindrome metabolica». Nessuno di questi parametri, preso singolarmente, è considerato patologico, ma la sindrome metabolica, se trascurata, nell'arco di otto-dieci anni può evolvere in diabete di tipo II.

A questo punto, però, il deterioramento della salute non è che agli inizi, perché il grasso tossico è libero di muovere all'attacco di ogni altro organo, come il cuore, il sistema immunitario e persino il cervello. Una volta che abbia inflitto danni sufficientemente pesanti, nell'organismo si possono sviluppare patologie gravi, come una malattia cardiaca, una neoplasia o il morbo di Alzheimer.

Questo attacco infiammatorio via via più intenso, portato dal grasso tossico ai danni dell'organismo, ha un'origine molto precisa: negli ultimi decenni abbiamo modificato radicalmente il nostro stile alimentare. La formazione di crescenti quantità di grasso tossico non può essere tuttavia imputata a uno specifico cambiamento dietetico, ma è piuttosto l'effetto di una convergenza di molteplici fattori alimentari che, sommandosi tra loro, hanno creato quella che io chiamo una «perfetta tempesta nutrizionale». Negli Stati Uniti essa ha fatto la sua comparsa venticinque anni or sono, ma oggi si sta propagando in tutto il mondo.

Questa tempesta nutrizionale ha provocato un'«onda anomala» di grasso tossico, di cui l'epidemia di obesità è la diretta conseguenza. In fase iniziale, l'aumento di peso funge da meccanismo di difesa contro la diffusione nella circolazione sanguigna del grasso cattivo generato dall'alimentazione. In particolari condizioni, però, questo grasso contenuto nelle cellule adipose riesce a liberarsi e può diventare il fattore scatenante di una sindrome del grasso tossico che, a sua volta, spiana la strada al precoce sviluppo di svariate malattie cronico-degenerative. Tutto ciò comporta gravi conseguenze non solo per la salute dei cittadini del mondo occidentale, ma anche per i sistemi sanitari nazionali, che rischiano il tracollo di fronte a un'epidemia di tale portata.

L'obesità la si nota facilmente perché è sotto gli occhi di tutti, ma come possiamo misurare il grasso tossico e l'infiammazione che l'accompagnano? Si potrebbe pensare di utilizzare come parametro il dolore associato alle malattie croniche, ma queste impiegano anni, o persino decenni, per svilupparsi e soltanto a quel punto il dolore comincia a farsi sentire. E poi, diversamente dalle altre, l'infiammazione indotta dalla crescita del livello di grasso cattivo nel sangue non provoca male, tanto da essere definita «infiammazione silente». Quando, però, supera il livello di guardia, mette in grave pericolo la salute perché può innescare lo sviluppo di patologie croniche. A questo punto non si sono ancora arrecati danni a qualche organo tali da consentire al medico di diagnosticare una malattia cronica, ma sicuramente il soggetto affetto da una simile condizione non è più in buona salute.

Questo libro è destinato ad aprire un importante dibattito a causa delle sue tre tesi centrali.

1. Se siete sovrappeso o obesi, non è colpa vostra, né dipende da una qualche inferiorità rispetto agli altri. La causa sta nell'avversa interazione fra i vostri geni e le trasformazioni radicali cui è andata soggetta la dieta occidentale negli ultimi venticinque anni.
2. Se soffrite di una patologia cronica (diabete, cardiopatie, artrite, cancro o disturbi neurologici), è assai probabile che una delle principali cause della vostra condizione derivi da politiche di sviluppo agricolo avviate, apparentemente con le migliori intenzioni, più di trent'anni fa.
3. Tutto quello che avete udito finora a proposito delle «cause» e delle «cure» dell'attuale epidemia di obesità probabilmente è del tutto sbagliato.

Si tratta, come vedete, di asserzioni piuttosto decise, che tuttavia sono sostenute da una gran mole di ricerca scientifica. Sebbene si tratti di informazioni note a pochi ricercatori medici, ho cercato di renderle accessibili anche ai profani. Vi garantisco che lo sforzo che farete per seguire le mie argomentazioni circa i fatti che stanno dietro all'epidemia di obesità sarà ben ripagato: conclusa la lettura del libro, infatti, avrete compreso come la vostra personale battaglia contro il grasso tossico sia probabilmente il principale fattore che determina la qualità degli anni che vi restano da vivere.

La presenza di grasso cattivo nel sangue è uno stato patologico che trae origine dalle nostre abitudini alimentari e la lotta per debellarlo è una battaglia permanente, da condurre per tutta la vita. Via via che le nostre conoscenze sulla genetica del corpo umano aumentano, riusciamo a comprendere meglio i meccanismi attraverso i quali particolari componenti dietetici possono attivare gli elementi più primitivi del sistema immunitario, inducendoli a intensificare l'infiammazione silente. Negli ultimi venticinque anni la tipica dieta occidentale ha accresciuto le proprie potenzialità infiammatorie, imprimendo un deciso impulso all'attuale epidemia di obesità e diabete. L'impennata dell'infiammazione è la causa determinante del deterioramento generalizzato della salute nel mondo occidentale, ma ancora più inquietanti per il futuro sono gli sviluppi oggi in atto: gli Stati Uniti stanno esportando in tutto il mondo la loro epidemia di sindrome del grasso tossico.

Come mai certe facili ricette (tipo: «Mangiate di meno e fate più moto») non funzionano per risolvere il problema della dilagante obesità? La ragione è semplice: finché non affronteremo seriamente il problema sottostante, quello delle diete infiammatorie e della corrispondente proliferazione del grasso tossico, l'obesità non potrà fare altro che estendersi.

Questo libro spiega le cause del problema, indica le ragioni della sua diffusione e descrive ciò che potrà succedere in mancanza di misure adeguate. Per bloccare l'epidemia d'infiammazione, responsabile della diffusione dell'obesità e dello sviluppo accelerato di malattie croniche, propongo un approccio convalidato da test clinici che combina una dieta antinfiammatoria – la Zona, una calibrata miscela di proteine magre e di carboidrati a basso indice glicemico – con dosi elevate di olio di pesce.

Confido che utilizzerete questo libro come una chiara mappa dietetica dell'itinerario da percorrere per riacquistare il benessere, per trovare una via che non vi condanni, per salvarvi da voi stessi, ad assumere costosi farmaci o sottoporvi a cure mediche per tutta la vita. Tutto dipende dalla vostra volontà di riprendere in mano le redini della vostra salute, attraverso il cibo che mangiate ogni giorno. Il vostro futuro dipende dalla capacità di ridurre il grasso cattivo nell'organismo e, quindi, di bloccare l'evoluzione della sindrome del grasso tossico.

Non è difficile, e in meno di trenta giorni potrete già toccare con mano i primi risultati dei vostri sforzi.

1

La vera epidemia che si cela dietro al problema dell'obesità

Ogni giorno cogliamo inquietanti campanelli d'allarme: le istituzioni sanitarie denunciano con enfasi i pericoli della situazione, vengono formate in tutta fretta commissioni di studio e task force, si promettono massicci stanziamenti. Da dove nasce una preoccupazione così viva? C'è un'altra guerra alla porte? Sì, e questa volta nel mirino c'è l'obesità.

Molti di noi hanno già lottato contro i chili di troppo, spesso con risultati scoraggianti. Chi non ha problemi di peso è incline ad attribuire la colpa dell'obesità soltanto alla gola e a uno scarso controllo delle proprie pulsioni, ma io sono convinto che la causa profonda sia di gran lunga più insidiosa: a mio parere l'obesità va considerata come una forma di «cancro» incombente sugli organi vitali del corpo. E, in molti casi, l'accumulo di grasso corporeo ha il ruolo, in fase iniziale, di una difesa biologica mirata a proteggere l'organismo dall'aggressione di questo «cancro» latente.

Ciò significa che potrebbe essere vano lo sforzo di seguire indicazioni semplici, come quella che raccomanda di mangiare meno e fare più moto, e che difficilmente riusciremo a sconfiggere, e forse neppure a rallentare, l'attuale crisi di obesità se non affrontiamo il problema da una diversa angolazione.

Quella che ai nostri occhi appare come un'epidemia di obesità è soltanto la punta dell'iceberg di un'assai più pericolosa epidemia di un'infiammazione di tipo particolare, non direttamente percepibile in quanto al di sotto della soglia del dolore. Per questa ragione la chiamo «infiammazione silente» e la ritengo la vera responsabile dell'obesità dilagante negli Stati Uniti e nel resto dell'Occidente, oltre che di numerose malattie croniche, la cui causa sottostante è un aumento della produzione nell'organismo di acido arachidonico (AA), un acido grasso naturale che a concentrazioni sufficientemente elevate può risultare dannoso. Questo grasso cattivo è non soltanto la chiave per spiegare l'epidemia di obesità, ma anche l'anello di congiunzione tra obesità e malattie croniche. Per quanto possa sembrare strano, l'accumulo di grasso corporeo rappresenta in fase iniziale il tentativo del nostro organismo di proteggerci, inglobando e intrappolando il grasso tossico nelle cellule adipose per impedirgli di attaccare altri organi. Il guaio è che il grasso tossico non resta confinato per sempre dentro le cellule adipose e, quando infine entra in circolo, determina la condizione patologica che ho chiamato sindrome del grasso tossico. I problemi sanitari associati a questa sindrome sono difficilmente curabili.

È la sindrome del grasso tossico la vera epidemia che minaccia la stabilità dei sistemi sanitari nazionali. Dopo anni di attacchi infiammatori sferrati dal grasso tossico, l'organo colpito ha subìto danni così gravi da sviluppare una delle malattie che definiamo croniche. A seconda dell'organo sotto tiro potrà trattarsi di una cardiopatia, di diabete di tipo II, di una neoplasia o anche del morbo di Alzheimer, ma tutte queste infermità prendono avvio come sindrome del grasso tossico.

Tale sindrome assomiglia per molti aspetti a quella dello choc tossico, che comparve per la prima volta negli anni Ottanta in seguito, sembra, all'avvento dei tamponi superassorbenti. Entrambe mandano «fuori giri» il sistema immunitario, spingendolo ad aggredire l'organismo stesso, ma la prima danneggia gli organi in tempi molto più lunghi. Senza neppure saperlo, gli occidentali sono in grande maggioranza affetti dalla sindrome del grasso tossico, e causa del loro male sono le scelte alimentari.

Se alla diffusione del grasso tossico nella circolazione sanguigna non viene posto un argine, la conseguenza è quella lunga lista di patologie croniche responsabili, nel loro insieme, del grosso della spesa sanitaria dei Paesi avanzati:

- allergie;
- asma;
- malattie autoimmuni (artrite, lupus e altre);
- neoplasie;
- malattie cardiache;
- malattie infiammatorie (morbo di Crohn, colite ulcerosa e altre);
- malattie neurologiche (morbo di Alzheimer, depressione, disturbi da deficit di attenzione o ADHD e altre);
- diabete di tipo II.

La comparsa di ognuna di queste malattie croniche può essere considerata una differente manifestazione della sindrome del grasso tossico. Quale sarà l'organo colpito per primo dipende dalle caratteristiche genetiche individuali; ma, se avete una delle patologie associate a questa sindrome, non fatevi troppe illusioni: probabilmente anche le altre sono dietro l'angolo.

Non è possibile stabilire se siete affetti dalla sindrome del grasso tossico semplicemente visitandovi. Soltanto il sangue può rivelarlo, essendo la presenza del grasso tossico nella circolazione sanguigna il primo segnale che la vostra salute è in pericolo e che state con tutta probabilità sviluppando una delle numerose patologie croniche associate alla sindrome. Ma non perdete le speranze, perché potrete cominciare a combatterla in meno di trenta giorni seguendo le semplici indicazioni dietetiche che vi fornirò.

In fase iniziale, come ho già detto, un aumento dell'adipe può paradossalmente rappresentare il tentativo del vostro organismo di prevenire la propagazione del grasso tossico in altri organi, ma il suo sito di stoccaggio può diventare il trampolino di lancio della sua futura disseminazione maligna nel resto del corpo. Quanto prima scoprirete che nel sangue sta circolando grasso tossico, tanto più facilmente riuscirete a eliminarlo prima che gli organi del vostro corpo abbiano patito danni irreparabili. La sindrome del grasso tossico va combattuta con la medesima arma che l'ha prodotta, cioè la dieta. Ciò che vi serve, dunque, è una dieta antinfiammatoria capace di contrastare gli effetti della «perfetta tempesta nutrizionale». In questo libro vi propongo appunto un rimedio dietetico non soltanto efficace, ma anche semplice e praticabile per tutta la vita. Il premio finale per i vostri sforzi sarà un'esistenza più lunga e migliore.

2
La «perfetta tempesta nutrizionale»

La sindrome del grasso tossico non è comparsa in America e nel resto dell'Occidente di punto in bianco, né è imputabile a un singolo fattore dietetico: l'attuale crisi sanitaria si è prodotta soltanto quando la combinazione simultanea di tre distinti fattori dietetici ha creato la «perfetta tempesta nutrizionale». Essi sono:

- la comparsa di carboidrati raffinati a basso costo;
- la comparsa di oli vegetali a basso costo;
- il calo del consumo di olio di pesce.

Questa concomitanza di eventi si è verificata negli anni Ottanta negli Stati Uniti, e oggi si sta diffondendo in tutto il mondo con l'impiego crescente di materie prime alimentari a basso costo di produzione industriale alla base della maggioranza dei cibi trattati e confezionati. Come mai la sindrome del grasso tossico ha fatto la sua prima apparizione negli Stati Uniti? Perché in nessun'altra parte del mondo è altrettanto diffuso il sapere necessario per produrre e commercializzare alimenti economici ma di sapore gradevole.

I tre fattori che ho indicato, se simultaneamente presenti, forniscono gli ingredienti necessari per scatenare un'epidemia infiammatoria provocata dall'aumento nel sangue dei livelli di grasso tossico. La responsabilità delle due epidemie gemelle che stanno imperversando in America – l'obesità e il diabete di tipo II – va attribuita all'aumento dell'infiammazione, ma queste due patologie sono soltanto i primi e più evidenti effetti della sindrome del grasso tossico. A quest'ultima, infatti, sono associate numerose altre gravi patologie, come malattie cardiovascolari, neoplasie, malattie neurologiche, malattie autoimmuni, asma, allergie e molte altre ancora. Queste patologie oggi stanno colpendo numerosi occidentali in età più giovane rispetto al passato, malgrado le enormi risorse destinate all'assistenza sanitaria.

Esaminiamo, dunque, le tre componenti della «perfetta tempesta nutrizionale», perché ciascuna di esse sembra innocua finché non entra in scena congiuntamente alle altre.

I carboidrati a basso costo

Come mai i carboidrati a basso costo, come i cereali, pongono problemi così gravi? Dopo tutto, il pane non è forse considerato un alimento base della vita? Il rapido sviluppo dell'industrializzazione dell'agricoltura, negli anni Settanta, ha reso i cereali una delle più economiche fonti di calorie tra quelle disponibili. Il guaio è che se mangiamo troppi carboidrati a basso costo rischiamo davvero di accorciarci la vita, perché un eccessivo consumo di alimenti ad alto indice glicemico (specialmente se raffinati) spinge l'organismo a produrre un eccesso di insulina. E come spiegai in uno dei miei primi libri, *La Zona anti-età*, una produzione eccessiva di insulina accelera il processo d'invecchiamento e, inoltre, accresce la potenziale produzione di ulteriore grasso tossico.

Nella storia dell'umanità, l'enorme offerta di prodotti alimentari è un fenomeno relativamente recente. In passato occorreva molto lavoro per coltivare gli alimenti, ancora più sforzi erano richiesti per prepararli e cucinarli e, per giunta, la maggior parte di essi si deteriorava rapidamente. Lo scenario cominciò a modificarsi nel ventesimo secolo, in seguito all'introduzione sul mercato dei cibi trattati e confezionati.

Negli Stati Uniti, i cereali per la colazione furono il primo alimento a essere sottoposto a trattamento industriale: bastava aggiungere un po' di latte per avere pronto all'istante un pasto completo (naturalmente occorreva comunque disporre di latte). Poi comparvero le fonti di calorie facilmente trasportabili, come le bibite zuccherate e i biscotti, anch'essi prodotti a partire da carboidrati relativamente economici ed entrambi a lunga conservazione (caratteristica piuttosto importante per chi non disponeva ancora di un frigorifero). Questa tendenza si rafforzò enormemente dopo la seconda guerra mondiale, quando i processi di trasformazione degli alimenti incominciarono a diffondersi a macchia d'olio per soddisfare le esigenze di consumatori che avevano sempre meno tempo da destinare alla cucina.

L'industria alimentare americana è tuttora leader mondiale nella produzione di un incredibile assortimento di *junk food* molto gustosi, preparati soprattutto a partire da carboidrati economici. La diffusione dei fast food eliminò il vincolo di consumare i pasti a casa propria, ma il cibo offerto in quei ristoranti comprendeva molti carboidrati economici. Anche alimenti come i cereali per la prima colazione e il pane non sono altro che forme semplici di cibo trattato, rese disponibili dall'avvento dei carboidrati raffinati a basso costo.

Ma questa trasformazione dell'agricoltura, pur responsabile dell'aumento dei livelli d'insulina, non sarebbe stata sufficiente, da sola, a provocare un'impennata nella produzione di grasso tossico. Era necessario fare un passo in più, che venne compiuto con la comparsa di un altro recente fenomeno alimentare: gli oli di semi a basso costo, ricchi di acidi grassi omega 6.

Gli oli vegetali a basso costo

In passato, produrre oli di semi vegetali era molto costoso. Nella storia del genere umano, la maggior parte dei grassi è stata ricavata da lardo, burro e olio d'oliva, nessuno dei quali aveva un impatto significativo sull'infiammazione, perché tutti quanti contengono soltanto minime quantità di acidi grassi omega 6. Ma, a partire dagli anni Venti, il trattamento industriale di semi vegetali come quelli di soia e mais (in particolare con l'impiego della benzina come solvente per l'estrazione) incominciò a far scendere notevolmente il costo di produzione degli oli da essi ricavati. E gli oli vegetali (soprattutto quelli di mais e soia) sono ricchi di un particolare tipo di acido grasso polinsaturo, noto come omega 6, che è anche l'elemento base (il «mattoncino elementare») necessario per la potenziale produzione di crescenti quantità di acido tossico.

Se a questa storia vogliamo assegnare un protagonista, la nostra scelta non può che cadere su Earl Butz, che diresse il ministero dell'Agricoltura statunitense durante l'amministrazione Nixon: questo personaggio ha fatto più di chiunque altro nell'intera storia dell'umanità per scatenare lo tsunami dei carboidrati e degli oli vegetali a basso costo. Prima che Butz comparisse sulla scena politica, infatti, quando producevano un eccesso di una certa materia prima alimentare gli agricoltori americani ricevevano sussidi statali per escludere dalla produzione una parte dei loro terreni coltivabili, finché i prezzi non riprendevano a muoversi verso l'alto. Questa tattica risaliva ai tempi della Grande Depressione, quando una coltivazione troppo intensiva finì per portare all'abbandono di grandi estensioni di terreno. Butz adottò l'approccio opposto, volendo che gli agricoltori americani puntassero decisamente a massimizzare la produzione di alimenti da destinare all'esportazione per contribuire a sostenere la quotazione del dollaro, indebolita, agli albori degli anni Settanta, dalla prima crisi petrolifera. A quei tempi erano già disponibili nuove varietà a più alto contenuto di carboidrati che, purtroppo, per raggiungere e mantenere gli elevati livelli produttivi richiesti, dovevano essere trattate con massicce dosi di fertilizzanti e diserbanti. Questa necessità segnò la nascita del settore agroindustriale, perché gli agricoltori diventarono dipendenti dalle aziende chimiche per raggiungere i livelli di produttività necessari a soddisfare la domanda dei nuovi mercati d'esportazione. Ora la produzione dei cereali poteva essere spinta al massimo e, se gli agricoltori producevano troppo, il governo concedeva sussidi sulla base di prezzi di mercato stabiliti in precedenza, indipendentemente dal calo di quelli reali dei raccolti.

Risultò che avrebbero potuto usufruire di questo programma di aiuti governativi soltanto le colture in grado di produrre il massimo di calorie per unità di superficie. Questa condizione portò all'esclusione di frutta e verdura, mentre si adattava perfettamente a due piante coltivabili senza problemi con l'applicazione di tecniche industriali: il mais e la soia.

Non soltanto queste colture erano perfettamente adeguate ad aziende agricole di dimensioni industriali, ma, grazie al crescente sviluppo e perfezionamento dell'industria di trasformazione alimentare, rendevano disponibile un ampio assortimento di componenti utilizzabili per produrre centinaia di nuovi e redditizi ingredienti. Dal mais si ricavarono lo sciroppo di mais (e il suo cugino biotecnologico, lo sciroppo di mais ad alto contenuto di fruttosio), l'olio di mais, alcuni prodotti chimici industriali e alcol (potenziale sostituto della benzina), mentre i semi di soia consentivano una diversificazione ancora più spinta: oltre all'olio e alle proteine di soia, se ne poteva ricavare una numerosa famiglia di prodotti chimici industriali.

Avendo a disposizione mais e soia a un costo sempre più basso come ingredienti per l'alimentazione animale, diventò possibile produrre a costi inferiori anche carne di vitello, di maiale e di pollo. Le tradizionali fattorie si trasformarono così in fabbriche di produzione industriale per convertire mais e soia a buon mercato (anche grazie agli aiuti statali) in carne a basso costo destinata al business dei ristoranti e dei fast food. Nel 2007, i sussidi statali distribuiti per mais e soia sono ammontati a quasi 20 miliardi di dollari, mentre il sostegno per frutta e verdura continua a rimanere praticamente pari a zero.

Uno dei primi beneficiari di questa generosità governativa fu l'industria di trasformazione alimentare, posta in grado di convertire materie prime sempre meno costose in alimenti facilmente trasportabili, comodi, gustosi e incredibilmente economici. In un lampo l'agricoltura americana di stampo tradizionale cambiò pelle, trasformandosi in un vero e proprio comparto industriale in grado di produrre ai costi più bassi del mondo. Mentre la produzione manifatturiera si sta spostando in Paesi a basso costo del lavoro, come la Cina, gli Stati Uniti sono diventati i fornitori economici per tutto il mondo delle materie prime necessarie per produrre cibi trattati. E, in questo campo, in nessun'altra parte del globo è reperibile un'esperienza tecnologica altrettanto sofisticata.

Né i carboidrati né gli oli vegetali a basso costo, da soli, sarebbero bastati a spalancare le porte all'attuale epidemia d'infiammazione; ma quando i due fattori si combinarono nei cibi confezionati e trasformati, fu come gettare un fiammifero acceso in una tanica di benzina. I cereali e gli altri amidi sono composti di glucosio unito da legami chimici molto deboli, facilmente spezzati durante la digestione. Il glucosio così liberato entra subito in circolo, stimolando il rilascio dell'ormone insulina, il cui aumento nel sangue favorisce la produzione, a partire dagli acidi grassi omega 6, di acido arachidonico (il grasso tossico), il «mattoncino» utilizzato per la costruzione di ormoni infiammatori incredibilmente potenti noti come «eicosanoidi» (sostanze che regolano i sistemi ormonali, per questo detti anche «superormoni»). In altre parole, incominciano a verificarsi fatti molto spiacevoli.

Ma, prima che l'impatto dell'epidemia d'infiammazione silente potesse concretizzarsi in tutta la sua virulenza, occorreva che nelle abitudini alimentari degli americani venisse introdotto un altro cambiamento.

Il calo del consumo di olio di pesce

Nella partita contro l'infiammazione suscitata dalle abitudini alimentari, l'umanità ha sempre avuto un asso nella manica: il consumo elevato di acidi grassi polinsaturi omega 3 a catena lunga, contenuti nel pesce e nei suoi oli. Benché molto simili per struttura molecolare agli acidi grassi omega 6, questi altri composti chimici, in concentrazioni sufficientemente elevate, sono formidabili agenti antinfiammatori. Con un'adeguata dose di omega 3, sarebbe dunque possibile tenere a freno l'infiammazione indotta dal regime alimentare persino quando si consumano molti carboidrati e oli vegetali economici. Purtroppo, però, oltre a un netto aumento del consumo di carboidrati e di oli vegetali a basso costo, negli Stati Uniti si è verificato anche un concomitante drastico calo dell'apporto alimentare di omega 3 a catena lunga.

Secondo le stime disponibili, negli ultimi cent'anni il consumo di olio di pesce è calato del 90-95%. Oggi l'americano medio assume 125 mg di acidi grassi omega 3 a catena lunga ricavati dall'olio di pesce, mentre introduce nell'organismo circa 20 grammi al giorno di acidi grassi omega 6 provenienti da oli vegetali economici. Anche in Italia ci si sta rapidamente avvicinando a queste percentuali.

Una volta rimossa una delle ultime barriere nutrizionali in grado di prevenire un'impennata dell'infiammazione (cioè l'olio di pesce ricco di acidi grassi omega 3), tutte le tessere del mosaico della «perfetta tempesta nutrizionale» avevano trovato la giusta posizione per produrre negli Stati Uniti e via via nel resto del mondo occidentale l'attuale epidemia di sindrome del grasso tossico.

Il primo segnale di questa infiammazione di origine alimentare avviata un quarto di secolo fa fu la rapida diffusione dell'obesità e del suo abituale compagno di viaggio, il diabete di tipo II, malattie che oggi in America e in gran parte dell'Occidente sono diventate epidemiche. Per capire le ragioni del fenomeno, è utile studiare più a fondo la complessa natura dell'infiammazione.

3

L'infiammazione ci dà una mano, ma può anche farci del male

PENSANDO all'infiammazione, spesso la associamo al dolore, cioè a qualcosa da cui è bene tenersi lontani. Eppure l'infiammazione è uno degli strumenti che ci consentono di sopravvivere in un mondo ostile, visto che passiamo la vita immersi in un ambiente popolato da microrganismi potenzialmente invasori, tra cui batteri, virus, funghi e parassiti di varia natura. La nostra risposta infiammatoria interna ci consente di attaccare questi agenti ostili e poi di sopprimerli prima di rimanerne vittime. Ma non solo: le medesime risposte infiammatorie ci mettono anche in grado di riparare il corpo in caso di ferite, attraverso la cicatrizzazione del tessuto danneggiato. Questa opera di riparazione avviene in due tempi: all'inizio la risposta pro-infiammatoria distrugge le parti danneggiate e successivamente quella interna antinfiammatoria, altrettanto potente, frena l'attacco infiammatorio dando il via alla ricostruzione del tessuto distrutto. Grazie alle scoperte della biologia molecolare, ora sappiamo che esiste anche un altro fattore capace di attivare la risposta infiammatoria: la dieta.

Se, quando serve, non disponessimo di un buon livello di risposta infiammatoria, diventeremmo facile preda di aggressori esterni, cioè saremmo alla mercé di microrganismi invasori di ogni genere o vittime di ferite che non si rimarginerebbero mai. Le risposte infiammatorie sviluppate dall'uomo in milioni di anni di evoluzione hanno il compito di mantenere la guerra immunologica circoscritta e concentrata sulla parte interessata. Ecco perché provocano dolore. Tuttavia, se un microbo invasore riesce a insinuarsi nella circolazione sanguigna, la nostra risposta infiammatoria diventa come la reazione di un pugile cieco che sferri pugni a casaccio: qualche rara volta i colpi centrano il bersaglio, provocando però anche molti danni collaterali, dato che l'organismo, in sostanza, attacca se stesso. Questo è il motivo per cui, prima della comparsa degli antibiotici, il tasso di mortalità come conseguenza delle invasioni microbiche era praticamente del 100% e anche ai nostri giorni quello delle infezioni sistemiche di microrganismi (come la setticemia batterica) resta incredibilmente elevato.

La complessità dell'infiammazione deriva dalla presenza di due componenti diametralmente opposte. La risposta proinfiammatoria nasce per reazione a eventi esterni (come infezioni, ferite o regimi alimentari) ed è seguita da una corrispondente generazione di risposte antinfiammatorie interne, insite nei geni, che non soltanto interrompono la fase di attacco dell'infiammazione, ma attivano anche il processo di riparazione che porta alla sostituzione delle cellule danneggiate.

Facciamo un esempio. Quando vi procurate un taglio a una mano, inizialmente avvertite dolore e la parte interessata tende a tumefarsi e ad arrossarsi, perché l'organismo si adopera per contenere l'estensione del danno e della conseguente invasione di microbi: questa è la risposta proinfiammatoria, o fase di attacco, durante la quale i microrganismi invasori vengono isolati in un campo di battaglia dal perimetro limitato, dove possono essere circondati e annientati. Entro pochi giorni la vostra mano è completamente guarita, essendo stata «ringiovanita» a livello cellulare: questa è la risposta antinfiammatoria, o fase di superamento dell'infiammazione, anch'essa parte del nostro codice genetico. È la complessa orchestrazione di risposte infiammatorie (distruzione cellulare) e antinfiammatorie (rigenerazione o ringiovanimento cellulare) a costituire il nostro sistema immunitario.

Come definire il benessere

Oggi come oggi, il sistema sanitario si occupa soprattutto di gestire i sintomi delle malattie croniche, il che equivale a tenere sotto controllo mediante farmaci il colesterolo, la glicemia (cioè la concentrazione del glucosio nel sangue) e la pressione arteriosa. Questo approccio cura i sintomi della specifica malattia, ma non la sua causa sottostante. Mentre non abbiamo problemi a descrivere una malattia cronica elencandone i sintomi, non disponiamo di un'altrettanto soddisfacente definizione del benessere. Com'è ovvio, il fatto di non essere affetti da una malattia cronica conclamata non ci consente di affermare che stiamo bene, dato che le patologie di quel genere impiegano anni, o anche decenni, prima di svilupparsi completamente e di generare sintomi avvertibili. Durante questo lungo periodo di tempo non stiamo così male da poterci considerare ammalati, ma sicuramente non siamo più sani. Pertanto, per definire il benessere in modo convincente dobbiamo cercare una formula nuova e diversa.

Sono convinto che una valida definizione del benessere debba basarsi sulla qualità dell'equilibrio realizzato nell'organismo tra le potenti risposte proinfiammatorie e antinfiammatorie. Quella che avvertite come infiammazione può essere effetto tanto di una risposta proinfiammatoria troppo violenta, quanto di una risposta antinfiammatoria troppo debole; ma, in entrambe le ipotesi, il vostro organismo rimane sotto il tiro di un costante attacco infiammatorio. Nel secondo caso, però, l'attacco, benché continuo, viene ridotto d'intensità. Questa è proprio l'insidia delle diete proinfiammatorie che provocano la sindrome del grasso tossico, il cui risultato finale è lo sviluppo di una delle malattie croniche associate con l'aumento dell'infiammazione, come diabete di tipo II, neoplasie e morbo di Alzheimer. Al contrario, adottando una dieta antinfiammatoria riuscirete a dare impulso al processo di ringiovanimento cellulare che ha luogo durante la fase antinfiammatoria della risposta infiammatoria complessiva. Con ciò otterrete in dono il «santo Graal» della medicina molecolare, ossia una costante rigenerazione cellulare a tutte le età.

L'infiammazione silente

Nel caso dell'infiammazione, l'associazione che quasi sempre facciamo è quella con il dolore. Il dolore che avvertiamo in quella circostanza è dovuto ai danni collaterali arrecati dalla guerra immunologica ingaggiata a livello cellulare, quando l'organismo cerca di isolare gli invasori microbici o di limitare le lesioni prodotte da una ferita. Ecco perché gli antichi greci chiamavano l'infiammazione «fuoco interno», mentre gli antichi romani, dal canto loro, la descrivevano in termini di calore, dolore, arrossamento e tumefazione. Questi termini, impiegati duemila anni fa per descrivere l'infiammazione, sono sostanzialmente gli stessi cui la maggior parte dei medici fa ricorso per definirla ai nostri giorni, il che ci fa sospettare che le nostre conoscenze sul fenomeno non siano poi cresciute granché negli ultimi due millenni! Questa è l'infiammazione che io chiamo «classica»: fa male e per questo corriamo a chiedere aiuto al nostro medico.

Ma che cosa succede se avete un'infiammazione che non provoca nessun dolore avvertibile? Questa forma d'infiammazione, che io chiamo «silente», è assai più insidiosa, perché non prendete nessun provvedimento per combatterla mentre continua ad aggredire i vostri organi per anni, o anche decenni, finché non si accumulano danni sufficienti a far emergere una malattia cronica visibile che provoca sintomi dolorosi. Soltanto allora vi decidete a farvi visitare. A quel punto, il meglio che il vostro medico può fare è prescrivervi farmaci che curano i sintomi della malattia cronica, ma non la causa sottostante. Questa è una bella notizia per le case farmaceutiche, che si sono assicurate un altro cliente a vita, ma non è altrettanto buona per voi, dal momento che non è stata rimossa la vera radice dei vostri problemi, cioè la presenza costante d'infiammazione silente.

Il ruolo della dieta nell'infiammazione silente

Con l'alternarsi di risposta proinfiammatoria e antinfiammatoria, il nostro sistema immunitario è stato concepito per difenderci da invasori esterni o ferite; ma, come abbiamo già osservato in precedenza, l'infiammazione può essere scatenata anche da fattori connessi all'alimentazione. In un certo senso, compiendo scelte alimentari sbagliate (come consumare troppi carboidrati raffinati e oli vegetali a basso costo che promuovono la produzione di ormoni infiammatori) correte il rischio di trarre in inganno il vostro stesso organismo, spingendolo a credere di essere oggetto di un'aggressione microbica. Le conseguenze, nel breve termine, non saranno altrettanto gravi quanto quelle di un reale attacco da parte di agenti esterni o di una ferita (per esempio, non avvertirete dolore), ma il risultato finale di questa continua generazione d'infiammazione a bassa intensità che resta al di sotto della soglia del dolore (cioè l'infiammazione silente) sarà la comparsa precoce, nel prossimo futuro, di qualche malattia cronica.

È plausibile ipotizzare che l'infiammazione silente sia uno stato patologico derivante soprattutto dai cambiamenti radicali delle abitudini alimentari avvenuti negli Stati Uniti (e più in generale nei Paesi occidentali) negli ultimi venticinque anni (la «perfetta tempesta nutrizionale»). Quelle che unanimemente sono considerate malattie tipiche dell'Occidente (malattie cardiache, obesità, diabete di tipo II e via dicendo) sono attribuibili in larga parte ai cambiamenti dietetici cui abbiamo accennato, che hanno fatto crescere i livelli d'infiammazione silente alterando, di conseguenza, i naturali meccanismi infiammatori dell'organismo e favorendo lo sviluppo di queste patologie croniche.

Se all'infiammazione silente non è associato alcun sintomo doloroso, com'è possibile accorgersi di esserne affetti in forma grave? Non dimenticate che, come abbiamo detto, ciò che alimenta l'infiammazione silente è la crescita nel sangue della presenza di grasso tossico. Se le cose stanno così, l'unico modo per scoprirla è sottoporsi all'esame del sangue che descriverò più avanti. Naturalmente, se siete affetti da una malattia cronica (diabete di tipo II, cardiopatie eccetera), potete essere praticamente certi che nel vostro organismo si è annidata, già da un pezzo, una presenza consistente di infiammazione silente.

Non si può valutare la gravità dell'infiammazione silente in atto nel sangue di un paziente semplicemente visitandolo, esattamente come non si può stabilire a occhio il suo livello di colesterolo. Esistono, però, alcuni parametri soggettivi che ci possono aiutare a diagnosticare la probabile presenza di un'intensa infiammazione silente sistemica. La logica di questi indici soggettivi verrà spiegata in maggiore dettaglio nel Capitolo 7, ma ve ne fornisco fin d'ora un breve compendio.

Tenete presente che nessuno di questi parametri, da solo, fornisce indizi sufficienti a trarre conclusioni definitive; tuttavia, se risponderete in modo affermativo a più di tre delle seguenti domande, la probabilità che siate affetti da un'infiammazione silente di una certa gravità diventa piuttosto elevata. Ecco le domande cui dovete rispondere:

- Siete in sovrappeso?
- State prendendo un farmaco per tenere sotto controllo l'ipercolesterolemia?
- Appena alzati, vi sentite intontiti?
- Vi capita spesso di sentirvi stressati?
- Avete continuamente voglia di mangiare carboidrati?
- Vi sentite spesso stanchi, durante la giornata?
- Vi viene già voglia di mangiare, ad appena due ore dall'ultimo pasto?
- Avete le unghie fragili?

Non è difficile prevedere che molti, quanto meno in Occidente, risponderanno di sì ad almeno tre di queste domande, denunciando così di essere affetti da infiammazione silente. Alle medesime conclusioni sono giunto in base ai risultati di migliaia di esami del sangue eseguiti negli ultimi anni per misurare la sindrome del grasso tossico. In altre parole, nel mondo occidentale l'infiammazione silente è assai diffusa e, per giunta, la situazione volge al peggio.

L'infiammazione silente mina la salute

Possiamo figurarci il passaggio dal benessere alle malattie croniche come un percorso mediato dall'aumento dei livelli di grasso tossico diffuso nella circolazione sanguigna che provoca la sindrome del grasso tossico (*Figura 3.1*).

Credo che qualche volta tendiamo a considerare la medicina più complicata di quanto dovremmo. Se esiste un legame così lineare e diretto tra le malattie croniche e l'infiammazione silente suscitata dalla sindrome del grasso tossico, allora non dovrebbe essere difficile trovare il magico elisir per mantenerci perennemente in buona salute: basta combattere l'infiammazione silente che si cela nel nostro organismo, tenendola a freno per tutta la vita.

In teoria, una soluzione potenziale l'abbiamo già a portata di mano ed è l'uso vita natural durante di farmaci antinfiammatori come aspirina, antinfiammatori non steroidei (come l'ibuprofene), inibitori della Cox-2 e corticosteroidi (come il prednisone), tutti farmaci che curano quella che ho chiamato infiammazione classica. Peccato, però, che questa strategia a lungo termine per tenere sotto controllo l'infiammazione silente (una battaglia da combattere per tutta la vita) comporti numerosi effetti collaterali, alcuni anche potenzialmente gravi.

Assumere farmaci antinfiammatori sempre non può quindi essere la soluzione ottimale per curare l'infiammazione silente e riacquistare il benessere. Piuttosto, può essere interessante studiare i meccanismi dell'azione antinfiammatoria di queste sostanze, perché possiamo trarne indicazioni su come ottenere il medesimo risultato attraverso una dieta antinfiammatoria.

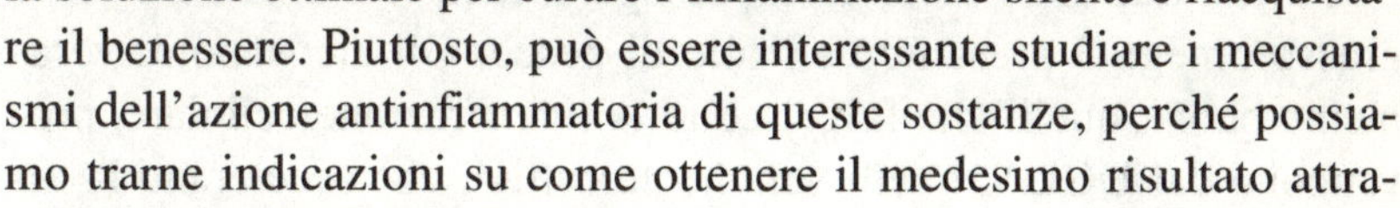

Figura 3.1 - Il percorso dal benessere alle malattie croniche.

Gli eicosanoidi

Sappiamo che tutte le forme d'infiammazione (compresa quella silente) sono modulate principalmente da un gruppo di ormoni noti come «eicosanoidi». Per comprendere l'importanza di questa classe di composti, basti dire che nel 1982 fu assegnato il premio Nobel per la medicina ai tre ricercatori che avevano scoperto il ruolo svolto dagli eicosanoidi nello sviluppo delle malattie croniche.

La chiave fondamentale del benessere è il bilanciamento degli eicosanoidi nell'organismo. In termini semplici, gli eicosanoidi «buoni» favoriscono il ringiovanimento delle cellule, mentre quelli «cattivi» ne promuovono la distruzione. Per sopravvivere abbiamo bisogno di entrambi, perché soltanto quando si spezza l'equilibrio tra questi potenti ormoni e l'organismo incomincia a produrne troppi di quelli cattivi, cominciamo ad allontanarci dal benessere e ad avvicinarci al baratro delle malattie croniche.

A questo punto entra in scena la dieta. Tutti gli eicosanoidi, in ultima analisi, vengono prodotti a partire da grassi alimentari, in particolare dagli acidi grassi essenziali polinsaturi che devono essere forniti dall'alimentazione. Soltanto tre di essi possono essere convertiti in eicosanoidi: l'acido diomo-gamma-linolenico (DGLA), l'acido arachidonico (AA) e l'acido eicosapentaenoico (EPA).

I primi due sono acidi grassi omega 6, mentre l'EPA è un acido grasso omega 3 presente nell'olio di pesce. Gli eicosanoidi veramente buoni, quelli che favoriscono la rigenerazione cellulare, provengono dal DGLA, quelli veramente cattivi, che accelerano la distruzione cellulare, derivano dall'AA, mentre gli eicosanoidi prodotti a partire dall'EPA sono poco attivi. Quest'ultimo, però, aiuta a stabilizzare l'equilibrio dinamico tra il DGLA e l'AA, oltre che a diluire eventuali eccedenze di AA nelle cellule. Essendo acidi grassi alimentari, è chiaro che la dieta è il fattore chiave per mantenerli in costante equilibrio nell'organismo. Quanto meglio riusciamo a farlo, tanto meno grasso tossico circola nei nostri vasi sanguigni, tanto più cala l'infiammazione silente e tanto più speditamente riacquistiamo la salute.

I farmaci antinfiammatori provocano gravi effetti collaterali se assunti per lungo tempo, perché mentre riducono la concentrazione degli eicosanoidi cattivi inibiscono anche la produzione di quelli buoni. L'esempio migliore di questo effetto è rappresentato dagli inibitori della Cox-2, antinfiammatori abbastanza recenti in grado di eliminare il dolore con meno effetti indesiderati rispetto agli antinfiammatori non steroidei, o FANS. Purtroppo, però, si è poi scoperto che queste molecole eliminavano anche gli eicosanoidi buoni, in particolare quelli che aiutano a prevenire gli attacchi cardiaci.

Anche i grassi trans bloccano la produzione di eicosanoidi buoni, perché riducono la formazione di DGLA, e qui si crea la correlazione tra grassi trans e malattie cardiache. Ogni volta che mangiate qualche cibo confezionato contenente tra i suoi ingredienti un olio vegetale parzialmente idrogenato, sarà come assumere una dose giornaliera di inibitori della Cox-2.

Il cibo come medicinale

Se l'assunzione a vita di farmaci antinfiammatori non è una buona strategia sanitaria, dobbiamo concluderne che siamo condannati a rimanere vittime di malattie croniche in età giovanile? *No, a patto di essere disposti a modificare le nostre abitudini alimentari*. Gli eicosanoidi sono ormoni potentissimi, ma li possiamo tenere sotto stretto controllo attraverso la dieta. Una dieta antinfiammatoria, capace di limitare gli eicosanoidi cattivi e di incrementare la produzione di quelli buoni, ci fornisce la mappa alimentare necessaria per mantenerci sani, semplicemente assicurando l'equilibrio ottimale tra le due famiglie di eicosanoidi: non troppo alto né troppo basso. Quasi vent'anni fa, avendo in mente esattamente quest'obiettivo, ho sviluppato la dieta Zona, in essenza un magistrale «trucco» dietetico che vi consente di giocare con grande abilità la partita del bilanciamento degli eicosanoidi.

La dieta Zona: una dieta antinfiammatoria per tutta la vita

La dieta Zona è un semplice stile di vita mirato a mantenere per sempre sotto controllo l'infiammazione silente attraverso il bilanciamento, a ogni pasto, di un limitato carico glicemico con un corretto apporto proteico, abbinato a una drastica riduzione degli acidi grassi omega 6. Come spiegherò nel Capitolo 8, è molto più semplice di quanto sembri. L'effetto antinfiammatorio della dieta Zona può essere fortemente potenziato con l'integrazione di adeguate dosi di olio di pesce (di cui parlerò nel Capitolo 9). La combinazione di questi due interventi dietetici fornisce un potente approccio alimentare, che è finalizzato al contenimento dell'infiammazione silente e che consente veramente di attenuare e invertire i sintomi delle malattie croniche a mano a mano che l'organismo si riappropria di una condizione di benessere.

La mia visione prese forma nel 1982, quando – come ho già ricordato – ai ricercatori che scoprirono l'importanza degli eicosanoidi nello sviluppo delle malattie croniche fu assegnato il premio Nobel. A quei tempi stavo conducendo una ricerca sulla tecnologia dei farmaci contro il cancro somministrati per via endovenosa, con il proposito di ridurre l'intrinseca tossicità di tutti i preparati di quella famiglia. L'obiettivo della chemioterapia è quello di mantenere il farmaco, fortemente tossico, in una zona terapeutica: infatti, se viene somministrato in dosi troppo limitate il paziente può morire per gli effetti del tumore, ma, se le dosi sono eccessive, può subire gravi danni – anche la morte – a causa degli effetti collaterali del trattamento stesso. Impiegando appropriate tecnologie di somministrazione del farmaco è possibile attenuare i problemi di tossicità, offrendo al paziente l'opportunità di vivere più a lungo e con una qualità della vita più soddisfacente.

Dato che gli eicosanoidi si formano a partire da acidi grassi essenziali alimentari, mi venne naturale pensare che il segreto per stare bene fosse semplicemente quello di stimolare l'organismo a produrre più eicosanoidi buoni e meno eicosanoidi cattivi. Senza dilungarmi troppo in dettagli tecnici (grazie al cielo – come dice mia moglie – relegati in coda al libro nelle varie appendici), quando il grasso tossico (l'AA) sale e il DGLA scende, la nostra salute comincia a deteriorarsi e noi ci avviamo sulla lenta ma costante china che ci porterà a sviluppare qualche malattia cronica. L'equilibrio tra questi due acidi grassi cambia dinamicamente e di continuo in funzione di ciò che mangiamo. In particolare, l'equilibrio è regolato soprattutto dai livelli d'insulina: se mangiamo troppi carboidrati a elevato indice glicemico (pane, riso e simili) l'insulina s'impenna; se mangiamo troppo pochi carboidrati, a salire saranno i livelli del cortisolo e anche in questo caso il risultato finale sarà comunque un aumento dei livelli d'insulina. La dieta Zona mantiene la concentrazione di insulina in una zona «salutare», non troppo alta e neppure troppo bassa. Ecco perché, anche se il vostro attuale bilanciamento tra gli eicosanoidi non è quello giusto, avete comunque la possibilità di correggerlo *in meno di trenta giorni*. Ma per conservare quel salutare equilibrio, dovrete mantenere «in zona» per tutta la vita le risposte ormonali suscitate dalla vostra dieta.

In parole povere, l'equilibrio tra AA e DGLA dipenderà dalla capacità di tenere sotto controllo il bilanciamento di lipidi, proteine e carboidrati di origine alimentare. Se i livelli di AA salgono, si aggrava l'infiammazione silente e il processo di invecchiamento prende la corsa; se, invece, crescono i livelli di DGLA, si rafforza il ringiovanimento cellulare e rallenta l'invecchiamento. L'ideale sarebbe ottenere simultaneamente un calo dell'AA e un incremento del DGLA: se riuscite a farlo, ponete in essere la definizione molecolare dell'antinvecchiamento, quella che si manifesta nel mantenimento del benessere fisico per tutta la vita.

L'equilibrio tra AA e DGLA dipende soprattutto dall'apporto di grassi alimentari e, in particolare, da un preciso bilanciamento tra gli acidi grassi omega 3 e omega 6, oltre che tra proteine e carboidrati per la modulazione dell'ormone insulina. Più acidi grassi omega 6 sono presenti nella vostra dieta, più AA il vostro organismo è spinto a produrre. Sebbene sia l'AA sia il DGLA siano acidi grassi omega 6, è l'ormone insulina che accelera la conversione del secondo nel primo. La crescita dei livelli d'insulina può avvenire per due motivi: primo, per un esagerato consumo di carboidrati, specialmente di quelli raffinati; secondo, per un eccessivo apporto calorico.

Negli ultimi venticinque anni gli occidentali hanno fatto entrambe le cose.

La sindrome del grasso tossico: la diffusione dell'infiammazione silente

Le sindromi sono gruppi di sintomi che, se non curati, spesso con il tempo danno luogo a una serie di malattie croniche. Di solito una sindrome ha una causa sottostante che si manifesta nei vari sintomi osservati. Per molti versi, può essere paragonata a un palloncino pieno d'acqua: se premete con la mano su una sua parte, da quella opposta si formerà una protuberanza che scomparirà non appena interrompete la pressione, quando il palloncino assumerà nuovamente la sua forma originaria. La mano che preme, nella mia similitudine, è la causa sottostante della sindrome e la protuberanza sulla parte opposta uno, o più d'uno, dei suoi sintomi.

Facciamo un esempio. La sindrome metabolica è un insieme di sintomi, come sovrappeso, aumento del tessuto adiposo nella zona addominale, elevati livelli ematici di trigliceridi (TG) e bassi livelli ematici di colesterolo «buono» (HDL), la cui causa sottostante è l'iperinsulinemia (elevati livelli d'insulina nel sangue). Sebbene nessuno di questi sintomi, preso singolarmente, sia considerato patologico, quando si manifestano tutti insieme il paziente ha un'elevata probabilità di sviluppare, nell'arco di 8-10 anni, il diabete di tipo II, a meno di interventi correttivi.

Lo stesso vale per la sindrome del grasso tossico. In questo caso, la forza motrice sottostante è l'aumento del tenore di grasso tossico presente nel sangue, che diffonde l'infiammazione silente nella circolazione sanguigna per muovere all'attacco del resto del corpo. Se l'infiammazione silente con carattere cronico non viene adeguatamente curata, l'organismo ha un'elevata probabilità di sviluppare il diabete di tipo II, patologie cardiache, neoplasie, malattie neurologiche, asma, allergie, malattie autoimmuni, patologie infiammatorie e via dicendo. Sia la sindrome metabolica sia quella del grasso tossico presentano analogie con la sindrome dello choc tossico, come mostra la *Tabella 3.1*.

Come potete facilmente capire esaminando la tabella, la sindrome del grasso tossico non va né ignorata né sottovalutata.

Sintesi conclusiva

Quanto abbiamo detto in questo capitolo può essere sintetizzato nel modo seguente: *l'infiammazione classica provoca dolore, quella silente uccide lentamente*. Entrambe le forme d'infiammazione sono modulate dagli eicosanoidi, che possono essere tenuti sotto controllo, in meglio o in peggio, dal cibo che mangiamo. L'aumento di peso può essere uno dei primi segnali che nel nostro organismo si sta accumulando una quantità eccessiva di grasso tossico (sebbene anche chi è magro potrebbe avere il medesimo problema). Se l'infiamma-

Sindrome	Causa	Sintomi	Conseguenze se non curata
Metabolica	Iperinsulinemia	Obesità addominale, TG alti, HDL basso	Sviluppo del diabete di tipo II in 8-10 anni
Grasso tossico	Diffusione sistemica d'infiammazione	Lento ma continuo deterioramento degli organi	Sviluppo precoce di malattie croniche
Choc tossico	Intensa infiammazione	Rapida insufficienza di organi causata da invasione batterica sistemica	Rapida insufficienza di funzionalità degli organi e conseguente morte

Tabella 3.1 - Confronto tra varie sindromi.

zione silente comincia a invadere la circolazione sanguigna (sindrome del grasso tossico), altre patologie, come diabete di tipo II, cardiopatie, neoplasie e malattie neurologiche e autoimmuni, faranno la loro comparsa precocemente, a meno che la sindrome del grasso tossico non venga tempestivamente bloccata e corretta.

4

State ingrassando? Può darsi che non sia colpa vostra

Lo ribadisco: non occorre essere grandi scienziati per accorgersi che nel mondo occidentale l'obesità è in forte aumento. Come mai? La risposta che ricevete a questa domanda dipende dalla persona a cui la ponete. I più sono convinti che la colpa sia di una diffusa carenza di autocontrollo, e considerano i magri moralmente superiori ai grassi; se questi ultimi dessero retta al ben noto ritornello, quello che raccomanda di mangiare di meno e fare più moto, l'obesità non sarebbe più un problema.

Io penso, invece, che la causa sottostante dell'obesità sia molto più complessa, essendo fermamente convinto che il fattore responsabile della sua impennata sia *l'aumento dei livelli d'infiammazione silente indotto da abitudini alimentari sempre più proinfiammatorie*. A mano a mano che l'infiammazione silente si sviluppa e si diffonde, tendono a danneggiarsi sempre più irreparabilmente i sistemi di segnalazione ormonali, specialmente quelli che regolano l'appetito e il rilascio dei grassi per apporto energetico. Uno dei primi segnali dell'aumento dell'infiammazione silente è la formazione di grasso corporeo superfluo. Se non si riducono i livelli dell'infiammazione silente (in particolare nelle cellule adipose), è inutile continuare a predicare semplicemente di mangiare meno e fare più attività fisica: nel lungo periodo, questa formuletta non potrà mai dare buoni frutti.

Qual è l'effetto reale delle calorie?

Tutti parlano di calorie, ma nessuno sembra davvero capace di spiegarne l'effetto. In realtà, le calorie alimentari indicano la quantità di energia prodotta dalla combustione, in un forno di laboratorio, di una determinata quantità di cibo; una condizione sperimentale, però, molto lontana da ciò che avviene realmente nel nostro organismo, dove le calorie in ingresso devono essere prima convertite in energia chimica (sotto forma di adenosintrifosfato, o ATP), che regola il funzionamento effettivo del metabolismo dell'organismo. Le calorie sono per l'ATP quello che il petrolio grezzo è per la benzina: se il petrolio non venisse raffinato e trasformato in benzina, le automobili non potrebbero mai circolare. Analogamente, senza la conversione delle calorie alimentari in ATP il nostro corpo non potrebbe funzionare.

Poiché le singole cellule ne possono immagazzinare soltanto un quantitativo corrispondente al fabbisogno per 10 secondi, per mantenerci in vita l'ATP deve essere prodotto su richiesta, istante per istante. È come se dovessimo fermarci ogni cento metri per riempire ogni volta il serbatoio della benzina. Fortunatamente il nostro organismo non ha bisogno di fermarsi, potendo produrre altro ATP a partire dai carboidrati o dai grassi immagazzinati in precedenza.

Questa capacità è fortemente variabile: da un grammo di lipidi ne possiamo ottenere più del doppio rispetto a un grammo di carboidrati. Ecco perché paragono i grassi a un combustibile ad alto numero di ottano e i carboidrati, al contrario, a uno a basso numero di ottano. Le proteine, invece, non possono essere impiegate per produrre ATP, a meno che le loro molecole non vengano prima demolite e poi ricostruite in forma di carboidrati o lipidi.

Indipendentemente dalla fonte alimentare delle calorie, quando l'organismo ha prodotto ATP sufficiente a soddisfare le sue immediate necessità energetiche, gran parte delle restanti calorie fornite dal cibo, qualunque ne sia la provenienza, viene convertita in tessuto adiposo, destinato a essere immagazzinato anche per lungo tempo e poi rilasciato in futuro per generare altro ATP.

La conversione in massa grassa delle calorie in eccesso

Il primo passo che l'organismo intraprende per immagazzinare qualsiasi macronutriente in eccesso (proteine, carboidrati o grassi) per un suo impiego futuro è trasformarlo in lipoproteine, attraverso un processo che ha luogo nel fegato.

Per ciascuna delle tre classi di macronutrienti alimentari, l'organismo possiede una differente capacità di accumulare le quantità eccedenti. Tale capacità è limitata per i carboidrati e ancora inferiore per le proteine (d'altra parte, se l'organismo fosse in grado di farlo con efficienza, potremmo diventare tutti come Arnold Schwarzenegger semplicemente riempiendoci di proteine), mentre quello che il corpo sa fare con grande efficacia è convertire l'eccesso di carboidrati e proteine in grasso, poi facilmente stivabile nelle cellule adipose.

L'efficienza della conversione in grasso di ciò che mangiamo dipende fortemente dal macronutriente da trasformare. Com'è ovvio, il grasso alimentare richiede la minima quantità di energia (circa il 3% delle calorie fornite dalla fonte alimentare con cui lo introduciamo) per essere assimilato e convertito in grasso portato in circolo dalle lipoproteine; i carboidrati superflui che non possono essere immagazzinati come glicogeno (nel fegato e nei muscoli) richiedono invece più energia (più o meno dal 5 al 15% della loro energia calorica) per essere convertiti in lipidi circolanti; infine, la conversione in grasso delle proteine in eccesso è la meno efficiente delle tre operazioni, giacché assorbe circa il 25% delle sue calorie alimentari. Da questi dati, si comprende facilmente che i livelli finali di grasso che si formano nel sangue dipendono fortemente dal tipo di macronutriente consumato in eccesso.

La trappola del grasso

Nel processo di accumulo delle calorie di troppo sotto forma di grasso, il ruolo predominante è svolto dalla genetica. Alcuni immagazzinano le calorie di origine alimentare con grande facilità, altri incontrano maggiori difficoltà. A supporto di questa tesi ci sono studi condotti su animali geneticamente modificati, mentre altre conferme provengono da ricerche sulla sovralimentazione umana.

Perché mangiamo? Per procurarci un numero di calorie sufficiente a produrre tutto l'ATP richiesto per il funzionamento del nostro organismo. Se non riusciamo a raggiungere questo obiettivo, abbiamo due alternative: o continuiamo a mangiare finché non abbiamo introdotto nell'organismo calorie sufficienti a generare l'ATP che ci serve, oppure rallentiamo le nostre attività fisiche in modo da consumare meno energia.

Se mangiate troppo e ingrassate, venite considerati schiavi della gola; se siete grassi e non fate molto esercizio fisico, gli altri pensano che siete pigri e svogliati. Spesso le due cose sono abbinate, eppure entrambe potrebbero soltanto essere conseguenze secondarie dell'incapacità di produrre sufficiente ATP dalle calorie assunte per via alimentare. Non v'è dubbio che quelle calorie siano entrate in bocca, ma qualcosa ha interrotto il processo che avrebbe dovuto trasformarle in ATP per il corpo, un intoppo che io chiamo «trappola del grasso».

In sintesi, la trappola del grasso è un problema che colpisce chi è geneticamente sensibile all'insulina. In questi soggetti, le calorie di troppo vengono regolarmente convertite in grasso ed entrano nelle cellule adipose dove restano immagazzinate in attesa di utilizzo; ma in molti di loro, proprio a causa di una sensibilità genetica all'insulina, il grasso depositato non riesce poi a lasciare facilmente le cellule adipose per generare quantitativi di ATP adeguati ai fabbisogni energetici dell'organismo. Se questi soggetti si sforzano di mangiare meno e fare più moto, rischiano di portare il proprio corpo all'esaurimento senza ridurre in modo significativo l'eccesso di tessuto adiposo. Mangiare di meno fa diminuire la quantità di ATP prodotta dall'organismo, mentre fare più moto provoca un più rapido impiego delle riserve esistenti di ATP. Questi soggetti perdono effettivamente peso, ma gran parte del calo deriva dalla «cannibalizzazione» dei muscoli, resasi necessaria per produrre ATP sufficiente a garantire il funzionamento dell'organismo mentre «mangiano di meno e fanno più moto». E dove vanno a finire le calorie di scorta trattenute nei tessuti adiposi? Finché resta attiva la trappola del grasso, queste calorie potenzialmente produttrici di ATP rimangono bloccate nei loro depositi.

C'è un solo modo per sfuggire a questa trappola: ridurre i livelli d'insulina mangiando meno carboidrati. Il compito è però più delicato di quanto sembra, perché se i livelli d'insulina diminuiscono eccessivamente in seguito a un drastico taglio dei carboidrati (come succede con la dieta Atkins) il cervello non disporrà di glucosio sufficiente a produrre ATP per i suoi fabbisogni energetici (diversamente da altri organi del corpo, il cervello, per produrre ATP, può utilizzare soltanto il glucosio). Il cervello reagisce all'eccessivo calo della glicemia intensificando la produzione dell'ormone cortisolo, che inizia a demolire masse muscolari per produrre più glucosio. Alla fine, la crescita del cortisolo fa ulteriormente ingrassare. La sola via per superare la trappola del grasso nel lungo periodo è quella di mantenere l'insulina in un preciso intervallo di valori, o zona: non troppo alta, ma neppure troppo bassa.

Questo, appunto, è l'obiettivo della dieta Zona.

La natura molecolare della trappola del grasso

Che le calorie in ingresso debbano essere pari a quelle in uscita è uno dei principi più profondamente radicati nella mente dei medici; prima di accettarlo, però, penso che valga la pena di esaminare un po' più a fondo i meccanismi di funzionamento della trappola del grasso a livello molecolare.

Come abbiamo detto, la maggior parte delle calorie in eccesso, non immediatamente utilizzate per la produzione di ATP, viene convertita in grasso di riserva. L'unico organo del corpo che può accumulare senza problemi l'eccesso di grasso è il tessuto adiposo, un vasto aggregato di cellule, denominate adipociti, che lavorano congiuntamente formando un sistema assai sofisticato di distribuzione dell'energia. Le calorie in eccesso introdotte nel nostro organismo quando mangiamo vengono trasformate in grasso nel fegato, dove vengono ristrutturate come lipoproteine. Queste sostanze consegnano i grassi sulla superficie delle cellule adipose; da qui, una volta idrolizzati ad acidi grassi liberi, vengono trasportati all'interno attraverso la membrana da speciali proteine leganti. Gli acidi grassi liberi sono subito trasformati in trigliceridi, per poter essere conservati senza pericoli nel tessuto adiposo anche per lunghi periodi. A un certo momento, questi grassi di riserva vengono poi immessi nuovamente in circolo per fornire, quando l'organismo ne ha bisogno, il carburante ad alto numero di ottano richiesto per produrre adeguati quantitativi di ATP. Quando questo sistema di distribuzione funziona con efficienza, il grasso trattenuto nel tessuto adiposo viene rilasciato in tempi abbastanza brevi e, alla fine del ciclo, l'accumulo di grasso residuo risulta molto contenuto.

La modulazione di questo elaborato processo è compito dell'insulina. Tutte le cellule (comprese quelle adipose) sono dotate di recettori dell'insulina. Quando questa interagisce con i suoi recettori, si avvia una complicata catena di reazioni grazie alle quali il glucosio è prelevato dalla circolazione del sangue e inviato alla cellula bersaglio. Nelle cellule adipose il glucosio è trasformato in glicerolo (la spina dorsale delle molecole), necessario per immagazzinare tutti gli acidi grassi liberi in arrivo, qualunque sia la loro famiglia di appartenenza. In mancanza di un adeguato rifornimento di acidi grassi liberi o di glicerolo, le cellule adipose non potrebbero produrre nuovi trigliceridi da accumulare rapidamente al loro interno. In altre parole, sarebbe difficile ingrassare. Più insulina è presente in circolo, più glucosio è a disposizione degli adipociti per la produzione di glicerolo e più proteine leganti degli acidi grassi vengono sintetizzate: conseguentemente, aumenta la quantità di acidi grassi liberi che può essere trasferita nelle cellule adipose, le quali, così, possono immagazzinare altro grasso al loro interno. Per questo motivo ripeto sempre che è l'eccesso d'insulina che ci fa ingrassare. Come se non bastasse, questo ormone blocca il rilascio in circolo dei lipidi tenuti di scorta per la produzione di ATP. Ecco perché l'eccesso d'insulina ci impedisce anche di dimagrire.

Soltanto quando calano i livelli d'insulina, come capita tra un pasto e l'altro o di notte, l'enzima «guardiano» presente nelle cellule adipose abbassa la guardia e permette il rilascio del grasso di riserva, che torna in circolo per fornire al resto del corpo la materia prima per la produzione dell'ATP necessario al funzionamento dell'organismo.

Se le cellule adipose non sono geneticamente molto sensibili al rilascio del grasso immagazzinato dall'insulina, sia il processo di conversione delle calorie in ingresso in carburante ad alto numero di ottano (il grasso), sia quello del loro rilascio per un ulteriore impiego possono funzionare senza grandi scosse. Pensate al magazzino centrale di una catena di supermercati: gli articoli provenienti, poniamo, dalla Cina vengono inviati al magazzino, dove restano in giacenza per un breve periodo per essere poi sollecitamente spediti all'appropriato punto vendita. Se il sistema è efficiente, nel magazzino le merci non si accumulano mai, perché vengono continuamente caricate sugli autocarri della distribuzione e lasciano quasi subito il deposito.

A questo punto entra in scena la genetica. Se le vostre cellule adipose sono geneticamente sensibili all'insulina, le calorie in ingresso sono ugualmente convertite in grasso e subito immagazzinate nel tessuto adiposo, ma poi non vengono più liberate con altrettanta facilità. Nella nostra similitudine, è come se gli autocarri per la consegna delle merci cessassero di affluire al magazzino centrale della catena di supermercati. Nel tessuto adiposo, quindi, cominciano ad accumularsi sempre più scorte di grasso. Molte delle calorie introdotte con l'alimentazione restano intrappolate negli adipociti, mentre il resto dell'organismo rimane a corto di ATP, quasi come se non aveste affatto mangiato. Poiché l'energia di riserva non può raggiungere il resto dell'organismo, per produrre quantitativi sufficienti di ATP avete soltanto due alternative: o continuate a mangiare (diventando appunto dei «golosoni») o rallentate le attività fisiche (diventando così dei «pigroni»). Oppure fate entrambe le cose, nello sforzo di conservare quel poco ATP disponibile che dovrà bastare al corpo per svolgere almeno le sue funzioni di base.

L'equilibrio energetico

Come mai, allora, chi per ragioni genetiche è prigioniero della trappola del grasso non continua a ingrossare come un pallone gradualmente gonfiato d'aria? Perché il grasso immagazzinato non cessa mai del tutto di rifluire dalle cellule adipose nella circolazione sanguigna, dove può essere trasportato in altre cellule per essere convertito in ATP. Questo processo è noto come «omeostasi energetica», un termine scientifico utilizzato per indicare l'equilibrio energetico. Una quota sufficiente delle calorie introdotte con l'alimentazione e non immagazzinate nel tessuto adiposo viene liberata, in modo da consentire agli altri organi di produrre l'ATP necessario a mantenere in vita l'organismo. Una volta raggiunto questo equilibrio, viene fissato un certo livello di peso corporeo. Per chi è vittima della trappola del grasso, ciò vale sia per l'acquisto sia per la perdita di peso.

Considerare l'aumento del peso corporeo da questa prospettiva ci offre una visione del tutto diversa del problema dell'obesità. L'argomento è importante dato che, secondo le stime disponibili, il 75% della tendenza a ingrassare deriva da ragioni genetiche. I nostri geni non li possiamo cambiare, ma possiamo intervenire sui meccanismi con cui la dieta li «accende» o li «spegne» (cioè li attiva o li disattiva). Ecco perché, facendo calare i livelli dell'insulina ematica, è possibile ridurre gli effetti di una trappola del grasso determinata dai geni. Malauguratamente, l'aumento del consumo di carboidrati raffinati che si è verificato negli ultimi venticinque anni ha agito in direzione opposta, rafforzando l'efficienza della trappola del grasso nei soggetti geneticamente predisposti.

L'obesità non si può curare mangiando meno e facendo più moto, bensì riducendo l'insulina stimolata dalla dieta, per far sì che una parte più consistente del grasso accumulato possa essere rilasciata per la produzione di ATP. Soltanto a quel punto diventa davvero possibile mangiare meno e fare più moto senza cannibalizzare muscoli e organi. Gli obesi mangiano esageratamente (specialmente se la loro dieta è ricca di carboidrati) soltanto per garantirsi una produzione di ATP sufficiente a prevenire uno stato di debilitazione; se mangiassero di meno avrebbero meno calorie disponibili per la potenziale conversione in ATP e, di conseguenza, comincerebbero a consumare i muscoli per poter comunque fornire sufficiente carburante al resto del corpo. Per loro, come per chiunque stia morendo di fame, il cibo diventa una vera ossessione. È un comportamento osservato anche in animali geneticamente predisposti all'obesità: se si riduce la quantità di cibo somministrata il loro peso cala, ma l'analisi autoptica dei loro organi rivela che le riserve di grasso restano enormi (benché di dimensioni leggermente ridotte), mentre i muscoli appaiono come avvizziti a causa delle privazioni cui gli animali erano stati sottoposti.

Per gli obesi, l'eccesso di cibo rappresenta soltanto un tentativo di porre rimedio a una trappola del grasso determinata dai loro geni. L'esagerato consumo di cibo non è la causa prima della loro obesità, bensì una conseguenza secondaria dell'interazione sfavorevole delle loro caratteristiche genetiche con l'eccesso d'insulina prodotto dalla dieta, eccesso che blocca il rilascio dal tessuto adiposo del carburante ad alto numero di ottano (il grasso) richiesto per la produzione dell'ATP di cui il resto dell'organismo ha disperatamente bisogno per funzionare.

In teoria, il numero di persone obese avrebbe dovuto restare più o meno costante, perché i fattori genetici non si modificano da un giorno all'altro. Ma, allora, che cos'è successo negli ultimi venticinque anni per provocare l'improvvisa impennata dell'obesità di cui siamo testimoni? È successo che gli occidentali mangiano più carboidrati di prima e ciò fa crescere l'insulina, che, a sua volta, moltiplica l'efficienza della trappola del grasso. Coloro che già sono geneticamente programmati per il sovrappeso o l'obesità diventano così ancora più grassi.

E le persone magre per natura?

Gli obesi che mangiano troppo vengono considerati smodati golosi, mentre i normopeso che mangiano molto hanno soltanto un appetito robusto. Il classico esempio è quello degli adolescenti che, quando raggiungono la pubertà, vengono investiti da un'ondata di ormoni che ne fa crescere la statura, le dimensioni degli organi e la massa muscolare. Tutti questi eventi richiedono straordinari quantitativi di ATP e la sola via per acquisirli è quella di immettere nell'organismo un enorme numero di calorie provenienti da ogni classe di alimenti. Più o meno a vent'anni i giovani raggiungono la loro statura finale e la massima massa muscolare e, da quel momento in poi, il loro fabbisogno di ATP tende a calare. Se a quel punto non cominciano a ridurre l'introito di calorie, quelle in eccesso, non più necessarie a sostenere la crescita, vengono convertite in grasso. Il fenomeno si manifesta con una certa evidenza verso i trent'anni, allorché i loro abiti non calzano più come dieci anni prima e, allora, la reazione tipica è ipotizzare un cambiamento del metabolismo. La realtà, invece, è un'altra: diventati adulti, il loro organismo non ha più bisogno di produrre quantitativi supplementari di ATP.

Ci sono, però, persone che possono permettersi di continuare a mangiare grandi quantità di calorie restando magre anche in età adulta. A un esame più approfondito, questi soggetti presentano anch'essi un problema metabolico di natura genetica, benché differente da quello che affligge chi è predisposto alla trappola del grasso: in loro risulta poco efficiente la produzione di ATP a partire dalle calorie alimentari rilasciate dalle cellule adipose. Non sono affetti dalla trappola del grasso, ma molti degli acidi grassi rilasciati dal tessuto adiposo non vengono convertiti in ATP, bensì in radicali liberi. Tornando alla nostra analogia con il magazzino centrale di una catena di supermercati, gli autocarri adibiti alla consegna continuano a ritirare i prodotti dal tessuto adiposo, ma molte delle confezioni caricate cadono dai mezzi prima di raggiungere la destinazione finale.

Gli adulti magri dotati di un metabolismo inefficiente sentono il bisogno di mangiare molto per garantirsi un introito calorico sufficiente a produrre un quantitativo di ATP adeguato alle necessità dell'organismo. Sfortunatamente per loro, l'eccesso di radicali liberi – prodotto dal loro inefficiente metabolismo dei grassi – accelera il processo d'invecchiamento (come ho spiegato in *La Zona anti-età*).

Le ricette facili non funzionano

In entrambi i casi illustrati, il medesimo comportamento (un'alimentazione esagerata) scaturisce dall'identica causa sottostante, ossia l'incapacità di produrre adeguati quantitativi di ATP per il funzionamento dell'organismo. Nel primo caso, il soggetto obeso è dotato di un'innata sensibilità all'insulina che preclude un rilascio efficiente del grasso di riserva necessario per la produzione di ATP; nel secondo, il soggetto magro che mangia molto è scarsamente efficiente nella trasformazione (metabolizzazione) in ATP del grasso rilasciato. Entrambi i soggetti cercano di ovviare ai loro problemi genetici continuando a introdurre calorie nell'organismo, fino a quando non riescono a produrre ATP sufficiente a coprire le necessità del loro corpo.

Ecco perché sbaglia di grosso chi è convinto che per curare l'obesità basti mangiare di meno e fare più esercizio fisico. Questa facile ricetta è del tutto errata, perché si basa su un postulato che afferma:

L'introito calorico deve essere ***pari*** *alla spesa calorica.*

Tale equazione non è valida, per la semplice ragione che non descrive la realtà del metabolismo. La vera equazione che regola il metabolismo è la seguente:

L'introito calorico facilmente convertibile in ATP
deve essere ***pari*** *alla quantità di ATP richiesta*
per far funzionare e muovere il corpo.

Se la capacità di produrre ATP a partire dalle calorie in ingresso risulta ridotta (vuoi perché la trappola del grasso è particolarmente efficiente o perché la produzione di ATP è poco efficiente), il soggetto deve mangiare di più o rallentare le proprie attività fisiche, oppure incominciare a cannibalizzare muscoli e organi per ricavarne le calorie supplementari necessarie a produrre i richiesti quantitativi di ATP. Ecco perché sia le persone obese geneticamente predisposte a una trappola del grasso molto efficiente, sia quelle magre con un «appetito robusto» sono destinate a provare sempre fame e senso di privazione quando si sforzano di ridurre l'apporto calorico. I geni non li possono cambiare, ma la buona notizia è che possono modificarne l'espressione.

Per minimizzare l'effetto d'inibizione sul rilascio del grasso immagazzinato e poter produrre sufficiente ATP, chi è affetto dalla trappola del grasso deve mantenere l'insulina a livelli costantemente bassi, ma non così bassi da far precipitare la concentrazione del glucosio ematico, perché in quel caso il cervello non disporrebbe di energia sufficiente ad alimentare la produzione di ATP. In altre parole, deve mantenere l'insulina in una precisa «zona» di valori. Seguendo la dieta Zona, descritta nel Capitolo 8, diventa possibile rispettare ambedue le condizioni. I soggetti in sovrappeso e quelli obesi possono neutralizzare la loro predisposizione genetica alla trappola del grasso attenendosi alle prescrizioni della dieta Zona, capace di mantenere l'insulina al più basso livello possibile senza compromettere le altre funzioni ormonali (come quella di portare alle cellule i nutrienti). La dieta Zona dovrebbe essere adottata anche da coloro che hanno un metabolismo inefficiente, per poter generare la massima quantità di ATP con il minimo numero di calorie, minimizzando così la produzione di radicali liberi. Due problemi metabolici diversi, un'unica soluzione dietetica.

Perché mangiamo troppo

Sapere come e perché il tessuto adiposo possa tenere intrappolata per lunghi periodi di tempo, sotto forma di depositi di grasso, parte delle calorie introdotte nel corpo ci spiega soltanto metà della storia dell'obesità dilagante. Per conoscerne l'altra metà dobbiamo capire perché, negli ultimi venticinque anni, nel mondo occidentale si è mangiato più del necessario. Non penso che il fatto sia ricollegabile a un miglioramento del marketing dei prodotti alimentari; credo, piuttosto, che sia stato direttamente provocato da una serie di cambiamenti indotti sul piano ormonale da una crescita dei livelli di grasso tossico nel cervello.

Su questo argomento si sono spesi fiumi di parole; eppure, stranamente, a livello molecolare le nostre conoscenze restano molto limitate. Sappiamo, quanto meno, che esistono due potenti stimoli biologici che, per mantenere il peso ideale, devono trovarsi in equilibrio: il primo è la fame, l'altro è la sazietà o mancanza di fame. Nel lungo periodo, diventa possibile mantenere sotto controllo il peso soltanto se questi due impulsi contrapposti sono bilanciati.

Gli stimoli biologici non sono controllati dalla volontà. Provate, per esempio, a trattenere il respiro e verificherete personalmente quanto poco la volontà riesca a estendere la vostra capacità di farlo. La fame è un impulso biologico difficilmente controllabile dalla volontà e, ovviamente, se la fame prevale sulla sazietà non si potrà che ingrassare, specialmente se il cibo è facilmente accessibile. Sia la fame, sia la sazietà sono modulate da un gran numero di ormoni, molti dei quali possono essere direttamente influenzati dal cibo che mangiate. Ecco perché le risposte ormonali ai macronutrienti presenti nella dieta (carboidrati, proteine e lipidi) possono tanto irrobustire quanto placare la fame: in particolare, la fame si risveglia soprattutto quando mangiate troppi carboidrati a elevato indice glicemico, mentre le proteine sono i principali agenti della sazietà.

La fame

Non sorprende che la centralina di controllo di fame e sazietà si trovi nel cervello o, più precisamente, nell'ipotalamo, dato che gran parte del senso di fame nasce dall'esigenza di questo organo di garantirsi un continuo rifornimento di glucosio per la produzione di ATP. (Il glucosio è la principale fonte del carburante indispensabile per la produzione di ATP per il cervello.) Quando calano i livelli di glucosio nel sangue, il nostro cervello entra in crisi e cerca in tutti i modi di far entrare in circolo più glucosio, per poterlo poi estrarre e utilizzare per la propria produzione di ATP. La soluzione più semplice è indurci a mangiare di più, specialmente cibi ricchi di carboidrati rapidamente convertibili in glucosio. Quali sono? Cereali e amidi e, specialmente, prodotti da essi derivati come i cibi trattati composti di carboidrati raffinati. Più è rapido l'ingresso in circolo del glucosio, meno tempo impiega lo zucchero a raggiungere il cervello per soddisfare la sua urgente necessità di produrre ATP.

Il rapido incremento del glucosio ematico così provocato stimola il pancreas a rilasciare più insulina, che entro poche ore farà nuovamente calare i livelli glicemici, risvegliando nuovamente lo stimolo della fame. Come risultato finale di questo processo ciclico avrete sempre fame, anche se, in realtà, state già mangiando più del necessario. Per esempio, a mezzogiorno mangiate un piatto di pasta e nel giro di un paio d'ore avete di nuovo fame. Dove sono andate a finire le calorie in più che avete introdotto, specialmente se nel sangue sta circolando un po' troppa insulina? A formare nuovi depositi di grasso.

Sfortunatamente, per provocare un aumento dell'insulina in circolazione possono bastare anche quantità non elevate di carboidrati, tanto più se soffrite di resistenza all'insulina, per cui i livelli di questo ormone si mantengono sempre alti anche in assenza di carboidrati. Questa condizione patologica si crea quando i recettori dell'insulina nelle cellule dei muscoli perdono parte della loro sensibilità. Per superare il problema, il pancreas comincia a rilasciare più insulina, nel tentativo di riportare a livelli normali il glucosio nel sangue (la glicemia costantemente elevata è nociva nel lungo termine). Se siete affetti da insulinoresistenza, la vostra trappola del grasso diventa ancora più efficiente, rendendo disponibile sempre meno grasso per la produzione di ATP. La vostra risposta a questa carenza sarà quella di introdurre altre calorie, specialmente provenienti da carboidrati ricchi di glucosio (cereali e amidi) che spingeranno al rialzo i livelli d'insulina, innescando un ciclo destinato a ripetersi all'infinito. L'eccesso d'insulina, quindi, non soltanto vi fa ingrassare e vi impedisce di dimagrire, ma vi rende anche perennemente affamati.

Una recente scoperta ha rivelato l'esistenza di un altro gruppo di ormoni che rafforzano lo stimolo della fame, noti come «endocannabinoidi». Sebbene questi ormoni siano attivi da centinaia di milioni di anni, abbiamo incominciato a studiarli soltanto quando, negli anni

Sessanta, si diffuse il consumo della marijuana. Una delle più comuni esperienze di chiunque abbia fumato marijuana è il forte aumento dell'appetito (l'irresistibile impulso a «sgranocchiare qualcosa»). Il componente attivo della marijuana fu isolato e chiamato «tetraidrocannabinolo», o THC, e i ricercatori scoprirono in breve che questo composto si lega a certi recettori localizzati nel cervello. Posto che la ragion d'essere di questi recettori doveva per forza essere diversa da quella di restare in attesa del primo incontro della persona con la marijuana, si ipotizzò che ci fosse qualche ormone nel cervello naturalmente destinato a legarsi con essi allo scopo di suscitare una fame incontenibile. A questi ormoni – all'epoca solamente ipotetici – fu attribuito il nome di endocannabinoidi, ma soltanto anni dopo vennero effettivamente isolati e si scoprì che derivavano dal grasso tossico (l'acido arachidonico).

Ne consegue che quanto più acido arachidonico raggiunge il cervello, tanto più al suo interno si formano endocannabinoidi che stimolano l'appetito. E una delle conseguenze più gravi della «perfetta tempesta nutrizionale» è precisamente il suo impatto sulla produzione di acido arachidonico, che ha fatto sì che all'improvviso una moltitudine di persone avesse nel cervello molti più endocannabinoidi di prima e, quindi, molta più voglia di mangiare.

Ci sono altri due ormoni che stimolano l'appetito: uno è il neuropeptide Y (NPY) che, quando è attivato nel cervello delle cavie, le spinge letteralmente a divorare se stesse fino alla morte; il secondo è la grelina, che viene inviata dallo stomaco al cervello per avvertirlo che laggiù non ci sono più calorie e che, quindi, deve incominciare a pianificare di mangiare di nuovo. Come spiegherò tra poco, anche questi due ormoni possono essere influenzati dalla dieta.

La sazietà

La sazietà è semplicemente l'assenza di fame tra un pasto e l'altro. Se non avete fame vi riesce più facile praticare la moderazione a tavola, introducendo meno calorie; se, al contrario, avete sempre fame, per poterlo fare dovete applicare una continua e ferrea forza di volontà (quasi come quando cercate di trattenere il respiro). Il principale fattore dietetico della sazietà è il consumo di proteine, per due motivi. Il primo è che le proteine alimentari favoriscono la produzione di glucagone, un ormone che genera un effetto opposto a quello dell'insulina, facendo aumentare la concentrazione del glucosio nel sangue (con lo smobilizzo dei carboidrati immagazzinati nel fegato): semplificando, se il vostro cervello riceve un adeguato rifornimento di glucosio per la produzione di ATP è soddisfatto e voi non avete fame, mentre se il cervello non riceve la quantità di glucosio richiesta voi provate continuamente voglia di mangiare. La seconda ragione è che le proteine offrono anche un vantaggio in più: quello di facilitare il rilascio di un altro ormone di recente scoperta, il polipeptide pancreatico (PYY), che dallo stomaco raggiunge direttamente il cervello per spegnere la fame. La combinazione di questi due ormoni (glucagone e PYY) produce gran parte della risposta di sazietà. Essendo rilasciato dallo stomaco, il PYY riesce anche a inibire i segnali di fame generati dalla grelina, fungendo, in sostanza, da efficiente interruttore «acceso-spento» per informare il cervello su quanto sta succedendo nello stomaco.

Un altro ormone chiave è la leptina, rilasciata dalle cellule adipose per portare al cervello il segnale di sazietà quando le scorte di grasso raggiungono livelli sufficienti. Teoricamente, più adipociti avete più leptina producete e, non appena riceve il suo segnale, il cervello dovrebbe ordinarvi di smettere di mangiare. Sfortunatamente, però, non viviamo in un mondo ideale e alcuni di noi sviluppano una resistenza alla leptina, un disturbo analogo alla resistenza all'insulina (la radice comune di entrambe è l'aumento dell'infiammazione silente). In queste persone la leptina non riesce a raggiungere il cervello in quantitativi sufficienti ad attivare il segnale di sazietà, anche quando il grasso corporeo è già eccessivo, come dimostra il fatto, sperimentalmente accertato, che gli obesi hanno nel sangue livelli di leptina molto più alti della norma pur essendo sempre affamati (questo perché se, a causa della resistenza, non giunge a destinazione una quantità sufficiente di leptina il cervello continua a dare l'ordine di mangiare).

Paradossalmente, se riesce a raggiungere il cervello, l'insulina può anche fungere da ormone della sazietà, inibendo il rilascio di NPY (il potente ormone della fame citato in precedenza). Se però al cervello non riesce ad affluire sufficiente insulina, la produzione di NPY non viene interrotta e lo stimolo della fame non è disattivato. Ecco un'altra ragione per evitare che i livelli d'insulina scendano troppo.

La precisione con cui questi sistemi ormonali di modulazione di fame e sazietà vengono bilanciati è davvero straordinaria. Se in questa continua lotta tra fame e sazietà si supera lo 0,01% di squilibrio a favore della fame (circa 10 calorie al giorno), si corre il rischio di accumulare quasi mezzo chilo di grasso all'anno; se lo sbilanciamento sale allo 0,1% (circa 100 calorie al giorno), l'accumulo potenziale di grasso sfiora i 5 chili all'anno. Nell'ultimo quarto di secolo gli occidentali hanno mangiato di più perché hanno più fame: su base giornaliera, l'aumento dell'introito calorico è stato di circa 350 calorie per le donne e di circa 150 per gli uomini, per la maggior parte derivato dal consumo di carboidrati raffinati che stimolano la produzione d'insulina.

Perché ingrassiamo

Non tutti ingrassano alla medesima velocità e chi è già in sovrappeso o obeso ha, più degli altri, la tendenza a un rapido aumento dell'obesità. Sono le medesime persone il cui tessuto adiposo, per predisposizione genetica, funge da trappola del grasso. L'aumento del consumo di carboidrati degli ultimi venticinque anni ha fatto crescere i loro livelli insulinici e, in queste persone geneticamente predisposte, tale salita – stimolata dall'alimentazione e abbinata a un aumento dell'insulinoresistenza – ha reso ancora più efficiente la trappola del grasso. Esse, quindi, continuano a trattenere nel tessuto adiposo una quota crescente delle calorie alimentari introdotte nell'organismo, con il risultato che chi è già grasso lo diventa sempre di più.

Allo stesso tempo abbiamo più fame, a causa dell'impatto combinato dell'aumento dell'insulina sui livelli glicemici calanti e della crescita nel cervello degli endocannabinoidi, provocata dall'impennata del grasso tossico.

Tutti questi effetti sono riconducibili all'avvento della «perfetta tempesta nutrizionale», con il suo impulso alla diffusione dell'infiammazione silente.

Infiammazione e obesità

Che infiammazione e obesità vadano a braccetto è risaputo da tempo. La questione aperta, però, è se sia l'obesità a provocare l'infiammazione oppure l'infiammazione a provocare l'obesità.

Uno dei classici modi per trovare risposte a simili domande è quello di organizzare una conferenza ed è appunto ciò che fece la Harvard Medical School nel marzo del 2007. Gli studi presentati al convegno fornirono prove convincenti che è l'infiammazione a precedere l'obesità, tanto che uno degli oratori, il professor Eric Grimm, docente di epidemiologia e nutrizione alla Harvard Medical School, commentò: «Quella che abbiamo sotto gli occhi non è un'epidemia di obesità, ma un'epidemia d'infiammazione».

Ma come è possibile che l'aumento dell'infiammazione sia diventato il fattore determinante del dilagare dell'obesità? Per capirlo, dobbiamo prendere in esame la produzione di grasso tossico (acido arachidonico) e la crescita della sua presenza nell'organismo in conseguenza della «perfetta tempesta nutrizionale».

Il corpo necessita di una certa quantità di acido arachidonico, ma se il grasso tossico supera il livello di guardia le conseguenze sanitarie possono essere anche molto gravi (fino a provocare la morte). In passato, due fattori alimentari hanno impedito all'acido arachidonico di arrivarci: il bilanciamento, nella dieta, tra acidi grassi omega 6 e omega 3 e quello tra proteine e carboidrati. Ambedue questi fattori interagiscono con l'enzima chiave (la delta-5-desaturasi) che produce l'acido arachidonico.

Come molti degli enzimi chiave dell'organismo, anche questo è modulato soprattutto da ormoni, in particolare da insulina e glucagone, oltre che da un acido grasso omega 3, l'acido eicosapentaenoico (EPA), come mostra la *Figura 4.1*.

Il DGLA è il «mattoncino» utilizzato per la costruzione degli eicosanoidi buoni, quelli che ringiovaniscono le cellule, mentre l'AA è l'elemento base per la creazione degli eicosanoidi cattivi, quelli che mantengono sempre in fase di attacco il sistema immunitario, favorendo così la distruzione cellulare.

Fino agli anni Venti, soltanto in pochi casi la dieta degli americani conteneva un eccesso di acidi grassi omega 6, perché le fonti principali di grassi alimentari erano lardo, burro e olio di pesce; in seguito, però, queste sostanze alimentari vennero sostituite da oli vegetali a basso costo (di mais, soia, girasole e cartamo), ricchi di acidi grassi omega 6. Quando nella dieta sale il contenuto di questi acidi, diventa più probabile produrre un eccesso di AA. È come se continuassimo a versare acqua in un serbatoio a torre: la pressione, al fondo, cresce gradualmente. Allo stesso tempo, è nettamente calato il consumo di acidi grassi omega 3 a catena lunga provenienti dall'olio di pesce, tra cui, particolarmente importante, l'EPA, che svolge la funzione, se presente in quantità significative, di inibire parzialmente l'attività della delta-5-desaturasi. L'improvviso squilibrio tra queste

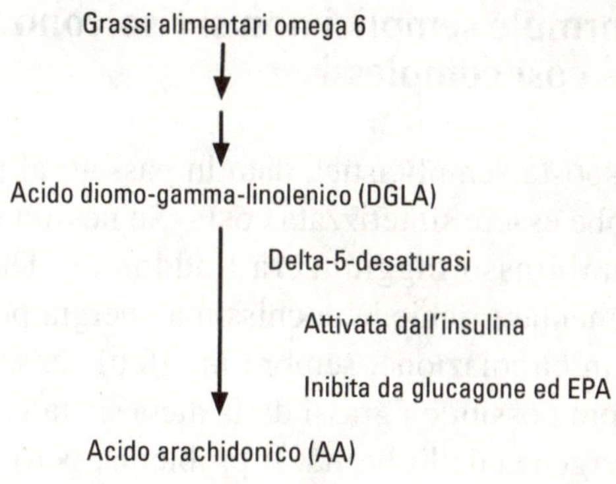

Figura 4.1 - Formazione dell'acido arachidonico (AA).

due famiglie di acidi grassi ha causato un aumento improvviso della produzione di acido arachidonico e, quindi, un aggravamento dell'infiammazione silente.

Ma ciò che ha reso drammatica una situazione di per sé già critica è stata la simultanea crescita della produzione d'insulina provocata dall'aumento del consumo di cibi trattati ricchi di carboidrati raffinati, come pasta, pizza e pane. Negli ultimi venticinque anni, nella dieta degli occidentali i livelli dei carboidrati (specialmente di quelli raffinati) sono continuamente saliti. I carboidrati raffinati sono formati, essenzialmente, da glucosio allo stato puro e, quando entrano in circolo, stimolano la produzione dell'ormone insulina che, a sua volta, spinge l'enzima delta-5-desaturasi a produrre quantità sempre maggiori di acido arachidonico.

Ecco perché combinare un eccesso di acidi grassi omega 6 (con una contemporanea diminuzione del consumo di EPA) con un picco d'insulina equivale a versare benzina sul fuoco. Il risultato finale è un aumento dell'acido arachidonico, il che si traduce in un aumento dell'infiammazione silente; insieme con questa, nel corpo si diffonde anche la sua abituale compagna, la resistenza all'insulina (e quella alla leptina). Aggiungete a tutto ciò l'aumento degli endocannabinoidi nel cervello e la fame perenne è garantita.

Con le formule semplici non si risolvono problemi così complessi

Una risposta semplicistica data in passato al problema dell'obesità potrebbe essere sintetizzata così: «Se nessun grasso tocca le labbra, nessun grasso raggiungerà l'addome». Dal momento che il grasso alimentare richiede pochissima energia per essere convertito in grasso in circolazione, sembra in effetti sensato pensare che eliminare il più possibile i grassi dalla dieta sia la via maestra per risolvere l'emergenza dell'obesità. Il problema, però, è che il grasso alimentare non produce nessun effetto sull'insulina – ed è proprio l'eccesso d'insulina che prima ci fa ingrassare e poi ci impedisce di dimagrire – mentre, per la medesima ragione, il grasso che mangiamo, da solo, non può farci ingrassare. Difatti, se una persona si alimenta con una dieta di soli grassi all'inizio perderà peso (specialmente grasso di scorta), perché è l'insulina, se presente in quantità elevate, a bloccare il rilascio del grasso immagazzinato nei tessuti. Naturalmente, però, mangiando soltanto grassi si produrranno gravi danni sia al cervello (che ha bisogno di carboidrati), sia ai muscoli, al processo di sintesi di nuovi enzimi e di altre proteine strutturali e al sistema immunitario (i quali necessitano tutti di un costante apporto proteico).

Analogamente, anche sostenere che «le calorie sono tutte uguali» è semplicistico e fuorviante. Ricordatevi che il numero di calorie introdotte convertibili in produzione di ATP deve essere pari alla quantità di ATP spesa per far funzionare l'organismo e mantenere stabile il peso. Se molte delle calorie alimentari restano intrappolate nel tessuto adiposo, per soddisfare questa equazione abbiamo soltanto due possibilità: o introduciamo nell'organismo altre calorie oppure facciamo meno attività fisica. E l'effetto ormonale di una caloria di carboidrati (che stimola l'insulina) differisce da quello di una caloria di proteine (che stimola il glucagone e il PYY), che a sua volta è differente da quello di una caloria di grasso (che stimola gli eicosanoidi, sia buoni sia cattivi).

Il più delle volte, lo ribadisco, non funziona neanche l'abusato ritornello: «Mangiate di meno e fate più moto», perché nessuno ha mai preso in seria considerazione le conseguenze di una tale strategia alimentare sulla produzione di ATP in soggetti geneticamente predisposti alla trappola del grasso. In nessun altro caso ciò è tanto evidente come nell'obesità infantile. Due diversi studi su vasta scala (uno del 1999 e l'altro del 2003), a lungo raggio e con gruppo di controllo a placebo (dunque molto costosi) sono stati condotti su migliaia di bambini, insegnando loro a mangiare di meno e fare più moto. Al termine del test, si scoprì che i bambini avevano appreso molte nozioni nutrizionali e facevano più esercizio fisico, ma l'impatto misurato sul peso risultò del tutto trascurabile. Volete sapere come reagì la comunità dei ricercatori a questi esperimenti, quando ne furono pubblicati i risultati negativi? Ignorandoli del tutto e continuando a predicare ai bambini di mangiare di meno e fare più moto. Nel bel mezzo della «perfetta tempesta nutrizionale», era una strategia destinata a sicuro fallimento.

L'uomo più grasso del mondo

Che cosa succede quando incominciamo a ridurre l'insulina, ripristinando l'equilibrio tra fame e sazietà e invertendo gli effetti ormonali della «perfetta tempesta nutrizionale»? Uno degli esempi più significativi ce lo offre Manuel Uribe, un messicano. All'inizio del 2006, Manuel pesava circa 550 chili e viveva da oltre cinque anni bloccato in un letto. Quando i miei colleghi messicani Gustavo e Silvia Orozco gli dissero di essere convinti che un idoneo cambiamento dietetico avrebbe potuto risolvere il suo problema, la sua prima reazione fu: «State scherzando?» Dopo tutto, nei precedenti cinque anni Manuel aveva già sperimentato praticamente ogni dieta nota al genere umano e il risultato era sempre stato un ulteriore aumento di peso. Ma gli Orozco non si diedero per vinti, sapendo di avere un'arma segreta: l'olio di pesce ad alto dosaggio per ridurre gli endocannabinoidi e l'infiammazione silente nelle cellule adipose, combinato con la dieta Zona per tenere sotto controllo i livelli d'insulina. Nel giro di pochi giorni Manuel non aveva più fame e, per la prima volta in cinque anni, incominciava a perdere peso. In realtà l'unico problema, a suo dire, era che trovava difficile mangiare tutto il cibo (circa 2000 calorie al giorno) che gli era stato prescritto. Nei primi diciotto mesi di trattamento ha perso oltre 130 chili, ma più entusiasmanti ancora sono stati i dati che attestano i cambiamenti avvenuti nella composizione del suo sangue: oggi, il suo colesterolo totale (190 mg/dl), quello HDL (55 mg/dl), i trigliceridi (45 mg/dl), la glicemia (88 mg/dl) e i livelli d'insulina (10 μU/ml) sono rientrati nella norma. In più, il ritmo cardiaco è sceso a 62 battiti al minuto (un livello caratteristico di un atleta in buona forma) e la pressione arteriosa a 120/70 (valori tipici di un adolescente). Nel momento in cui sto scrivendo questo libro, Manuel ha perso altri 60 chili e l'esame del sangue fornisce informazioni ancora più incoraggianti. Oggi probabilmente è uno degli uomini più sani del Messico, sebbene pesi ancora intorno ai 360 chili.

Manuel continua a perdere peso perché non è mai affamato, grazie alla combinazione della dieta Zona (che riduce l'insulina nel sangue) con dosi elevate di olio di pesce (che riducono gli endocannabinoidi nel cervello). Ci vorranno più o meno altri quattro anni prima che possa raggiungere il suo obiettivo di peso corporeo, quello dei 100 chili, ma in realtà Manuel si alimenta già come se quello fosse il suo peso attuale e continua ad avere difficoltà a mangiare tutto il cibo previsto dal suo programma. Sono convinto che riuscirà a centrare il suo obiettivo, perché sta seguendo un percorso clinicamente sperimentato che gli consente di bilanciare gli ormoni che modulano fame e sazietà e, insieme, di attingere ai depositi di grasso per produrre tutto l'ATP richiesto dal suo organismo.

Sintesi conclusiva

Negli ultimi venticinque anni, il cambiamento delle abitudini alimentari è stato la causa sottostante di una radicale modifica nell'equilibrio degli ormoni generati dalla dieta nell'organismo degli occidentali. L'effetto è stato un aumento per tutti dello stimolo della fame e, per chi vi è geneticamente predisposto, della probabilità di accumulare le calorie alimentari nella trappola del grasso. Se il vostro obiettivo è quello di acquisire un permanente controllo del peso, dovete mantenere gli ormoni che regolano l'accumulo del grasso e l'equilibrio tra fame e sazietà in una zona che non sia né troppo alta né troppo bassa. Potete farlo mangiando proteine, carboidrati e lipidi nel rapporto più consono alle vostre caratteristiche genetiche e dovete farlo per il resto della vita.

5
Il grasso buono può proteggervi

ANCHE se uno dei primi segnali di un aggravamento dell'infiammazione silente è un aumento dell'accumulo di massa grassa, in fase iniziale l'adipe può svolgere una funzione protettiva. Ma è davvero possibile che il grasso in eccesso sia «buono»? Sì, perché, in certi casi, funge da efficiente dispositivo di controllo della «metastasi» del grasso tossico, prevenendo così lo sviluppo della sindrome del grasso tossico. Ne consegue che – a detrminate condizioni – un certo sovrappiù di grasso può diventare la chiave della longevità.

Il grasso buono

Nella definizione di grasso buono è compreso un ampio assortimento di grassi salutari. Diversamente da ogni altra cellula dell'organismo, gli adipociti, se in buona salute, possono dilatarsi per incamerare le calorie in ingresso non immediatamente utilizzate e trasformate in grasso, come abbiamo spiegato nel capitolo precedente. In tempi di carestia, questo meccanismo ci fornisce una preziosa ancora di salvezza per la nostra sopravvivenza, assicurandoci materia prima per la produzione di ATP in quantità sufficiente a superare il periodo di carenza alimentare. Sfortunatamente, però, molti sono inclini a considerare carestia un intervallo di tempo che superi le due ore dall'ultimo spuntino!

Benché lo sia, soltanto raramente pensiamo al grasso come a un organo del corpo, esattamente come il cuore o il fegato. L'organo che accumula il grasso è il tessuto adiposo. Per molto tempo si è pensato che il tessuto adiposo fosse soltanto una sorta di sito di immagazzinamento del grasso, ma ora sappiamo che si tratta di un organo molto complesso in continua comunicazione ormonale con tutti gli altri organi del corpo, cervello compreso. Il tessuto adiposo possiede una proprietà molto particolare, quella di poter generare nuove cellule con relativa facilità. Altri organi, come il cervello e i muscoli, non sempre possono farlo e, quando lo fanno, incontrano molte difficoltà. Quando riceve gli appropriati segnali ormonali, il tessuto adiposo – partendo dalle cellule staminali di cui è ricco – fabbrica rapidamente nuove cellule adipose che possono accogliere al loro interno altro grasso di riserva.

Questa capacità è una risposta molto ingegnosa a due potenziali problemi che altrimenti potrebbero limitare la nostra longevità:

- evitare che il grasso si depositi nei posti sbagliati (lipotossicità);
- creare una discarica di residui tossici dove isolare le tossine liposolubili (tra cui il grasso tossico), per impedire che aggrediscano altri organi.

Prevenzione della lipotossicità

Nel corpo c'è un solo organo designato a contenere grandi quantità di grasso ed è il tessuto adiposo. Accumulandolo nel tessuto adiposo, l'organismo riesce a evitare che il grasso in eccesso si depositi in posti sbagliati, nei quali la sua presenza potrebbe compromettere le funzioni di altri organi, provocando la prematura comparsa di malattie croniche.

L'esempio più estremo di questo pericolo è una malattia chiamata «lipodistrofia». Chi ne è affetto è praticamente privo di cellule adipose. Forse qualcuno potrebbe pensare che con questa malattia sulle spiagge si potrebbe fare un figurone; invece, contrariamente alle aspettative, chi ne è affetto tende facilmente a ingrassare. Ciò succede perché, in mancanza di un luogo in cui depositarsi in tutta sicurezza (il tessuto adiposo), il sovrappiù di grasso viene distribuito in altri organi del corpo sotto forma di goccioline lipidiche. E, quando succede, sono guai seri: che sia il fegato, i muscoli, il cuore o il pancreas, l'eccessivo accumulo di grasso nelle cellule dell'organo bersaglio ne compromette la funzionalità. Questo stato patologico, detto «lipotossicità», conduce a sviluppare in tempi brevi diabete di tipo II e malattie cardiache, oltre che il cosiddetto «fegato grasso». Fortunatamente, la maggior parte di noi è dotata di adipociti in buona salute e, dunque, questa condizione viene scongiurata dal tessuto adiposo, che assorbe il grasso di troppo introdotto per via alimentare o prodotto dall'organismo, isolandolo così in un organo in cui non può fare danni. Il tessuto adiposo, insomma, funge da sistema tampone del grasso, formando un apparato capace di espandersi rapidamente per difenderci dalle nostre stesse abitudini alimentari e prevenire la lipotossicità che ci accorcerebbe la vita.

Il grasso in eccesso come discarica di residui tossici

Il secondo grande beneficio del grasso di troppo è la possibilità di essere utilizzato come perfetta discarica di tossine liposolubili. Ai nostri tempi siamo esposti quotidianamente a uno spaventoso bombardamento di nuovi composti chimici sintetici (come diserbanti, antiparassitari, policlorobifenili, diossine, ritardanti di fiamma, plastificanti e molti altri) che sono comparsi sulla scena da non più di una settantina d'anni e che, in molti casi, sono liposolubili. E meno male, perché, potendosi sciogliere nei grassi, il nostro tessuto adiposo riesce a sequestrarli e isolarli in un luogo sicuro, bloccandone così la migrazione in altre parti del corpo. Più siamo grassi, più riusciamo a tenere lontani dalle aree critiche questi composti molto pericolosi.

Tra i composti chimici liposolubili, uno dei più tossici è un acido grasso esistente in natura da centinaia di milioni di anni e di cui abbiamo già parlato: l'acido arachidonico (AA) che, a concentrazioni sufficientemente elevate, può risultare addirittura letale. Per questo lo consideriamo tossico: uccide lentamente, innescando l'infiammazione silente, cioè la forza motrice che accelera lo sviluppo delle malattie croniche.

D'altra parte, come ricorderete, il nostro organismo necessita di una certa quantità di acido arachidonico per produrre eicosanoidi proinfiammatori in misura sufficiente a lanciare un efficace attacco immunologico contro invasori estranei, come batteri, funghi, parassiti e virus. Ma se ne produciamo troppo, può succedere che rivolga le sue armi contro noi stessi, spingendo il sistema immunitario a rimanere perennemente attivato. In questo caso, il nostro stesso sistema immunitario incomincia ad aggredire, lentamente ma senza tregua, uno o più organi del nostro corpo.

L'organismo si impegna a fondo per mantenere l'AA a livelli appena sufficienti in ciascuna delle sue cellule (e ce ne sono ben centomila miliardi!). Le eventuali eccedenze, prodotte dall'organismo o introdotte per via alimentare, vengono dirottate nel tessuto adiposo per rimanervi immagazzinate a lungo, un po' come facciamo noi quando sotterriamo le scorie radioattive. In questo senso, il grasso corporeo in eccesso agisce come sistema tampone nei confronti dell'AA, mantenendo bassi i livelli d'infiammazione silente in altri organi del corpo. Ecco perché, paradossalmente, l'accumulo di adipe (pur essendo uno dei primi segnali di crescita dell'infiammazione silente) in fase iniziale può svolgere una funzione protettiva.

Tuttavia, se in qualunque cellula (comprese quelle adipose) la sua concentrazione sale troppo, l'AA può diventare una grave minaccia per la salute. La Natura, per evitare il problema, ha escogitato un ingegnoso stratagemma, quello di stimolare il tessuto adiposo a generare altri adipociti allo scopo di distribuire, diluendolo, l'AA di troppo in altri «contenitori» prima che possa far ammalare e poi far morire cellule altrimenti sane. Si è scoperto che certi eicosanoidi derivati dall'AA possono agire esattamente in questa direzione.

Questi eicosanoidi stimolano le cellule staminali del tessuto adiposo a intensificare la produzione di nuove cellule. Può darsi che questo antico meccanismo fosse un sistema di protezione attivato dall'organismo soltanto di rado fino a quando l'infiammazione silente di origine alimentare iniziò la sua rapida ascesa. Quell'esplosione d'infiammazione silente fu accompagnata da un balzo dell'obesità difficilmente spiegabile con le solite accuse di pigrizia e golosità. Con più AA si accelera la formazione di nuove cellule nel tessuto adiposo (perciò s'ingrassa), ma queste cellule di nuova formazione consentono di moltiplicare la capacità della discarica di residui tossici di assorbire il surplus di AA dalla circolazione sanguigna e ciò impedisce attacchi infiammatori sistemici contro altri organi (il che è un bene).

In sintesi, meno grasso tossico circola nel sangue, più aumenta la probabilità di vivere a lungo, indipendentemente dal peso corporeo. Per quanto concerne il corpo, è molto meglio essere grassi e non infiammati che avere un peso normale e soffrire d'infiammazione. È l'infiammazione silente che uccide, non i chili di troppo.

Un'incoerenza molto sconcertante

Ci piace pensare che le persone di peso normale vivano più a lungo di quelle in sovrappeso o obese. Peccato, però, che i dati forniti dai Centers for Disease Control (CDC) statunitensi smentiscano questa credenza. Gli autori di uno studio pubblicato nel 2005 presero in esame il rapporto tra mortalità e indice di massa corporea, o IMC, una semplice formula aritmetica basata su altezza e peso che classifica le persone in varie categorie (*Tabella 5.1*).

Indice di massa corporea	Categoria
Meno di 18,5	Sottopeso
Fra 18,5 e 25	Normopeso
Fra 25 e 30	Sovrappeso
Fra 30 e 35	Obeso
Fra 35 e 40	Gravemente obeso
Più di 40	Patologicamente obeso

Tabella 5.1 - Classificazione IMC.

Quando i CDC passarono in rassegna le statistiche di mortalità di vaste popolazioni, scoprirono che le persone in sovrappeso erano vissute mediamente più a lungo dei normopeso e che il tasso di mortalità delle persone obese (IMC fra 30 e 35) non risultava molto più alto di quello delle persone normali. È pur vero che la mortalità aumentava ai due estremi della scala, sia per i soggetti gravemente e patologicamente obesi, sia per quelli in sottopeso, ma nell'area centrale, per quelli normali, in sovrappeso e obesi, il tasso di mortalità rimaneva più o meno allo stesso livello (in realtà, il più basso era il dato relativo alla categoria in sovrappeso). Uno studio del 2006, condotto dalla Mayo Clinic su un campione ancora più ampio, dimostrò che le persone in sovrappeso corrono meno rischi non soltanto per mortalità totale, ma anche per quella cardiovascolare. Persino il rischio degli obesi, per mortalità sia totale sia cardiovascolare, non risultava superiore a quello dei normopeso. Un'indagine più completa realizzata dai CDC e pubblicata nel 2007 mostrava che per alcune malattie come polmoniti, infezioni e ferite, si riscontrava nei soggetti in sovrappeso una mortalità inferiore di quasi il 40% rispetto a quella dei normopeso.

Ce n'è abbastanza da mandare in crisi tutto l'establishment medico! In fondo, questi dati mettono in discussione due dei capisaldi del programma di salute pubblica americano e di molti Paesi occidentali, che punta a far rientrare nella norma il peso di tutti i cittadini.

A dire il vero, la spiegazione di questo apparente paradosso è abbastanza semplice: i soggetti in sovrappeso disponevano, rispetto a quelli normali, di una maggior quantità di grasso buono per incapsulare gli eventuali surplus di grasso tossico.

L'indubbia correlazione esistente tra i chili di troppo e numerose malattie croniche ha indotto molti a dedurre automaticamente che l'adipe pronunciato sia la vera causa di patologie come quelle cardiache, diabete di tipo II, neoplasie, morbo di Alzheimer e via dicendo. Il colpevole, invece, non è il peso, ma *la diffusione dell'infiammazione silente nella circolazione sanguigna.* Pertanto, se siete in sovrappeso o persino obesi ma non avete la sindrome del grasso tossico, è possibile che al momento siate sani, anche se il vostro quadro clinico potrebbe modificarsi da un momento all'altro. Se, però, siete grassi *e* avete la sindrome del grasso tossico, al vostro orizzonte sanitario si profilano nubi minacciose.

L'esistenza del grasso buono, cioè di cellule adipose sane capaci di incapsulare ogni eccesso di AA, spiega l'altrimenti sconcertante dato della più lunga sopravvivenza dei soggetti in sovrappeso rispetto ai normopeso.

Obesi metabolicamente sani

Si definisce «malattia» un qualunque stato che provochi un'alterazione della normale funzionalità dell'organismo. Secondo questa definizione, essere obesi non equivale *di per sé* a essere malati, almeno non più di quanto possa essere considerata inferma una persona di alta statura. Per questo motivo, sono sorprendentemente numerosi i soggetti obesi che sembrano godere di una relativa buona salute: si tratta di persone normali sotto ogni profilo, salvo che per l'ammontare del grasso contenuto nel loro organismo.

Questi soggetti vengono definiti «obesi metabolicamente sani». Con ciò non si intende affermare che l'accumulo eccessivo di grasso corporeo non sia un problema preoccupante, bensì che la vera domanda da porsi è se il problema stia o meno provocando infiammazione silente in altri organi. Uno studio italiano del 2005, per esempio, indica che molti degli italiani patologicamente obesi (quasi il 30% di quelli con un IMC medio pari a 40) vanno considerati in ottima salute, malgrado la loro categoria di appartenenza. Analogamente, in uno studio cinese del 2004 si trovò che fra i pazienti patologicamente obesi (IMC superiore a 40) che si erano sottoposti a un intervento chirurgico di bypass gastrico, quasi il 50% presentava livelli lipidici assolutamente normali. In altre parole, molti di quegli italiani e cinesi erano senza dubbio grassi, ma apparentemente sani. Come mai? Perché il loro «tumore adiposo» era ancora «benigno», cioè stavano «imprigionando» il grasso tossico in eccesso nel tessuto adiposo.

In tal caso non si verificano danni sensibili ad altri organi, essendo la sostanza potenzialmente pericolosa isolata in un luogo sicuro; la continua crescita del tessuto adiposo, infatti, può costituire il più efficace baluardo iniziale per prevenire la diffusione sistemica del grasso tossico in altri tessuti.

Finché il corpo resta in grado di assorbire negli adipociti le crescenti quantità di AA apportate dalla dieta, infatti, il grasso corporeo svolge il ruolo di «tumore adiposo benigno» con funzione protettiva, almeno per il momento. Ma se nel tessuto adiposo, in seguito a un eccessivo accumulo di AA, le cellule cominciano ad ammalarsi e poi muoiono, si avvia una catena di fenomeni molecolari il cui ultimo anello è il rapido rilascio in circolo dell'AA precedentemente accantonato. Una volta entrato nella circolazione sanguigna, esso può disseminare grasso tossico in altre parti del corpo provocando diffusi danni infiammatori e, potenzialmente, precoce morte cellulare in importanti organi come cuore e cervello. Purtroppo questi organi non sono dotati della capacità di rigenerazione tipica delle cellule adipose e, quindi, quante più delle loro cellule muoiono, tanto più è compromessa la funzionalità complessiva della parte colpita. Ecco perché questo stato patologico viene definito come «malattia cronica».

C'è grasso buono nei bambini?

Sembra assodato che anche in giovane età la continua espansione del tessuto adiposo possa costituire la migliore difesa iniziale contro la sistematica disseminazione in altri organi dell'AA in eccesso. Ciò è stato dimostrato da una ricerca condotta a Creta nel 2000 su 475 bambini con livelli lipidici del tutto normali. Se, tuttavia, si prende in esame la quantità di AA presente nel loro tessuto adiposo, emerge un quadro molto diverso: più i bambini sono in sovrappeso, più AA si trova nel loro tessuto adiposo (*Figura 5.1*). Questa scoperta suggerisce che quando nell'organismo i livelli di AA tendono a salire, si attiva un processo di adattamento che moltiplica la massa di tessuto

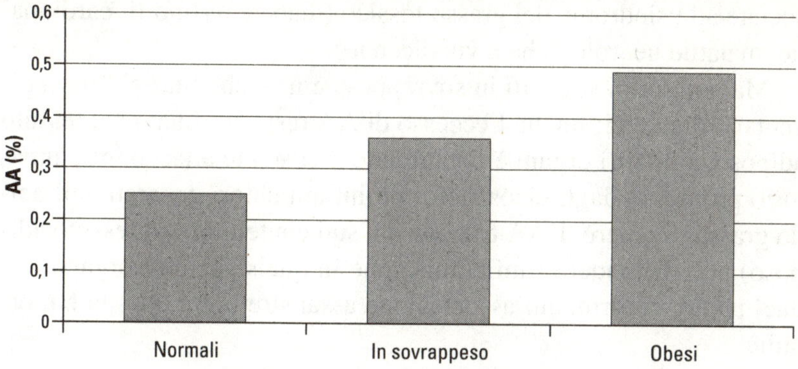

Figura 5.1 - L'acido arachidonico (AA) nel tessuto adiposo aumenta con il peso.

adiposo per poter continuare a mantenere isolata dal resto del corpo la crescente quantità di AA in arrivo.

In sostanza, per i bambini cretesi l'adipe agiva come un apparato adibito al compito di sequestrare le crescenti quantità di AA generate dalla loro dieta.

Purtroppo, in America la situazione è ben diversa: quasi tutti i bambini obesi che ho avuto occasione di esaminare manifestano la sindrome del grasso tossico e ce l'hanno in forma piuttosto grave. Ciò significa che gli argini del loro deposito di rifiuti tossici si sono ormai rotti e che il grasso tossico si sta già riversando nella circolazione sanguigna. Il loro futuro è irto di incognite.

I chili di troppo possono svolgere una funzione protettiva, ma solo all'inizio

Voglio essere chiaro: non sto affatto sostenendo che dovremmo cercare di ingrassare per sperare di vivere più a lungo. Se, infatti, l'AA stivato nelle cellule adipose viene liberato ed entra in circolo, possono comparire molto precocemente tutte le malattie croniche associate alla sindrome del grasso tossico (diabete di tipo II, cardiopatie, malattie neurologiche e via dicendo).

Ma non tutti i soggetti in sovrappeso e neanche tutti gli obesi diventano diabetici: finché l'eccesso di AA resta confinato nel tessuto adiposo, agli altri organi è risparmiato il costante attacco infiammatorio promosso dagli eicosanoidi proinfiammatori generati dall'acido grasso. Se, però, l'AA tracima dal suo contenitore (il tessuto adiposo) può diffondere l'infiammazione in qualsiasi altro organo e, a quel punto, si forma un'associazione assai stretta tra obesità e mortalità.

Sintesi conclusiva

Profondamente radicati nei nostri geni, esistono meccanismi attivati soltanto di recente dalla crescente epidemia di grasso tossico. Riassumendo, a causa dei recenti cambiamenti delle nostre abitudini alimentari, che favoriscono l'infiammazione, è possibile che la nostra salute sia meglio protetta essendo in sovrappeso o anche obesi, perché questa condizione *potrebbe* difenderci dalla sindrome del grasso tossico, benché sia nota l'associazione dell'obesità con un maggiore rischio di contrarre il diabete di tipo II o malattie cardiovascolari. Questa contraddizione cessa di esistere quando si comprende la funzione protettiva del grasso buono (cioè delle cellule adipose sane) nei confronti della sindrome del grasso tossico. Sfortunatamente, però, quando nelle cellule adipose il grasso tossico raggiunge concentrazioni elevate, aumenta enormemente il rischio che si riversi nella circolazione sanguigna e che provochi così la sindrome del grasso tossico. Quando succede, il grasso tossico è diventato «maligno».

6
Il grasso tossico maligno

LEGGENDO il capitolo precedente, può darsi che vi siate congratulati con voi stessi per aver avuto la brillante idea di accumulare un po' di grasso in più. Non fatelo. Benché molte volte, in fase iniziale, i chili di troppo risultino protettivi, essi possono anche, in qualsiasi momento, puntare le loro armi contro voi stessi.

Ci sono molti altri paradossi riguardo al grasso corporeo in eccesso. Per esempio, se può svolgere una funzione protettiva assorbendo i surplus di AA, come mai è associato a numerose malattie croniche? E perché alcune persone in sovrappeso o anche obese, in realtà stanno benissimo? Per stabilire il nesso tra peso eccessivo, perdita del benessere e, al termine della catena, sviluppo di malattie croniche, dobbiamo prendere in esame l'obesità da una prospettiva del tutto diversa, cominciando a immaginare il sovraccarico di grasso corporeo come un «tumore» del tessuto adiposo. I problemi diventano gravi quando il grasso tossico (l'AA), depositato nel tessuto adiposo, si trasforma in maligno.

Per ironia della sorte, dopo aver dedicato quasi tutti i primi anni della mia carriera di ricercatore a sviluppare sistemi di somministrazione dei medicinali per la cura del cancro, oggi sono ritornato al punto di partenza, essendo giunto a comprendere che l'obesità può essere paragonata a una neoplasia benigna, in particolare a un tumore del tessuto adiposo. D'altra parte, soltanto uscendo dai tradizionali schemi nutrizionali diventano spiegabili molte delle apparenti contraddizioni e incoerenze che originano dall'epidemia globale di obesità. Ma, più ancora, questa diversa visione del problema consente un nuovo e rivoluzionario approccio per bloccare la diffusione dell'epidemia scatenata dall'infiammazione silente e per invertire i sintomi delle malattie croniche associate alla sindrome del grasso tossico.

Se proviamo a pensare all'obesità come a un «tumore benigno», notiamo subito che tra essa e i classici tumori sussistono numerose analogie:

- la crescita del tumore è localizzata;
- nella sede primaria del tumore è presente un'intensa infiammazione;
- i tumori possono essere benigni o maligni;
- nelle forme maligne, se non precocemente diagnosticate e in presenza di metastasi, la guarigione non è possibile.

Una delle convinzioni più sbagliate, sia sull'obesità sia su alcune neoplasie, è che il paziente possa guarire senza un intervento medico mirato. È nella predisposizione genetica che va ricercata la ragione per la quale si diventa obesi o si sviluppa una neoplasia e per la quale, in determinate condizioni (cioè in presenza di un peggioramento dell'infiammazione silente), possono emergere entrambe le patologie. I nostri geni non li possiamo cambiare, ma possiamo modificarne l'espressione attraverso la dieta. Non fatevi illusioni, però: quello che dovrete assumervi sarà un impegno a vita.

Per proteggersi dalle forme gravi d'infiammazione silente (sindrome del grasso tossico), l'organismo cerca, in prima battuta, di accumulare nel tessuto adiposo l'eccedenza di grasso tossico (l'acido arachidonico) e, fino a questo punto, il resto del corpo resta indenne, perché la sostanza tossica è confinata in un'area ben circoscritta in cui non può fare danni. Se siete fortunati, il processo si ferma a questo punto; se non lo siete, il surplus di grasso tossico comincia a circolare nell'organismo, disseminando l'infiammazione silente in ogni sua cellula. Come ho spiegato nel capitolo precedente, quando nel tessuto adiposo i livelli di AA cominciano a salire vengono prodotti certi eicosanoidi che stimolano la produzione di nuove cellule adipose, allo scopo di diluire la concentrazione cellulare del grasso tossico in arrivo. Quando questo succede si tende a ingrassare, ma cala la concentrazione di AA in ogni singola cellula adiposa e si attenua la sua potenziale tossicità. A questo punto avete sviluppato un «tumore» adiposo ricco di AA, fortunatamente benigno; esso non genera alcun problema di salute, essendo il grasso tossico imprigionato nel tessuto adiposo.

La vita di una cellula adiposa

Quando le cellule adipose sono sane, svolgono i loro compiti con grande efficienza: assorbono le calorie non immediatamente necessarie, le conservano al sicuro sotto forma di grasso e infine ne rilasciano, quando serve, la quantità richiesta come carburante ad alto numero di ottano per la produzione dell'ATP necessario per mantenere in vita l'organismo, più una piccola aggiunta per lo svolgimento di tutte le attività fisiche quotidiane. Finché le cellule adipose sono sane, avete buone probabilità di evitare la sindrome del grasso tossico. A seconda delle specifiche caratteristiche genetiche, qualcuno potrebbe stentare più di altri a prelevare dagli adipociti il carburante ad alto numero di ottano (si tratta della trappola del grasso); ma, di solito, tutti riescono senza grossi problemi a estrarre dalla circolazione del sangue tutto l'AA di troppo, in modo da scongiurare immediati danni infiammatori ad altri tessuti.

A livello molecolare, definiamo sana una cellula adiposa che può dilatarsi per inglobare l'eccesso di grasso in circolazione, prevenendo così la lipotossicità. Il rilascio del grasso accumulato, però, dipende dalle caratteristiche genetiche individuali, perché l'enzima che lo rilascia (una lipasi, lipoproteina sensibile all'attività di certi ormoni) è inibito dall'insulina e in alcune persone, geneticamente magre, spesso l'effetto d'inibizione è debole. Questi soggetti non aumentano di peso perché il loro grasso lascia il tessuto adiposo praticamente al medesimo ritmo con cui vi entra: in sostanza, sono dotati di una centralina di distribuzione del carburante che funziona con particolare regolarità. Dal punto di vista genetico hanno avuto fortuna (ma forse non così tanta, come spiegherò più avanti).

Altri individui mostrano invece un maggiore grado di sensibilità genetica all'inibizione, da parte dell'insulina, del medesimo enzima: sono le persone affette dalla trappola del grasso e, per questo motivo, l'afflusso dei lipidi nel loro tessuto adiposo avviene più velocemente della loro fuoriuscita. È come un magazzino in cui entrano più prodotti di quanti non ne escano: inevitabilmente, i beni tenderanno ad accumularsi sugli scaffali; infatti, a parità di introito calorico, questi soggetti ingrassano molto più di coloro che non sono vittime della trappola del grasso. Un altro risvolto del problema è che queste persone tengono imprigionata nel tessuto adiposo una quantità superiore di carburante potenziale ad alto numero di ottano (il grasso) e, quindi, non riescono a produrre altrettanto ATP per le altre cellule del corpo. Hanno la trappola del grasso, ma dispongono anche di una discarica di rifiuti tossici più capiente e questo può aiutarli a vivere più a lungo.

Quando le cellule adipose si ammalano

Le cellule adipose si ammalano quando non riescono più a espandersi con facilità per accogliere i grassi in eccesso, specialmente quello tossico. La causa principale del problema è la crescita nell'adipocita della concentrazione di acido arachidonico (AA) e dell'infiammazione silente che l'accompagna. Alla lunga, se in una qualunque delle cellule adipose i livelli di AA superano una certa soglia, la cellula può anche morire.

Sebbene esista una correlazione tra chili di troppo e diabete, ciò non significa necessariamente che i primi siano la causa del secondo. Se non vi trovate in una condizione prediabetica (sindrome metabolica) o non avete il diabete di tipo II, la probabilità di morire anzitempo perché siete troppo grassi è molto bassa; se, invece, siete grassi e avete la sindrome del grasso tossico, allora il nesso tra peso eccessivo e mortalità si fa molto più stretto.

Finché la concentrazione di AA nelle sue cellule resta al di sotto della soglia critica, quando il tessuto adiposo è esposto a un aumento di AA reagisce producendo nuove cellule adipose in cui inglobare il grasso tossico in arrivo. Oltre quel limite, le cellule adipose si ammalano sempre più gravemente, fino a morire. Questo è il punto critico: quando incomincia a morire qualche cellula adiposa, la situazione precipita e i problemi si moltiplicano.

Il primo indizio che gli adipociti si stanno ammalando è l'aumento dei livelli d'insulina nel sangue (iperinsulinemia), provocato dalla resistenza all'insulina (spiegata in dettaglio nell'Appendice F); esso prende origine nel tessuto adiposo e si propaga, poi, alle cellule muscolari. Con l'aumento dell'insulina compaiono vari sintomi (aumento del girovita, colesterolo HDL basso, trigliceridi alti e così via) che, tutti insieme, formano la cosiddetta sindrome metabolica, una condizione che può essere considerata prediabetica. Una ricerca condotta nel 2007 dalla Harvard Medical School ha portato alla luce una chiara correlazione tra i livelli di grasso tossico presenti nel tessuto adiposo e sviluppo della sindrome metabolica. Quando si infiammano, le cellule adipose sviluppano resistenza all'insulina e il grasso tossico in esse depositato si infiltra nella circolazione sanguigna. A questo punto, le fibre muscolari incominciano a inglobare grasso tossico sotto forma di goccioline lipidiche e a sviluppare anch'esse una certa resistenza all'insulina, spingendo il pancreas a produrre altra insulina per cercare di superare il problema della resistenza. Si crea così una condizione d'iperinsulinemia, cioè di troppa insulina in circolazione nel sangue, che è la principale responsabile dello sviluppo della sindrome metabolica e che, purtroppo, rende ancora più efficiente la trappola del grasso nei soggetti geneticamente sensibili.

La sindrome metabolica, se non curata, precede di 8-10 anni lo sviluppo del diabete di tipo II (ricordatevi che questa sindrome non può essere diagnosticata con una semplice visita, perché soltanto un esame del sangue può fornire dati affidabili). Se avete la sindrome metabolica o il diabete di tipo II rischiate più di altri di lasciare questo mondo prima del tempo, ma se nel vostro sangue i valori dell'insulina, del glucosio e dei lipidi sono normali, il peso eccessivo inciderà poco sulla durata della vostra vita, perché l'eccedenza di grasso tossico (AA) resta confinata nel tessuto adiposo.

Quante più cellule adipose muoiono, tanto più si accelera nel tessuto adiposo lo sviluppo della resistenza all'insulina, perché l'AA accumulato e anche altri mediatori dell'infiammazione abbandonano subito le cellule morte, generando resistenza nel tessuto adiposo circostante. S'indebolisce così l'azione inibitoria dell'insulina sulla lipasi ormonosensibile e i depositi di grasso ricchi di AA sono liberi di rifluire nel sangue.

Questo è il tipo di grasso tossico che definisco «maligno», perché, una volta entrato in circolo, si diffonde in tutto l'organismo (nel cancro, questo processo di propagazione è chiamato «metastasi»). La diffusione metastatica del grasso tossico, con il punto di partenza costituito dal tessuto adiposo, genera un continuo attacco infiammatorio rivolto contro tutti gli organi del corpo, avviando lo sviluppo di malattie croniche in età molto più giovanile del solito. Sì, se nel vostro sangue c'è molta infiammazione silente, preparatevi ad affrontare tempi difficili; ma se siete grassi e il vostro tessuto adiposo contiene molto AA dovete comunque restare all'erta, perché quello su cui vi state muovendo è un terreno minato. L'AA che avete immagazzinato, infatti, può diventare maligno se la sua concentrazione supera la soglia critica, provocando la morte delle cellule adipose che lo ospitano.

In una situazione di questo genere, il vostro vero obiettivo dev'essere quello di ridurre nel più breve tempo possibile i livelli di AA presenti nel tessuto adiposo, per diminuire la probabilità che, prima o poi, il grasso tossico diventi maligno. Ciò vale in misura maggiore se state pensando di fare una cura dimagrante ipocalorica, perché una delle prime conseguenze di una brusca perdita di peso è il rilascio in circolo dell'AA trattenuto nelle cellule adipose (insieme ad altre tossine come PCB, diossine, diserbanti, antiparassitari e altre sostanze chimiche liposolubili). Il rischio, quindi, è che nella fase iniziale della perdita di peso si verifichi un netto aumento dei livelli d'infiammazione silente sistemica.

Se non riducete l'infiammazione nel tessuto adiposo prima di impegnarvi in un programma di restrizione calorica, vi riuscirà difficile dimagrire anche «mangiando di meno e facendo più moto», perché nel vostro sangue la concentrazione di AA tenderà a salire.

Per definire i vari stadi di sviluppo di un tumore adiposo indotto dall'infiammazione silente, trovo appropriato utilizzare termini simili a quelli in uso per il cancro:

- *condizione normale*: assenza di tumore (siete magri e il sangue non è infiammato);
- *stadio 1*: «tumore» benigno (siete grassi, ma il sangue non è infiammato);
- *stadio 2*: «tumore» che si diffonde lentamente (siete magri, ma il sangue è infiammato);
- *stadio 3*: «tumore» che si diffonde rapidamente (siete grassi e il sangue è infiammato).

La diffusione del grasso tossico nel corpo assomiglia alla crescita di un tumore benigno. Essa può essere limitata al «tumore» primario, oppure può essere in lenta o in rapida diffusione. La seconda e la terza situazione corrispondono a differenti livelli di gravità della sindrome del grasso tossico.

Tutte le forme hanno origine da un «tumore» primario che, finché resta confinato in un'area specifica e non danneggia la funzionalità di qualche organo, è considerato «benigno». Pertanto, se siete in sovrappeso o anche obesi ma con parametri ematici normali (specialmente per quanto riguarda i marker della sindrome metabolica), avete un «tumore adiposo benigno» in fase di crescita, che potrebbe anche fungere da meccanismo protettivo, assorbendo la massima quantità possibile di AA per prevenirne la diffusione in altri organi del corpo.

L'analisi di raggruppamento

Nelle analisi sulla salute pubblica, così come in quelle di mercato, gli esperti prendono in esame i dati riguardanti epidemie riconducibili a una causa comune facendo ricorso all'analisi di raggruppamento, comunemente chiamata «analisi cluster». E la applicano sempre e comunque, che si tratti di un'epidemia infettiva (come quella dell'HIV) o dell'aumento dell'incidenza del cancro. Negli Stati Uniti, per esempio, se andate ad assistere a una qualunque delle tante conferenze sull'obesità aperte al pubblico, sicuramente vi mostreranno una serie di grafici sull'aumento della percentuale di obesi in varie regioni del Paese. Diagramma dopo diagramma, probabilmente si farà strada in voi l'idea che la diffusione dell'obesità sia simile a quella di una malattia infettiva, come l'AIDS o la peste nera. Ma a un'analisi più attenta, vi accorgereste che la crescita dell'obesità raggiunge il culmine nelle aree con percentuali più alte di popolazione povera.

Secondo un noto principio economico – la legge di Engels – quanto minore è il reddito disponibile, tanto maggiore è la quota di esso destinata all'acquisto di cibo. Le fonti di calorie più a buon mercato sono gli alimenti confezionati ricchi di carboidrati raffinati (quelli che fanno fare un balzo verso l'alto all'insulina) e gli oli vegetali (ricchi di acidi grassi omega 6). Queste due componenti alimentari, specialmente se consumate congiuntamente, provocano un aumento dell'infiammazione silente, perché nell'organismo si forma molto AA. Per proteggersi dal picco d'infiammazione, in fase iniziale il vostro organismo reagisce aumentando la capacità della discarica di rifiuti tossici (il tessuto adiposo), nello sforzo di diluire il crescente carico potenziale dell'infiammazione silente. In altre parole, ingrassate.

Dal punto di vista economico, chi dispone di un reddito molto basso, essendo incentivato a cercare di massimizzarne l'impiego, punta sempre ai prodotti più a buon mercato, che si tratti di alimenti ricchi di carboidrati raffinati, di oli vegetali o di giocattoli cinesi. Se applicato al consumo alimentare, questo criterio non può che portare a un'esplosione dell'infiammazione silente.

I pericoli dell'«effetto yo-yo»

Quando cominciate a perdere peso, le vostre cellule adipose diminuiscono di dimensione e questa è la buona notizia. Quella cattiva è che le cellule si riducono di volume immettendo nella circolazione sanguigna l'AA che contenevano (oltre ad altre tossine liposolubili come PCB e diossine), costringendo il fegato a un lavoro supplementare per cercare di eliminare dal sangue questi composti pericolosi. Ecco perché nelle fasi iniziali di una dieta non vi sentite mai molto bene (non sorprende, allora, che i più gettino la spugna dopo poche settimane di sforzi).

Eppure il gioco vale la candela, perché il dimagrimento e l'inevitabile rilascio a breve termine dell'AA depositato nelle cellule grasse vi offrono una ghiotta opportunità, quella di eliminare dall'organismo tutta l'eccedenza di AA più altre tossine. Tuttavia i più riacquistano il 95% del peso perduto nella fase iniziale della dieta in tempi molto più brevi di quelli impiegati a dimagrire (è il cosiddetto «effetto yo-yo»). La velocità di ripristino del peso di partenza è determinata dall'aumento della concentrazione dell'insulina provocata dall'assunzione di troppi carboidrati o di troppe calorie (di solito di entrambi) e, malauguratamente, con più insulina in circolazione l'organismo è stimolato a produrre più AA. A questo punto, non soltanto riacquistate tutto il peso perduto in precedenza, ma nel grasso di scorta vi ritrovate con molto più AA di prima e, quindi, l'infiammazione del vostro tessuto adiposo è destinata a peggiorare. Il pericolo di generare grasso tossico maligno diventa così ancora più incombente.

Continuando a seguire questo andamento a yo-yo (cioè riacquistando quasi subito il peso perduto), finite per inondare il corpo di crescenti quantità di AA che, alla lunga, attiveranno un persistente attacco infiammatorio contro organi vitali come il cuore, il cervello e il sistema immunitario. Le conseguenze potranno essere molto gravi: malattie cardiache, morbo di Alzheimer, neoplasie. Uno studio europeo del 2007 ha dimostrato che chi si sottopone alle fluttuazioni di peso dell'effetto yo-yo ha una probabilità di morire molto più alta di chi mantiene stabile il proprio peso, anche se eccessivo.

C'è di più. Il tessuto adiposo racchiude anche notevoli quantitativi di tossine ambientali liposolubili, come PCB, diossine e antiparassitari, che, quando incominciate a dimagrire, entrano in circolo. Se la perdita di grasso è lenta (non più di mezzo chilo alla settimana), il fegato riesce a trasformarle in composti idrosolubili che poi possono essere espulsi; in caso contrario, i veleni migrano nell'altro organo ricco di grasso, il cervello. Proprio il posto meno indicato, per depositarvi tossine.

Chi ha un peso normale può avere la sindrome del grasso tossico?

La risposta è sì, ed è una risposta molto preoccupante. Avere un peso normale sembra essere un fatto positivo e in effetti lo è, a patto di non produrre troppo AA. Generalmente, nei normopeso la capacità del tessuto adiposo di agire da tampone nei confronti degli acidi grassi in arrivo è soltanto limitata, perché questi individui dispongono di un sistema di distribuzione molto efficiente che «spedisce» il grasso per l'impiego come carburante ad alto numero di ottano in quantità pari a quella che è entrata a magazzino. Tuttavia, se l'organismo (soprattutto il fegato) produce una quantità eccessiva di AA in aggiunta a quella assunta per via alimentare, è possibile che venga superata la ridotta capacità di assorbimento del tessuto adiposo, creando così una situazione potenzialmente pericolosa. In mancanza di un luogo sicuro in cui depositare l'AA supplementare, la tossina può diffondersi in altri organi, dove fa gradualmente aumentare l'intensità dell'infiammazione silente. Questo è il processo sottostante allo sviluppo delle malattie croniche. Ecco perché, qualche volta, si nascondono alti livelli d'infiammazione silente anche dietro una linea perfetta.

Il miglior esempio di questo tipo di paradosso ho avuto occasione di osservarlo in molti degli atleti olimpici con cui ho lavorato negli anni passati: un buon numero di loro aveva livelli d'infiammazione silente relativamente elevati, perché gli eccessivi carichi di lavoro provocavano danni infiammatori diffusi. Il loro aspetto fisico era perfetto, eppure non stavano affatto bene. Una volta ridotta l'intensità dell'infiammazione silente, le loro prestazioni subito miglioravano, così come le loro probabilità di vivere più a lungo.

Se consideriamo il grasso in eccesso come un tumore del tessuto adiposo, comprendiamo che l'epidemia di obesità è più complessa e potenzialmente assai più pericolosa di quanto generalmente si pensi. L'ideale sarebbe avere un peso normale e non essere infiammati, perché questa condizione segnala che disponete di un sistema di distribuzione molto efficiente e che la vostra dieta non produce troppo grasso tossico (AA). Purtroppo, pochi occidentali rientrano in questa prima categoria. La maggior parte è compresa in una delle altre tre seguenti.

- *Grassi e non infiammati*. Potete paragonare questo stato a una sorta di circuito d'attesa (come il percorso in volo seguito dagli aerei che sono in attesa di atterrare per esigenze di traffico), temporaneamente sicuro. Ma avendo un «tumore» in cui si concentra sempre più AA, non potete certo sentirvi tranquilli. La vostra priorità assoluta dovrebbe essere quella di ridurre la concentrazione di AA, per salvaguardare la salute delle cellule adipose e per prevenire la rapida diffusione nel sangue dei depositi di AA. Potete ottenere al meglio questo risultato abbinando dosi elevate di olio di pesce alla dieta Zona, una ricetta sicura per attenuare rapidamente l'infiammazione silente nel tessuto adiposo.
- *Normopeso e infiammati*. Persino con una linea perfetta potete essere infiammati e anche in questo caso la vostra situazione non è per nulla tranquillizzante, in quanto il grasso tossico si sta lentamente diffondendo in altri tessuti, dato che ne state producendo a un ritmo che eccede la capacità di assorbimento del vostro tessuto adiposo, dotati come siete di un efficientissimo sistema di ridistri-

buzione del grasso. Ma c'è un fatto ancora più preoccupante: non avvertendo sintomi evidenti della sindrome del grasso tossico, vi sentite al riparo da brutte sorprese, pur non essendolo affatto. Eppure quasi tutti i tumori si sviluppano seguendo questo copione: il più delle volte non danno alcun segno di vita, fino a quando viene diagnosticata una malattia cronica in stadio avanzato.

- *Grassi e infiammati*. È come avere un piede nella fossa e l'altro su una buccia di banana, perché il grasso tossico si sta infiltrando rapidamente in tutto il corpo. Questo grasso tossico richiede immediata attenzione, perché il tempo utile sta ormai per scadere. La diga ha ceduto e l'AA si sta rapidamente riversando al di fuori del suo deposito, il tessuto adiposo, moltiplicando la virulenza dell'attacco infiammatorio sferrato contro tutti i vostri organi.

Il primo indicatore clinico è la comparsa della sindrome metabolica che, se non curata, normalmente evolve in diabete di tipo II entro otto-dieci anni. Negli ultimi venticinque anni, in America l'incidenza del diabete di tipo II è aumentata del 250% e la malattia è in continua crescita anche negli altri Paesi occidentali: quale prova più convincente che l'obesità si sta diffondendo a macchia d'olio? Qualsiasi patologia la cui diffusione stesse crescendo a un simile ritmo susciterebbe uno scandalo nazionale; ma, a quanto pare, ciò non vale per i «tumori adiposi».

Sintesi conclusiva

È agghiacciante rendersi conto che l'attuale crisi di obesità equivale, in realtà, a un'epidemia. In un primo tempo, l'AA in eccedenza si accumula nel tessuto adiposo, che in questa fase funge da discarica di rifiuti tossici per impedire l'ingresso in circolo di un'infiammazione silente troppo intensa. Il meccanismo di contenimento del grasso tossico, però, può incepparsi se nel tessuto adiposo si sviluppa resistenza all'insulina, quando, in seguito al prolungato accumulo di AA al loro interno, alcune cellule adipose altrimenti sane incominciano ad ammalarsi. A questo punto il grasso tossico (AA) in precedenza trattenuto nelle cellule si riversa nella circolazione sanguigna, creando le condizioni molecolari per lo sviluppo di un attacco infiammatorio contro gli altri organi del corpo. Non avvertite dolore finché non si sono accumulati danni sufficienti a compromettere il normale funzionamento degli organi.

Diversamente dal cancro, però, gli esami del sangue che descriverò nel prossimo capitolo possono rivelarvi la presenza della sindrome del grasso tossico anni prima che si sviluppino vere e proprie malattie croniche. Quanto più tempestivamente ne venite a conoscenza, tanto più facile sarà evitarne i possibili danni.

7
Siete affetti da sindrome del grasso tossico?

La sindrome del grasso tossico sarebbe difficilmente curabile, se non si potesse misurarla; e, fino a pochi anni fa, nessuno era in grado di farlo. Poiché l'infiammazione silente non suscita dolore, molti medici non ne conoscono neppure l'esistenza. In effetti, per misurarla bisogna per forza analizzare il sangue, visto che l'aspetto fisico potrebbe essere persino fuorviante (come ho ricordato, ci sono atleti olimpici letteralmente devastati dall'infiammazione silente, mentre alcune persone in sovrappeso ne sono praticamente indenni). Come per il colesterolo, quindi, il verdetto può venire soltanto dall'esame del sangue. Il problema è che molti – e io sono tra questi – trovano a dir poco sgradevole sottoporsi a un prelievo di sangue.

C'è qualche altra possibilità? Esistono marker soggettivi, come sintomi o segni premonitori, per avvertirvi che avete la sindrome del grasso tossico?

Marker soggettivi

Si può dire che la sindrome del grasso tossico insorge non appena l'infiammazione silente si infiltra nella circolazione del sangue, perché a quel punto tutti gli organi diventano potenziali bersagli di un incessante attacco infiammatorio. Nel corso degli anni ho individuato una serie di marker, o indicatori, soggettivi utilizzabili per segnalare la possibile presenza della sindrome del grasso tossico. Come ho già detto, nessuno di essi, da solo, autorizza a trarre conclusioni definitive, ma se rispondete affermativamente a più di tre delle domande seguenti, è probabile che siate affetti in qualche misura da questa patologia. Ecco la mia lista dei segni premonitori:

1. Siete in sovrappeso?
2. State prendendo un farmaco per tenere sotto controllo i livelli ematici di colesterolo?
3. Appena alzati, vi sentite intontiti?
4. Vi sentite spesso stressati?
5. Avete sempre voglia di mangiare carboidrati?
6. Durante la giornata vi sentite spesso stanchi?
7. Avete già fame a un paio d'ore dall'ultimo pasto?
8. Avete le unghie fragili e i capelli sfibrati?

Questi marker, soltanto apparentemente privi di correlazione, offrono utili indicazioni sulla possibilità che abbiate la sindrome del grasso tossico. Passiamoli ora in rassegna uno per uno.

Sovrappeso

La prima questione è come definire il peso ideale. L'uso di parametri come l'IMC spesso può ingannare, visto che molti atleti di primo piano (specialmente nelle discipline che richiedono potenza muscolare) hanno un IMC che li farebbe classificare in sovrappeso. Ciò succede perché un chilo di muscolo occupa uno spazio inferiore a quello di un chilo di grasso (detto in altro modo, la densità dei muscoli è superiore a quella del grasso). Inoltre, molte persone con un IMC normale hanno la sindrome del grasso tossico, anche in forma grave.

Ma, allora, come fate a sapere qual è il vostro peso ideale? Una buona indicazione ve la offre il peso che avevate a vent'anni: a quell'età la crescita si è conclusa e i livelli di testosterone, l'ormone che stimola lo sviluppo della massa muscolare, hanno raggiunto i valori massimi. Con il passar degli anni la composizione del corpo si modifica (sicché i vestiti che indossavate a vent'anni non vi calzano più altrettanto bene), anche quando il peso resta stabile.

Un altro criterio valido per definire il peso ideale è il seguente: la circonferenza della vita (misurata all'altezza dell'ombelico) deve essere pari a circa metà dell'altezza. (Mi sembra già di sentire il coro di proteste che entrambe queste mie definizioni di peso ideale solleveranno!)

Ma la misura più oggettiva è data dalla percentuale del grasso corporeo. Per calcolarla a casa, il sistema migliore richiede un metro da sarto, una bilancia e alcune tabelle. Queste ultime potete trovarle nella sezione «Percent Body Fat Calculator» del mio sito web www. drsears.com (in «Zone Resources») oppure in uno dei miei libri precedenti (per esempio *Prevenire con la Zona*). In generale, comunque, la percentuale ideale di grasso corporeo, per gli uomini, si situa intorno al 15% (a questo livello, non dovreste avere le cosiddette «maniglie dell'amore»); per le donne, invece, il valore ideale è un po' più alto, circa il 22% (con questa percentuale di grasso corporeo, non dovreste avere nemmeno un filo di cellulite). Chi ha i muscoli addominali «scolpiti» (modelli o culturisti) ha una percentuale di grasso corporeo inferiore a 10 se uomo e a 15 se donna. Per una persona normale questi sarebbero obiettivi irrealistici e, d'altronde, neppure necessari per godere di buona salute. Tenete presente, inoltre, che se il livello scende al di sotto del 6% per l'uomo e del 13% per la donna, si entra in un'area pericolosa per la salute.

Se in base a una qualsiasi di queste definizioni siete in sovrappeso, nel vostro organismo è sicuramente presente un certo livello d'infiammazione silente, che, però, potrebbe non essere ancora migrata dal tessuto adiposo alla circolazione sanguigna. Se non l'ha ancora fatto, allora avete un «tumore adiposo benigno» e nessuna traccia di sindrome del grasso tossico; non ancora, perlomeno.

Farmaci per tenere sotto controllo i livelli ematici di colesterolo (ipercolesterolemia)

Che si sappia, gli unici farmaci che favoriscono la formazione di AA e, quindi, lo sviluppo della sindrome del grasso tossico, sono quelli a base di statine. Ciò spiega uno dei loro principali effetti collaterali, ovvero la perdita della memoria a breve termine, dovuta a presenza d'infiammazione nel cervello e a un calo dei livelli del colesterolo, una sostanza necessaria per sostenere la trasmissione neurale.

Intontimento al risveglio

Una delle ragioni per cui abbiamo bisogno di dormire è l'esigenza di ripristinare un corretto equilibrio tra i neurotrasmettitori. L'aumento nel cervello della concentrazione di eicosanoidi derivati dall'AA può interferire con questo processo.

Tendenza a sentirsi stressati

Gli stress sono semplicemente alterazioni del nostro ambiente fisiologico o emotivo. L'intensità della risposta allo stress dipende dagli eicosanoidi derivati dall'AA: più ce ne sono, più si diventa sensibili ai vari agenti stressanti.

Continua voglia di mangiare carboidrati

È un segnale di resistenza all'insulina e di iperinsulinemia. Con i livelli d'insulina al di sopra della norma, cala bruscamente la concentrazione di glucosio nel sangue ed entra in crisi il cervello, che reagisce ordinandovi di mangiare al più presto altri carboidrati. La troppa insulina favorisce, inoltre, la formazione di AA, specialmente se la dieta adottata è povera di olio di pesce ed è ricca di carboidrati e oli vegetali (come quella della «perfetta tempesta nutrizionale»).

Stanchezza persistente

Può trattarsi di una combinazione di affaticamento mentale e fisico. Quello mentale è provocato da una sovrabbondanza di AA nel cervello; quello fisico da un'insufficiente formazione di ATP per i muscoli e per le necessità metaboliche, perché l'insulina blocca il rilascio dalle cellule adipose del carburante ad alto numero di ottano (il grasso) da impiegare come fonte di energia per la produzione di ATP.

Fame un paio d'ore dopo aver mangiato

Una sensazione di fame dopo soltanto poche ore dall'ultimo pasto segnala che nel cervello sta crescendo la concentrazione degli endocannabinoidi, che attivano i loro recettori facendo crescere la voglia di fare uno spuntino.

Unghie fragili, capelli sfibrati

Gli eicosanoidi proinfiammatori inibiscono nelle unghie e nei capelli la produzione della cheratina, la proteina strutturale. A causa di questa carenza, le unghie diventano fragili e i capelli sfibrati.

Se riscontrate più di tre dei sintomi precedenti, vi conviene incominciare a pianificare un controllo dei veri indicatori dell'infiammazione silente, misurabili soltanto nel sangue.

I marker ematici della sindrome del grasso tossico

Molti non amano farsi prelevare il sangue e, spesso proprio per questa ragione, si sottopongono a un check up sanitario soltanto di rado. Ma ogni volta che lo si fa, il medico effettua di solito l'esame del profilo lipidico a digiuno, un test che fornisce un primo indizio per capire se si ha la sindrome del grasso tossico. In particolare, prendete in considerazione due dei parametri del profilo lipidico, il livello dei trigliceridi (TG) e quello del colesterolo HDL (quello cosiddetto «buono»), e dividete il valore del primo per quello del secondo, cioè fate il rapporto delle due grandezze: se il rapporto TG/HDL è superiore a 4, probabilmente avete la sindrome del grasso tossico. Questo rapporto è un indicatore di resistenza all'insulina e dell'insieme di sintomi noto come sindrome metabolica: quanto più è alto, tanto maggiore è il livello di resistenza all'insulina. Se avete resistenza all'insulina significa che l'AA inglobato nel tessuto adiposo sta già riversandosi nel vostro sangue, per dare il via al suo attacco infiammatorio a tutto campo contro gli altri organi del corpo.

Se il vostro rapporto TG/HDL è alto, vi consiglio di programmare al più presto un altro esame del sangue, quello dell'insulina a digiuno. Se anche questo dato è elevato (superiore a 10 µU/ml), nel vostro sangue sta spiccando il volo l'attività dell'enzima chiave (la delta-5-desaturasi) per la produzione di AA. Il valore dell'insulina a digiuno è buono se inferiore a 10 µU/ml ed è ideale al di sotto di 5 µU/ml; quanto più è basso, tanto più salgono le probabilità di campare più a lungo e meglio. Il calo dell'insulina è uno dei principali benefici della dieta Zona.

Ma potete ugualmente avere la sindrome del grasso tossico anche con un rapporto TG/HDL basso e poca insulina in circolazione, come capita sovente ad atleti professionisti o a chiunque altro faccia intensa attività fisica.

Per scoprire se soffrite di questa sindrome, l'esame decisivo è quello che misura il contenuto di acidi grassi nel sangue, in particolare le concentrazioni dei grassi essenziali precursori degli eicosanoidi. Come ho accennato in precedenza, soltanto tre acidi grassi possono essere convertiti in eicosanoidi, gli ormoni che modulano l'infiammazione: essi sono l'acido arachidonico (AA), l'acido diomo-gamma-linolenico (DGLA) e l'acido eicosapentaenoico (EPA). Dall'AA derivano tutti gli eicosanoidi infiammatori che, se in eccesso, favoriscono l'insorgenza di malattie croniche; dal DGLA si formano eicosanoidi antinfiammatori molto potenti, che accelerano la rigenerazione cellulare; l'EPA, infine, si può trasformare soltanto in eicosanoidi neutri, ma la sua presenza inibisce la sintesi dell'AA e può anche diluirne la concentrazione nella membrana cellulare, rendendo più difficoltosa la formazione di eicosanoidi proinfiammatori. L'equilibrio ematico fra questi tre acidi grassi può predire il vostro futuro con una precisione millimetrica. Se, in tutta la vita, aveste la possibilità di eseguire soltanto un esame del sangue, la vostra scelta dovrebbe cadere su questo, essendo quello che vi avverte con più anticipo che nel vostro organismo c'è qualcosa che non va. Verificate che i valori di questi acidi grassi rientrino nei seguenti limiti:

- AA: inferiore al 9% degli acidi grassi totali;
- DGLA: superiore al 3% degli acidi grassi totali;
- EPA: superiore al 4% degli acidi grassi totali.

I valori assoluti dei singoli acidi grassi sono soltanto il primo indizio di un'eventuale presenza della sindrome del grasso tossico, perché è il loro rapporto reciproco a fornirvi il quadro completo della situazione. Il vero marker ematico della sindrome del grasso tossico è il rapporto AA/EPA: se è maggiore di 10, allora avete la sindrome del grasso tossico, anche se la vostra linea è perfetta. Considerate buono un rapporto AA/EPA uguale a 3 e ideale un rapporto intorno a 1,5.

Come sono giunto a stabilire questi valori? La popolazione più longeva del mondo è quella del Giappone, che, tra i Paesi industrializzati, è anche quello in cui è più lunga la vita in buone condizioni sanitarie (longevità meno anni di disabilità) ed è minima l'incidenza di problemi cardiaci; infine, manco a dirlo, risulta anche che i giapponesi godono dell'indice di depressione più basso del mondo. Ebbene, esaminando il loro sangue si trova che hanno un rapporto AA/EPA compreso tra 1,5 e 3. (Badate bene che ciò vale soltanto per i cittadini del Sol Levante che vivono in patria, non per quelli, giapponesi di nascita o di ascendenza, che abitano in altri Paesi.) L'americano «sano» medio ha un rapporto AA/EPA superiore a 12, mentre per gli europei dei Paesi mediterranei i valori di questo parametro ematico si attestano tra 6 e 9. Se ne deduce che gli americani non soltanto sono il popolo più grasso del mondo, ma anche il più infiammato. Probabilmente, chi ha malattie croniche ha un rapporto AA/EPA superiore a 20.

Quello degli acidi grassi, tuttavia, non è un test standard. Sebbene venga spesso eseguito nelle ricerche, la maggior parte dei medici non ne conosce neppure l'esistenza. Nell'Appendice B potete trovare l'indicazione del laboratorio che lo effettua.

Il rapporto AA/EPA può essere troppo basso? Sì, e se lo è potrebbe succedere di non riuscire ad attivare un'adeguata risposta infiammatoria quando sarebbe necessaria. Se il suo valore scende nei dintorni di 0,7 (come negli eschimesi), si diventa più vulnerabili alle infezioni; se cala a 0,5, cresce il rischio di ictus emorragico. Ecco perché preferisco mantenere il limite inferiore del rapporto AA/EPA a 1,5, corrispondente al valore riscontrato nella popolazione nativa giapponese.
Il rapporto AA/EPA misura il potenziale proinfiammatorio delle cellule (più è alto, più è intensa l'infiammazione silente presente negli organi). Si tratta, in sostanza, di un campanello d'allarme che segnala il pericolo di un imminente sviluppo di qualche malattia cronica associata con la sindrome del grasso tossico. Le conseguenze sono gravi: invecchiamento precoce e rapido addio al benessere.

E la proteina C reattiva?

Negli ultimi tempi abbiamo spesso sentito parlare, come indicatore del processo infiammatorio, di una sostanza chiamata proteina C reattiva (CRP). Sfortunatamente, come marker dell'infiammazione silente è altamente aspecifica, potendosi impennare anche in caso di infezioni acute. Come ha mostrato infatti uno studio pubblicato nel 2004 sul *New England Journal of Medicine*, nel trattamento delle cardiopatie i livelli della CRP non offrono un valore predittivo più significativo di quello dei tradizionali fattori di rischio. Valori elevati del rapporto ematico AA/EPA (il marker della sindrome del grasso tossico) possono comparire già anni prima che vengano osservate con continuità concentrazioni di CRP al di sopra della norma. Quando i valori della CRP restano costantemente elevati, la sindrome del grasso tossico si è già insinuata nell'organismo da parecchio tempo. Ecco perché dovete considerare il rapporto AA/EPA come il sistema di allarme più tempestivo per sapere se nel vostro organismo si sta sviluppando la sindrome del grasso tossico e se, quindi, non potete più ritenervi in buone condizioni di salute.

La *Tabella 7.1* riassume i marker del grasso tossico maligno indicandone i valori critici.

Come potete notare, tra gli indicatori non compare il peso corporeo. La ragione è semplice: potete avere un peso normale e, allo stesso tempo, un rapporto AA/EPA elevato, cioè una condizione che segnala una lenta diffusione di grasso tossico. Non siete grassi ma sicuramente non state bene, anche se il grasso tossico non è ancora diventato maligno (vale a dire un tumore allo stadio 3). Se i valori dei marker oltrepassano la soglia critica, per poterli riportare prontamente nella norma dovete adottare, in tutta fretta, adeguati provvedimenti dietetici – combinazione di dieta Zona (si veda il Capitolo 8) con dosi elevate di olio di pesce (si veda il Capitolo 9) –, perché non esiste alcun farmaco in grado di farlo.

Se siete in sovrappeso ma tutti i vostri indicatori clinici si trovano nella fascia a basso rischio, non sentitevi comunque al riparo, perché l'AA incapsulato nel vostro grasso può diventare maligno da un giorno all'altro. È il momento giusto per cominciare a impegnarvi a ridurre le dimensioni del vostro «tumore adiposo benigno», adottando il programma dietetico della Zona con le sue proprietà antinfiammatorie.

Test	**Valori critici**
Rapporto AA/EPA	> 15
Insulina a digiuno (μU/ml)	> 15
Rapporto TG/HDL	> 4

Tabella 7.1 - Marker del grasso tossico maligno.

La misura del potenziale anti-età

Acquisendo il controllo dell'infiammazione silente, avrete realizzato soltanto metà della vostra strategia per conservare il benessere a vita. Oltre a questo, infatti, dovrete crearvi una scorta di potenziale antinfiammatorio per rafforzare al massimo la rigenerazione cellulare. Consideratelo la vostra riserva anti-età.

Non c'è nulla che metta a disagio i medici quanto l'espressione «medicina antinvecchiamento». Essendo l'invecchiamento un processo naturale, il termine è un ossimoro, ma se sostituiamo «antinvecchiamento» con «antinfiammatoria», allora anche le più prestigiose facoltà di medicina del mondo sono pronte ad accoglierci a braccia aperte. Eppure l'obiettivo di entrambi gli approcci è il medesimo: potenziare le capacità di pronta autorigenerazione dell'organismo.

I meccanismi di rinnovamento o di ringiovanimento cellulare sono profondamente radicati nei geni umani e possono essere attivati semplicemente diminuendo il rapporto AA/DGLA in ognuna delle cellule. Se lo fate aumentate la probabilità di produrre più eicosanoidi buoni (derivati dal DGLA) e meno cattivi (derivati dall'AA) e quanto meglio lo fate, tanto più il processo di rigenerazione cellulare acquista efficacia.

Minore è il rapporto AA/DGLA, maggiore sarà la probabilità di produrre eicosanoidi buoni per migliorare il proprio stato di salute e invertire letteralmente il processo d'invecchiamento. (Le basi scientifiche del ringiovanimento cellulare sono spiegate nel mio libro *La Zona anti-età*.)

Gli indicatori di benessere

La buona notizia è che gli indicatori clinici che mostrano l'intensità della sindrome del grasso tossico possono essere utilizzati anche per valutare il benessere. Le tradizionali analisi del sangue ci rivelano se e quanto siamo malati, ma quello che davvero ci interessa è sapere quanto è salda la nostra salute. Ecco, allora, i due numeri fondamentali che dovete conoscere:

- rapporto AA/EPA inferiore a 3 (ma non meno di 1,5);
- rapporto AA/DGLA inferiore a 3.

Il rapporto AA/EPA è il migliore marker della sindrome del grasso tossico, e i suoi valori critici sono riassunti nella *Tabella 7.2*.

Se è superiore a 15, si sta verificando nel vostro organismo una rapida accelerazione dello sviluppo precoce di qualche malattia cronica; al livello di 1,5 avete raggiunto l'equilibrio ideale; al di sotto di 0,75 rischiate di non disporre di riserve infiammatorie sufficienti a combattere con efficacia le infezioni. In sostanza, anche per l'infiammazione esiste una «zona» in cui è bene permanere.

In modo analogo, il potenziale di rigenerazione cellulare è misurato al meglio dal rapporto AA/DGLA. L'ideale, in questo caso, è restare al di sotto di 3: più il rapporto sale, più si affievolisce la capacità di bloccare e invertire l'usura degli anni.

Il benessere è una questione di giusto bilanciamento tra la capacità del corpo di controllare l'infiammazione provocata da cause esterne (infezioni, ferite e alimentazione) e quella di produrre le risposte antinfiammatorie interne necessarie per attivare il ringiovanimento cellulare. In teoria, l'equilibrio si potrebbe tenere d'occhio semplicemente misurando i livelli ematici degli eicosanoidi che, però, non circolano nel sangue, essendo regolatori intercellulari. Nel sangue sono tuttavia presenti e misurabili i loro precursori (DGLA, AA ed EPA) e lo stato dell'equilibrio ematico tra questi acidi grassi essenziali fornisce un'indicazione chiara e affidabile del vostro attuale stato di salute.

Pericolosamente elevato	Insoddisfacente	Buono	Ideale	Troppo basso
> 15	10	3	1,5	< 0,75

Tabella 7.2 - Rapporto AA/EPA: valori critici.

Altri indicatori di benessere

I rapporti fra questi tre acidi grassi (DGLA, AA ed EPA) determinano lo stato del potenziale infiammatorio (sia pro, sia anti) nel vostro corpo, ma non sono gli unici marker del benessere. Un altro dato importante, infatti, è quello relativo al grado di resistenza all'insulina. Come spiego nell'Appendice F, la resistenza all'insulina, provocando un aumento dell'ormone in circolazione, non solo favorisce la produzione di AA, ma accelera anche il rilascio verso gli altri organi, attraverso il flusso sanguigno, del grasso tossico accumulato nel tessuto adiposo. Il migliore indicatore clinico di resistenza all'insulina è il valore dell'insulina a digiuno.

Purtroppo, la maggior parte dei medici misura questo parametro soltanto di rado. In ogni esame del sangue standard, comunque, potete ugualmente trovare un ultimo buon indicatore di benessere, il rapporto fra trigliceridi a digiuno e colesterolo HDL. Consideratelo l'indicatore di resistenza all'insulina «dei poveri».

A questo punto, siamo in grado di completare il prospetto del benessere (*Tabella 7.3*).

Non è un test a scelta multipla: o passate tutti i «quiz», oppure non potete ritenervi sani. Per questo motivo l'aspetto esteriore può portarci fuori strada: come ho già detto, praticamente tutti gli atleti olimpici con cui ho lavorato avevano alti livelli d'infiammazione si-

Marcatore clinico	Pericoloso	Insoddisfacente	Buono	Ideale
		Infiammazione silente		
Rapporto AA/EPA	>15	10	3	1,5
		Resistenza all'insulina		
Insulina a digiuno (μU/ml)	> 15	10	5	< 5
Rapporto TG/HDL	> 4	3	2	< 1

Tabella 7.3 - Prospetto del benessere.

lente, a causa di allenamenti troppo intensi. La loro linea era perfetta, eppure non stavano affatto bene, tanto che le loro prestazioni sono subito migliorate non appena sono riusciti ad attenuare l'infiammazione silente. Così si spiega come mai gli atleti con i quali ho lavorato di persona hanno vinto 24 medaglie d'oro nelle ultime quattro olimpiadi. Avevano un vantaggio ormonale.

Sintesi conclusiva

La comparsa della sindrome del grasso tossico nel sangue segna l'inizio dell'attacco dell'infiammazione silente contro gli organi. Di questa sindrome non avvertiamo la presenza, ma possiamo effettuarne la misurazione. Con il suo aggravamento si avvia una complessa catena di eventi biologici che sfociano in un attacco infiammatorio via via più intenso contro tutti gli organi. Non esistono farmaci in grado di contrastare l'infiammazione silente, ma ci sono strumenti dietetici che consentono di avviare la remissione della sindrome del grasso tossico in meno di trenta giorni. Questi strumenti e il loro utilizzo verranno descritti nei prossimi capitoli.

8
La dieta Zona: la prima difesa nella lotta contro il grasso tossico

TRA i fattori che contribuiscono a creare la sindrome del grasso tossico, quello chiave è la produzione da parte dell'organismo (oltre all'introduzione per via alimentare) di quantitativi di acido arachidonico (AA) eccedenti lo stretto necessario. In concentrazioni sufficientemente elevate, questo acido grasso naturale è straordinariamente tossico; ma siete soltanto voi, con le vostre abitudini alimentari, a determinare quanto ne circola nel vostro organismo. Oltre vent'anni or sono ho sviluppato la dieta Zona avendo in mente un unico obiettivo: ridurre i livelli del grasso tossico e, con questo, bloccare la propagazione dell'infiammazione silente in tutto il corpo.

È passato più di un decennio da quando diedi alle stampe il mio primo libro, *Come raggiungere la Zona*, eppure qualche volta ho l'impressione che nessuno lo abbia letto per davvero, visto che ancora oggi molti pensano che la dieta Zona sia un programma per perdere peso. Sì, è una dieta, ma nel vero senso del termine, che deriva dal greco antico e significa «stile di vita»: la Zona è esattamente uno stile di vita che consente di mantenere sotto controllo permanente i livelli del grasso tossico (AA). Se riuscite a farlo, ridurrete praticamente a zero il rischio di contrarre la sindrome del grasso tossico. Strada facendo perderete anche peso, essendo proprio l'infiammazione silente la principale responsabile dell'epidemia di obesità che si sta oggi propagando in tutto il mondo.

Il ruolo degli ormoni nella perdita di peso

Perdere peso diventa facile se non avete mai fame. Dal punto di vista scientifico, l'assenza di fame è detta «sazietà», una condizione determinata soprattutto da certi ormoni direttamente influenzati da ciò che si mangia. Se riuscite a mantenere questi ormoni entro una zona ottimale di valori, né troppo alti né troppo bassi, vi assicurate i seguenti benefici:

- non avrete fame tra un pasto e l'altro;
- le vostre prestazioni mentali e fisiche resteranno ai massimi livelli per tutta la giornata;
- perderete i chili di troppo nel più breve tempo possibile;
- l'infiammazione silente diminuirà;
- bloccherete lo sviluppo della sindrome del grasso tossico.

I primi due benefici della dieta Zona sono relativamente immediati, tanto che in molti casi sono già avvertibili dopo pochi giorni di trattamento. La perdita del grasso corporeo in eccesso richiede invece tempi un po' più lunghi, essendo praticamente impossibile dimagrire più di 5-7 etti alla settimana (ma i vestiti vi calzeranno subito meglio). Gli ultimi due benefici scandiscono il vostro percorso di riavvicinamento al benessere e si possono misurare soltanto effettuando gli esami del sangue descritti nel capitolo precedente.

Fame e sazietà

Quello della fame è forse lo stimolo più potente che abbiamo: quando ne avvertiamo i morsi, tutto il resto (sesso compreso) passa in secondo piano, perché in quel momento il cervello, per funzionare, ha un improrogabile bisogno di energia. D'altra parte, anche la sazietà può essere altrettanto potente: una volta soddisfatte le necessità energetiche del cervello, ci sono cose più importanti da fare che continuare ad andare alla ricerca di cibo.

L'attuale epidemia di obesità deriva dallo squilibrio che si è formato negli ultimi tempi tra queste due potenti forze contrapposte (fame e sazietà). Il loro bilanciamento è controllato da alcuni ormoni, specialmente da quelli direttamente influenzati dalla dieta e, in particolare, dalla dieta Zona.

Insulina, obesità e infiammazione

Come ho già detto, è l'eccesso d'insulina che prima vi fa ingrassare e poi vi impedisce di dimagrire. Ma in che modo? E perché?

La faccenda è piuttosto complessa. L'insulina, infatti, può crescere nell'organismo per due ragioni: o mangiate troppi carboidrati o introducete troppe calorie. Negli ultimi venticinque anni gli occidentali hanno commesso entrambi gli errori, ma a ingrassare non sono tutti coloro che si riempiono di carboidrati o di calorie: il vero problema emerge soltanto quando l'insulina resta costantemente elevata, a causa della resistenza all'insulina.

Praticamente tutte le cellule del corpo contengono recettori dell'insulina. La resistenza all'ormone dell'immagazzinamento si forma quando il legame tra insulina e recettori non genera il corretto segnale da trasmettere a quella particolare cellula. Se ciò avviene nelle cellule del tessuto muscolare, i muscoli non riescono a prelevare con efficienza il glucosio dal sangue. Poiché il costante aumento del livello del glucosio nel sangue è nocivo, l'organismo reagisce mettendosi a secernere altra insulina, finché nel sangue la concentrazione dell'ormone raggiunge livelli sufficienti a far comunque calare i livelli del glucosio ematico. Sfortunatamente, con tutta quell'insulina in circolazione il fegato è spinto a produrre più AA, specialmente se la dieta è ricca di acidi grassi omega 6. A questo punto, nel sangue circolano quantità sempre più consistenti di grasso tossico che occorre rimuovere in tutta fretta, perché altrimenti inizia a svilupparsi la sindrome del grasso tossico.

L'estrema tossicità dell'AA è dimostrabile con un semplice esperimento: mentre in un coniglio si possono iniettare senza problemi enormi quantità di praticamente tutti gli altri acidi grassi (e persino con abbondanti dosi di colesterolo non si osservano nell'animale segni di sofferenza), un eccesso di AA ne provoca la morte in pochi minuti.

Quando è troppa, l'insulina favorisce la formazione di AA a partire dagli acidi grassi immessi nell'organismo con l'alimentazione. Se non si riesce a estrarlo dalla circolazione sanguigna depositandolo nel tessuto adiposo, l'eccesso di AA che si forma continuerà a circolare nel sangue finché non finirà in qualche altro organo del corpo, dove causerà danni infiammatori a livello molecolare.

Indice glicemico e carico glicemico

Con un'azione congiunta, proteine e carboidrati regolano fame e sazietà e, in corso d'opera, controllano anche l'infiammazione silente. Come fanno? Per capirlo, occorre prima studiare la correlazione esistente tra sovrapproduzione d'insulina e indice e carico glicemico.

In passato, i consigli dei nutrizionisti sul consumo dei carboidrati erano molto più semplici di oggi: i carboidrati complessi (come pane e patate) andavano considerati «buoni» perché si pensava che entrassero in circolo lentamente, mentre quelli semplici (come lo zucchero da tavola) erano «cattivi», perché lo fanno più rapidamente. La teoria era così ovvia che nessuno sentiva il bisogno di confermarla per via sperimentale e si andò avanti così finché qualcuno si decise finalmente a effettuare qualche test su esseri umani. Quel qualcuno fu David Jenkins, che, con i suoi esperimenti risalenti all'inizio degli anni Ottanta, mise in subbuglio il mondo della nutrizione scoprendo che alcuni carboidrati complessi (come le patate) entrano in circolo, sotto forma di glucosio, molto più velocemente di certi carboidrati semplici (come lo zucchero da tavola). Negli ultimi venticinque anni questa nozione è stata oggetto di infuocate discussioni, soprattutto da parte di chi, senza badare ai dati di fatto, aveva costruito la propria reputazione sul presupposto che i carboidrati complessi fossero buoni e quelli semplici cattivi.

La vera chiave d'accesso alla comprensione dell'impatto dei carboidrati sulla formazione d'insulina non è offerta dalla misura dell'indice glicemico del carboidrato (cioè della velocità con cui una certa quantità di carboidrato – 50 grammi – entra in circolo sotto forma di glucosio), bensì da quella del carico glicemico del pasto. Per calcolare il carico glicemico occorre moltiplicare la quantità dei carboidrati consumati nel pasto per il loro rispettivo indice glicemico (un dato facilmente reperibile in Internet); fatto questo semplice calcolo, veniamo in possesso di un'indicazione assai più affidabile sulla quantità d'insulina che verrà generata dal nostro pasto. Come hanno dimostrato verso la fine degli anni Novanta alcuni ricercatori della Harvard Medical School, quanto più alto è il carico glicemico, tanto più crescono le probabilità di ingrassare, di diventare diabetici, di sviluppare malattie cardiache e infiammazioni.

Che cosa dovete fare per ridurre il carico glicemico della vostra dieta? Mangiate in abbondanza verdure colorate non amidacee, come fagiolini, broccoli e spinaci, concedetevi un po' di frutta (ma senza esagerare), soprattutto frutti di bosco e mele, e date un taglio deciso a cereali e amidi (in estrema sintesi, queste sono le regole chiave della dieta Zona, da me sviluppata nel 1995). Introducendo questi semplici cambiamenti nelle vostre abitudini alimentari riuscirete a contenere il carico glicemico dei vostri pasti e, quindi, farete calare la messa in circolo dell'insulina, limitando la conseguente formazione di grasso tossico nell'organismo.

Proteine e sazietà

La dieta Zona, in realtà, non riduce semplicemente il carico glicemico dei pasti, ma agisce anche in altre direzioni. La questione, infatti, è un po' più complessa, perché il ridotto carico glicemico va bilanciato a ogni pasto con un corretto apporto proteico, necessario per suscitare sazietà. Le proteine hanno due ruoli: il primo è quello di stimolare la produzione dell'ormone glucagone che, stabilizzando i livelli del glucosio nel sangue, spegne la fame; il secondo, quello di promuovere il rilascio dall'intestino di un altro ormone, il PYY, che si dirige direttamente nel cervello per segnalare che è giunto il momento di dare l'ordine di smettere di mangiare. Se non siete affamati, diventa più facile dare un taglio alle calorie.

Ma quante proteine, esattamente, dovete mangiare a ogni pasto per sentirvi sazi? Una quantità pari, in volume, alla superficie e allo spessore del palmo della vostra mano, equivalente a circa 90 grammi di proteine magre per la donna media e a circa 120 grammi per l'uomo medio. Naturalmente, allo stesso tempo dovete continuare a tenere d'occhio il carico glicemico del vostro pasto.

I grassi e l'infiammazione

L'altro fattore chiave per il successo dell'azione antinfiammatoria della dieta Zona è la drastica limitazione degli acidi grassi omega 6, ormai onnipresenti nel nostro attuale regime alimentare. Evitando un sovraccarico alimentare di questi acidi grassi cala la probabilità di produrre troppo AA, persino quando nell'organismo circola molta insulina. In sostanza, limitando il consumo di acidi grassi omega 6 riuscite a bloccare la formazione di AA indipendentemente da quanta insulina è presente nel vostro sangue. Ecco perché le principali fonti di grasso consigliate dalla dieta Zona sono quelle ricche di acidi grassi monoinsaturi: olio d'oliva, mandorle a scaglie e avocado sono prodotti tipici tra cui scegliere liberamente. Oltretutto, queste fonti di grassi sono anche molto più gradevoli al palato degli oli di mais, soia, cartamo e girasole (tutti ricchi di acidi grassi omega 6) e il loro impiego consente di ridurre drasticamente la disponibilità alimentare dei mattoncini utilizzati per costruire l'AA (i grassi omega 6). Una volta ridotta la presenza di AA nell'organismo, la sindrome del grasso tossico incomincerà a recedere.

Benché, al contrario delle proteine, il grasso alimentare non abbia praticamente impatto sugli ormoni della sazietà come glucagone e PYY, scegliendo i grassi monoinsaturi come principali fonti lipidiche della vostra dieta potete influenzare indirettamente una famiglia di ormoni che, nel cervello, stimolano l'appetito, ovvero gli endocannabinoidi, prodotti a partire dall'AA. Riducendo la concentrazione di questo acido in tutto il corpo (cervello compreso), si limita anche la presenza di endocannabinoidi nell'area cerebrale. Fatto questo, si placa anche la voglia di mangiare.

Con le prescrizioni dietetiche della dieta Zona, così semplici in apparenza, si ottengono quindi delle fini regolazioni delle risposte ormonali. Eccone un elenco:

- la diminuzione del carico glicemico di ciascun pasto consente di ridurre la messa in circolo dell'insulina, favorendo così la stabilizzazione dei livelli glicemici e minimizzando l'attivazione dell'enzima (la delta-5-desaturasi) che produce il grasso tossico;
- le proteine stimolano la secrezione da parte del pancreas dell'ormone glucagone, che, a sua volta, spinge il fegato a rilasciare i carboidrati di scorta per sostenere i livelli di glucosio nel sangue; ne consegue un'ulteriore stabilizzazione dei livelli ematici che soddisfa il cervello. Il glucagone, in più, inibisce l'attività dell'enzima che produce l'AA. Infine, le proteine favoriscono anche la messa in circolo – questa volta da parte dell'intestino – di un altro ormone, il PYY, che raggiunge direttamente il cervello per generare segnali di sazietà nell'ipotalamo;
- la sostituzione dei grassi omega 6 con quelli monoinsaturi limita la disponibilità dei mattoncini per la costruzione dell'AA.

Consumando un pasto conforme alle prescrizioni della dieta Zona otterrete l'importante risultato di non essere più affamati per le successive quattro-sei ore, avendo bilanciato il carico glicemico del pasto con una giusta dose di proteine magre.

Come rendere veramente facile la dieta Zona

Preparare pasti conformi alla dieta Zona è molto più semplice di quanto pensiate. Per facilitarvi il compito, infatti, ho via via sviluppato una serie di procedimenti che si differenziano per il tempo e per l'impegno richiesti. Scegliete quello che meglio corrisponde agli sforzi che siete disposti a dedicare alla vostra dieta.

Ecco l'elenco dei miei vari sistemi di calcolo del cibo:

- metodo dell'attenzione;
- metodo dell'occhio e della mano;
- metodo 1-2-3;
- metodo dei miniblocchi (o blocchetti) di macronutrienti.

Il metodo dell'attenzione

Potete fare un importante passo avanti anche soltanto prestando attenzione a bilanciare proteine e carboidrati a ogni pasto. In altre parole, cercate di non consumare mai un carboidrato senza farlo immediatamente seguire da una proteina: probabilmente non realizzerete l'esatto equilibrio richiesto, ma almeno ci andrete vicini. Supponendo, per esempio, che vi venga una gran voglia di mangiare un dolce, se decidete di cedere alla tentazione accompagnatelo almeno con un po' di proteine, per esempio con un pezzo di formaggio, in modo da bilanciarlo (in realtà per farlo correttamente vi servirebbero circa 120 grammi di formaggio, ma di questo torneremo a parlare più avanti). Se vi concedete una bevanda alcolica, abbinatela con una proteina: per esempio, un bicchiere di vino e un pezzo di formaggio, o una bottiglia di birra e quattro ali di pollo.

Come fate a essere sicuri di aver centrato il bersaglio? Vi basta guardare l'orologio: se dopo quattro ore non vi è ancora venuta fame, il vostro metodo funziona. L'assenza di fame (sazietà) è la migliore indicazione che ciò che state mangiando è in buona armonia con le vostre caratteristiche genetiche.

Il metodo dell'occhio e della mano

Anche se questo sistema richiede di usare soltanto gli occhi e una mano, applicandolo riuscirete a modulare gli ormoni con una buona precisione. A ogni pasto, dividete il piatto in tre parti uguali; poi cominciate a riempire un terzo del piatto di alimenti con proteine magre (pollo, pesce, carne di vitello molto magra, latticini magri, tofu o seitan), fino a raggiungere un volume equivalente alla superficie e allo spessore del palmo della vostra mano (mediamente ciò equivarrà a una quantità di circa 90 grammi per la donna e 120 grammi per l'uomo). Riempite poi i restanti due terzi del piatto con carboidrati a basso carico glicemico, come verdura e frutta colorata e non amidacea (un elenco completo lo potete trovare nell'Appendice H). E cerali e amidi? Impiegateli come fossero condimenti, cioè in quantità molto limitate. In generale, più colori vedete nel piatto, più è basso il carico glicemico del vostro pasto e maggiore la dose di polifenoli che contiene. Infine, aggiungete una piccola quantità di grassi monoinsaturi, scelti tra quelli salutari per il cuore come l'olio di oliva, le mandorle a scaglie o l'avocado.

Per molti versi, la dieta Zona può essere considerata l'evoluzione della dieta mediterranea: entrambe sono ricche di verdure; entrambe contengono dosi adeguate, ma non eccessive, di proteine magre come pesce o pollo; entrambe raccomandano l'uso di grassi monoinsaturi (come l'olio di oliva) come principale complemento grasso della dieta. Fin qui le due diete sembrano identiche, ma con un'importante seppur piccola eccezione: la dieta Zona prescrive una drastica limitazione (anche se non l'eliminazione completa) di cereali e amidi, compensata da un consumo ancora più abbondante di verdura e di frutta mediterranea non amidacea (come fragole, lamponi o mirtilli). Questa apparentemente modesta variante ha enormi conseguenze ormonali, perché riduce il carico glicemico dei pasti e, di conseguenza, anche i livelli dell'insulina da essi stimolata. Ecco perché è corretto considerare la dieta Zona come l'evoluzione di una buona dieta (quella mediterranea) in una dieta migliore dal punto di vista ormonale.

Nella *Tabella 8.1* potete trovare un elenco di tipici contorni mediterranei, amidacei e non. Come vedete, non avrete che l'imbarazzo della scelta.

Non amidacei (da consumare in abbondanza)	Amidacei (da consumare con estrema moderazione)
Broccoli	Mais
Carciofi	Patate
Cavoli	Piselli
Cipolle	
Fagiolini	
Funghi	
Melanzane	
Peperoni	
Spinaci	
Zucchine	

Tabella 8.1 - Tipici contorni mediterranei.

Il metodo 1-2-3

Questo è il sistema più facilmente applicabile ai cibi confezionati, quelli che portano incollata o stampata sul retro della confezione la tabella nutrizionale. La formula è: accompagnate ogni grammo di grassi con 2 grammi di proteine e 3 grammi di carboidrati. Ciò significa che, a ogni pasto, la donna media dovrà calibrare gli alimenti in modo da assumere circa 10 grammi di grassi, 20 grammi di proteine e 30 grammi di carboidrati totali (cioè fibre comprese); l'uomo medio, invece, dovrà consumare circa 15 grammi di grassi, 30 grammi di proteine e 45 grammi di carboidrati (sempre includendo le fibre, che formano circa il 10% del totale dei carboidrati). In entrambi i casi, è rispettata la regola dell'1-2-3.

Quando comincerete a esaminare con attenzione le informazioni nutrizionali riportate sull'etichetta dei vostri cibi confezionati prediletti (provate a partire da pasta o pane), vi renderete subito conto che praticamente nulla di tutto ciò che fa bella mostra nelle corsie dei supermercati si avvicina neppure lontanamente all'equilibrio prescritto dalla Zona. In mancanza di questo bilanciamento, diventa praticamente impossibile mantenere in zona gli ormoni, per suscitare la sensazione di sazietà. Ciò significa che, mangiando quei cibi, avrete sempre fame: una buona notizia per l'industria di trasformazione alimentare, ma non certo per la vostra salute.

Il metodo 1-2-3 non è così preciso come quello che descriverò nel prossimo paragrafo (il metodo dei miniblocchi o blocchetti di macronutrienti), ma ha il vantaggio di essere più facile da tenere a mente mentre girovagate tra le corsie del vostro supermercato.

Il metodo dei miniblocchi (o blocchetti) di macronutrienti

È il sistema più accurato, perché dal totale dei carboidrati vengono sottratte le fibre, che non hanno effetti sulla secrezione d'insulina. Cominciate a preparare il vostro pasto applicando, per le proteine magre, il metodo dell'occhio e della mano che vi fornisce una buona stima del quantitativo da consumare a ogni pasto, oppure andate a consultare l'Appendice H, e poi aggiungete un pizzico di un grasso monoinsaturo salutare per il cuore.

Fatto questo, vi resta soltanto da decidere quanti carboidrati aggiungere. Il metodo dei miniblocchi di macronutrienti vi consente di ridurre automaticamente il carico glicemico del pasto senza dovervi lambiccare troppo il cervello.

Per un pasto tipo, la donna media avrà bisogno di 3 miniblocchi di carboidrati della Zona, mentre per l'uomo medio ne serviranno 4. Quanti più carboidrati a basso indice glicemico – come verdure non amidacee – mettete nel vostro piatto, tanto più cresce la quantità di cibo che potete mangiare. Se, invece, scegliete carboidrati ad alto indice glicemico – come cereali, pane e pasta – vi accorgerete che il piatto resterà mezzo vuoto. La ragione è semplice: per tenere sotto controllo la messa in circolo dell'insulina, dovete mantenere a ogni pasto l'equilibrio delle proteine e del carico glicemico.

Qualche altra utile indicazione: in generale, i carboidrati a basso indice glicemico sono i più colorati, mentre quelli ad alto indice glicemico sono poco colorati o spesso bianchi (*Tabella 8.2*).

Diversamente da proteine e grassi, di cui i più tendono a utilizzare un solo tipo per volta, in ogni pasto potete aggiungere un ampio assortimento di miniblocchi di carboidrati della Zona. Cercate sempre di scegliere i più colorati, perché così facendo vi garantirete una pluralità di polifenoli.

Nell'Appendice H trovate un elenco dettagliato di miniblocchi di carboidrati della Zona, sia favorevoli sia sfavorevoli, oltre che di miniblocchi di proteine e di grassi. La varietà dei miniblocchi utilizzabili attesta la notevole flessibilità della dieta Zona, che non vi costringe mai a bandire del tutto certi alimenti dalla vostra tavola. Ricordatevi, però, di trattare i carboidrati ad alto indice glicemico come fossero condimenti.

Fate riferimento all'Appendice H anche sperimentando le ricette descritte nel programma dietetico di 28 giorni che troverete più avanti in questo libro. Essendo liberi di sostituire a vostro piacimento un miniblocco con un altro equivalente, è evidente che adottando la dieta Zona potrete gustare pasti molto variati. Non vi va di mangiare mezza mela? Sostituitela con una bella pesca o con mezza arancia o con 60 grammi d'uva e così via. Non vi piacciono i fagiolini? Invece di 380 grammi di fagiolini, mangiate 640 grammi di zucchine o 40 grammi di fagioli, oppure 300 grammi di pomodori e così via. Credo che abbiate afferrato il concetto.

Carboidrati a basso indice glicemico	Carboidrati ad alto indice glicemico
Verdure non amidacee (broccoli, fagiolini, peperoni eccetera)	Cereali e amidi (pane, riso, pasta eccetera)
Frutti delle zone temperate (frutti di bosco, mele, pere eccetera)	Frutti tropicali (meloni, ananas eccetera)

Tabella 8.2 - Carboidrati a basso e alto indice glicemico.

Quando mangiare? E quante volte?

Qualunque sia il metodo che avrete deciso di adottare, diventerà ancora più semplice attenendosi ad alcune regole elementari su tempistica e frequenza dei pasti.

1. *Mangiate subito dopo che vi siete alzati.* Mangiate sempre qualcosa entro un'ora dal risveglio. Siete reduci da un periodo di otto-dieci ore di digiuno e il vostro corpo è vuoto.
2. *Mangiate almeno ogni cinque ore.* Non lasciate passare più di cinque ore senza consumare un pasto o uno spuntino in Zona.
3. *Fate tre pasti e due spuntini.* Consumate ogni giorno tre pasti e due spuntini della Zona. Programmate il primo spuntino tra la colazione e il pranzo se sono distanziati più di cinque ore l'una dall'altro e il secondo tra pranzo e cena oppure prima di coricarvi, perché nelle successive otto ore non mangerete più nulla.

Funziona?

Nel 2000, alcuni ricercatori della Harvard Medical School misero a confronto lo stato di salute di un campione di uomini e donne che si attenevano alle indicazioni della piramide alimentare USDA (il ministero dell'Agricoltura statunitense) di quei tempi con quello di altri soggetti che avevano adottato un'alimentazione più ricca di frutta, di verdura, di pollo e di pesce (una dieta simile alla Zona).

I risultati furono chiari: coloro che avevano seguito le indicazioni della piramide alimentare USDA erano più frequentemente soggetti a cardiopatie e malattie croniche. In sostanza, era come se la vecchia piramide USDA fosse stata concepita per provocare negli Stati Uniti un calo generalizzato del benessere attraverso la diffusione della sindrome del grasso tossico. La nuova piramide pubblicata dall'USDA nel 2005 è talmente complicata e vaga che nessuno (nemmeno alla Harvard Medical School) si azzarda a prevederne i possibili effetti.

La convalida clinica della dieta Zona

Nella vita ci sono tre istituzioni viscerali, in quanto basate su sistemi di credenze: religione, politica e nutrizione. I fedeli di ciascuna di esse si rifiutano di prendere atto di qualsiasi evento o dato che sembri contraddire le loro credenze, profondamente convinti come sono di essere nel giusto. A differenza di religione e politica, soltanto la nutrizione si presta a essere esaminata con criteri scientifici; ma, per farlo, è indispensabile porre domande corrette e utilizzare strumenti adeguati.

La domanda giusta dovrebbe essere:

Qual è la dieta migliore per ridurre l'infiammazione silente?

Un approccio corretto per studiare il problema potrebbe essere quello di somministrare a un campione significativo di persone un certo numero di pasti pronti, uguali per contenuto calorico ma differenti nei rapporti tra proteine, carboidrati e grassi. In sostanza, bisognerebbe trattare i soggetti come cavie di laboratorio, senza lasciarle riflettere su ciò che stanno mangiando. Sfortunatamente si tratta di test clinici molto costosi e, di conseguenza, ne sono stati effettuati e pubblicati soltanto pochissimi. Comunque sia, quelli disponibili forniscono un risultato chiaro e riproducibile: in tutti gli studi in cui l'alimentazione è stata controllata in modo rigoroso, la dieta Zona si è dimostrata superiore per numerosi aspetti come il controllo dell'insulina, della glicemia e dei lipidi ematici, nonché la soppressione dell'appetito, la perdita di grasso corporeo e, soprattutto, il parametro più importante di tutti, vale a dire la riduzione dell'infiammazione silente.

L'effetto cruciale è proprio l'ultimo della lista. Nel 2004, la Harvard Medical School scoprì che per attenuare l'infiammazione silente la dieta Zona è *nove volte* più efficace della piramide USDA, il regime alimentare raccomandato da tutti. Inoltre, nel 2006 ho pubblicato una mia ricerca che dimostrava che la dieta Atkins *raddoppia* l'intensità della sindrome del grasso tossico, mentre la dieta Zona la allevia. Se mai ci fosse una ragione per *non* adottare la dieta Atkins, ebbene, questa sarebbe proprio l'aggravamento della sindrome del grasso tossico.

La *Tabella 8.3* elenca alcuni degli studi condotti su diete rigorosamente controllate che attestano gli altri effetti benefici offerti dalla dieta Zona. Ma la sua vera convalida è avvenuta nel 2005, quando il Joslin Diabetes Research Center della Harvard Medical School annunciò le sue nuovissime linee guida alimentari per la cura dell'obesità, del diabete latente e del diabete di tipo II.

Quali erano le loro nuove raccomandazioni dietetiche? In sostanza, coincidevano con quelle della Zona.

Parametro	**Studio**
Controllo dell'insulina	Dumesnil *et al.* (2001); Layman *et al.* (2003); Pereira *et al.* (2004)
Controllo dei lipidi ematici	Wolfe *et al.* (1999); Dumesnil *et al.* (2001); Layman *et al.* (2003); Fontani *et al.* (2005); Johnston *et al.* (2006)
Controllo del glucosio ematico	Layman *et al.* (2003); Nuttall *et al.* (2003); Gannon *et al.* (2003)
Perdita di grasso corporeo	Skov *et al.* (1999); Layman *et al.* (2003); Fontani *et al.* (2005); Ebbeling *et al.* (2007)
Controllo dell'appetito	Ludwig *et al.* (1999); Agus *et al.* (2000)
Controllo dell'infiammazione	Pereira *et al.* (2004); Johnson *et al.* (2006)

Tabella 8.3 - Studi sui benefici della dieta Zona.

A chi è più adatta la dieta Zona?

Ovviamente non siamo tutti geneticamente identici e forse per questa semplice ragione è così diffusa la convinzione che la dieta Zona non possa essere il programma dietetico ottimale per tutti. C'è qualcosa di vero in questa credenza? Stabilire chi può trarre i massimi benefici dall'adozione della dieta Zona non è affatto difficile, perché basta consultare gli studi pubblicati sull'argomento.

- *Chi è affetto da malattie infiammatorie*. Essendone state dimostrate dalla Harvard Medical School le proprietà antinfiammatorie, la dieta Zona dovrebbe essere la scelta privilegiata di chiunque soffra di una patologia cronica con una componente infiammatoria. Tra questi, sono compresi i soggetti con malattie cardiovascolari, neoplasie, morbo di Alzheimer e molte altre gravi infermità.
- *Chi desidera ridurre l'infiammazione silente*. Come ho già detto in precedenza, ricerche condotte in condizioni rigorosamente controllate hanno dimostrato che la dieta Zona è *nove volte* più efficace della piramide alimentare USDA per ridurre l'infiammazione silente. Analogamente, è dimostrato che la dieta Atkins può raddoppiare l'infiammazione silente nel giro di appena sei settimane. Ecco perché, se siete interessati a ridurre l'infiammazione silente, la dieta Zona è quella che fa per voi.
- *Chi ha il diabete o è intollerante al glucosio*. Essendone stata dimostrata l'efficacia per tenere sotto controllo nel lungo periodo i livelli del glucosio nel sangue, la dieta Zona può giovare a chi ha il diabete di tipo II o soffre di diabete latente.
- *Atleti e persone attive con peso normale*. Poiché le persone attive con peso normale migliorano le proprie prestazioni fisiche più con la dieta Zona che con quella standard consigliata agli atleti, essa dovrebbe essere adottata da chiunque faccia molta attività fisica senza porsi l'obiettivo di dimagrire.
- *Soggetti in sovrappeso e obesi con un'elevata risposta all'insulina*. L'Harvard Medical School ha dimostrato che le persone in so-

vrappeso o obese con un'intensa secrezione iniziale d'insulina in risposta al cibo (cioè coloro che rilasciano molta insulina immediatamente dopo aver mangiato) perdono molto più peso con la dieta Zona che non, a parità di contenuto calorico, con una dieta povera di grassi e ricca di carboidrati. Il dato è importante, perché le persone in sovrappeso o obese sono, nella maggior parte dei casi, resistenti all'insulina e, pertanto, il loro organismo è costretto a produrre più insulina dopo ogni pasto per far calare i livelli zuccherini nel sangue.

Sulla base dei dati pubblicati, se non avete una malattia cronica, non v'importa di ridurre l'infiammazione silente, non avete problemi di glicemia, non fate molto esercizio fisico e non avete un'elevata risposta insulinica subito dopo i pasti, è probabile che per perdere peso qualsiasi altra dieta funzioni più o meno come la Zona. Ma perché correre inutili rischi?

Sintesi conclusiva

Il principale strumento a vostra disposizione per far regredire la sindrome del grasso tossico è la dieta Zona, perché consente di *ridurre i livelli di AA in ogni singola cellula del corpo*, attraverso il contenimento della messa in circolo dell'insulina e la limitazione dell'apporto di acidi grassi omega 6. Seguendo le prescrizioni di questa dieta perderete anche peso, perché vi sentirete più sazi e avrete meno fame. E se non siete affamati, troverete molto più facile dare un taglio all'apporto calorico. Ma se per bilanciare il vostro piatto a ogni pasto persino il metodo dell'occhio e della mano vi sembra ancora troppo complicato, nonostante gli straordinari benefici che la dieta Zona può offrire alla vostra salute, per bloccare la sindrome del grasso tossico vi resta ancora un'ultima opportunità, che descriverò nel prossimo capitolo.

9

L'olio di pesce: la seconda difesa nella lotta contro il grasso tossico

DOVENDO immaginare una pozione magica capace di far regredire la sindrome del grasso tossico, dovremmo attribuirle le seguenti proprietà:

- attenua gli effetti della sindrome del grasso tossico in meno di trenta giorni;
- può essere assunta per tutta la vita;
- non provoca effetti collaterali, salvo un miglioramento delle funzioni cerebrali;
- favorisce la rigenerazione cellulare a qualsiasi età.

Ecco un prodotto che alle società farmaceutiche farebbe sicuramente gola! Peccato che non sia una medicina, che non richieda ricetta e che mi ci siano voluti venticinque anni per svilupparlo. Questo straordinario «farmaco miracoloso» esiste davvero, ed è l'olio di pesce. Diversamente dalla dieta Zona, che richiede una certa attenzione ogni volta che vi cibate, l'integrazione dei vostri pasti con olio di pesce in dosi sufficienti ad avviare la remissione della sindrome del grasso tossico vi terrà impegnati soltanto una quindicina di secondi al giorno.

L'olio di pesce contiene EPA, un acido grasso omega 3. Pertanto, se avete difficoltà ad attenervi strettamente alle prescrizioni della Zona, avete almeno la possibilità di diluire le eccedenze di AA generate dalla «perfetta tempesta nutrizionale» aumentando la concentrazione di EPA in ciascuna cellula del corpo. Così facendo, diventa meno probabile che l'AA dia origine a eicosanoidi proinfiammatori. Il grado di diluizione raggiunto è valutabile attraverso la misura del rapporto AA/EPA.

I concentrati di EPA-DHA somministrati a dosi elevate: una soluzione potenzialmente migliore

All'inizio degli anni Novanta, quando compresi quanto fosse importante controllare l'insulina, sviluppai un programma dietetico divenuto poi noto con il nome di «dieta Zona»; esso aveva anche la capacità di modulare questo fondamentale ormone. La nascita della dieta Zona fu il risultato del mio sforzo diretto a controllare la formazione dell'indesiderato AA. Tenendo a freno l'insulina con la dieta, riuscivo a inibire l'attività dell'enzima delta-5-desaturasi con molta più efficacia di quando tentavo di farlo con il solo EPA, minimizzando così la conversione del DGLA in AA.

Comunque, anche applicando rigidamente i principi della dieta Zona, dovevo impegnarmi a determinare, caso per caso, la giusta dose di olio di pesce della qualità allora disponibile sul mercato. Sfortunatamente, infatti, anche il migliore olio di pesce con cui dovevo lavorare a quei tempi aveva molti difetti, non essendo molto ricco di EPA e contenendo anche numerosi inquinanti, come mercurio, PCB e diossine. Non era neppure pensabile adoperarlo a dosi più elevate di quelle a cui già mi ero spinto.

Così mi sentii galvanizzato, quando, intorno all'anno 2000, venne sviluppata la prima generazione di preparati fortemente concentrati contenenti elevati livelli di EPA. Come spiegherò nell'Appendice E, questi nuovi prodotti erano, in sostanza, olio di pesce di qualità superiore, molto più potente e molto più puro. Forse ora potevo provare a somministrare questi concentrati di EPA-DHA (acido docosaesaenoico) in dosi sufficienti a bloccare la formazione di un'eccedenza di AA, riuscendo così a curare l'infiammazione silente.

A quei tempi stavo anche effettuando molti esami del sangue per misurare con precisione le concentrazioni degli acidi grassi nella circolazione sanguigna. Sapevo che, se fossi riuscito a ridurre il rapporto AA/EPA nel sangue, avrei avuto in mano la chiave di accesso alla cura della sindrome del grasso tossico, oltre a una precisa indicazione della dose ideale di questi concentrati di nuova generazione. Queste considerazioni mi portarono ad addentrarmi nel mondo dei concentrati di EPA e di DHA ad alto dosaggio.

Tutti gli esperti di olio di pesce che contattai per raccogliere opinioni sull'uso di dosi massicce di questi nuovi concentrati, all'inizio mi misero in guardia: se avessi somministrato i quantitativi che avevo in mente, pur disponendo di un esame del sangue che mi consentiva di controllare gli effetti del dosaggio, i miei pazienti sarebbero stati colpiti da emorragie inarrestabili e letali, il loro sistema immunitario si sarebbe bloccato o sarebbero comparse altre reazioni altrettanto perniciose. (Naturalmente, quei ricercatori erano anche molto interessati a verificare se la mia idea potesse funzionare, a patto che tutta la responsabilità di un eventuale fiasco ricadesse sulle mie spalle!) Mi resi conto che mi serviva un'indicazione clinica precisa: quali dosi di questi nuovi concentrati di EPA-DHA potevo somministrare in tutta sicurezza, con la certezza cioè di non provocare neanche una delle apocalittiche conseguenze previste dagli esperti?

Persino alla fine degli anni Novanta, di studi pubblicati sull'argomento ce n'erano pochi. In sostanza, un ricercatore doveva tirare a indovinare sulla base di pure congetture. A me quel sistema non garbava per nulla e, quindi, decisi di percorrere la strada opposta: invece di fidarmi di ipotesi un po' campate in aria, avrei stabilito quale fosse il rapporto AA/EPA della popolazione più sana sulla faccia della Terra, per somministrare poi ai miei pazienti una dose dei nuovi concentrati di EPA-DHA sufficiente a far raggiungere loro quello stesso valore. La popolazione più longeva e con il più lungo periodo di buona salute, oltre che con la minima incidenza di cardiopatie e depressione, era quella giapponese, che mi sembrò quindi un'ottima candidata per stabilire l'equilibrio ematico ideale tra AA ed EPA. Scoprii così che tra i giapponesi il rapporto medio AA/EPA si colloca tra 1,5 e 3.

È un fatto assodato che il trattamento con dosi elevate di concentrati di EPA-DHA sia estremamente efficace per la salute. L'esempio migliore lo ha offerto l'incidente minerario avvenuto all'inizio del 2006 a Sago, in West Virginia, quando tredici minatori rimasero bloccati nel sottosuolo per quarantun ore, immersi in un'atmosfera satura di monossido di carbonio. Quando infine i soccorritori riuscirono a raggiungerli, soltanto uno dei tredici sventurati dava ancora deboli segni di vita. Randall McCloy fu riportato in superficie, dove i medici gli riscontrarono gravi danni a tutti gli organi vitali, compresi cervello, cuore, fegato e reni. In pratica la sua vita era appesa a un filo e, quand'anche fosse sopravvissuto, la prognosi non lasciava molte speranze: probabilmente la sua sarebbe stata una vita puramente vegetativa.

Una settimana dopo il salvataggio, il suo neurochirurgo, Julian Bailes, mi telefonò. Voleva provare a utilizzare con Randall l'integrazione con acidi grassi omega 3, ma non aveva idea di quanto somministrarne. Gli dissi che probabilmente avrebbe dovuto cominciare con circa 15 grammi di EPA e DHA provenienti dai nuovi prodotti superconcentrati. «Stai scherzando?» fu la sua prima reazione. Dopo avergli assicurato che con dosi simili a quella non avevo mai avuto problemi con i miei pazienti, mi affrettai a spedire per via aerea al suo ospedale diverse bottiglie di olio concentrato. Per i due mesi seguenti, Randall ricevette 15 grammi di EPA e DHA al giorno attraverso il tubo di alimentazione. Trattandosi di un caso molto grave, ogni settimana controllavamo il rapporto AA/EPA nel suo sangue: tale rapporto non scese mai al di sotto di 3.

Trascorsi due mesi Randall uscì dal coma e, dopo altri due mesi durante i quali aveva continuato a ricevere la medesima dose giornaliera di EPA e DHA, lasciò l'ospedale con tutti gli organi normalmente funzionanti. Giunto a casa pronunciò un breve discorso, degno di un politico. Le riviste mediche scrissero che la sua guarigione era stata un «miracolo», ma l'unico vero prodigio di tutta la vicenda fu che Julian Bailes si era fidato delle mie indicazioni sulle quantità di EPA e DHA necessarie a ridurre la forte infiammazione che l'avvelenamento da monossido di carbonio aveva disseminato nel corpo di Randall.

Nella primavera del 2007, Randall e sua moglie hanno avuto un bambino pieno di salute. Un buon segno che tutto continua ad andare nel verso giusto.

Dato che non mi risultava che i sudditi del Sol Levante soffrissero di inarrestabili emorragie (anche se prendevano aspirine), né fossero facili vittime delle malattie infettive, mi convinsi che se avessi mantenuto il rapporto AA/EPA al di sopra di 1,5 non avrei rischiato di provocare nulla di irreparabile. Essendo ora in grado di misurare il rapporto AA/EPA, non mi sarebbe stato difficile determinare il dosaggio ideale.

Quello che davvero mi colse di sorpresa furono le enormi quantità di questi nuovi concentrati di EPA-DHA che si rivelarono necessarie per portare i valori ematici dell'americano medio a livelli almeno prossimi a quelli dei giapponesi. Prima della fine del 2002, avevo completato con questi prodotti un ciclo di ricerche sufficientemente esteso da consentirmi di pubblicarne i primi risultati nel mio libro *La Zona Omega 3 Rx*.

L'arma vincente fu la dieta Zona, grazie alla sua capacità di controllare i livelli di acido arachidonico. Quanto più rigorosamente il soggetto la seguiva, tanto minore era la quantità di concentrato purissimo di EPA-DHA richiesta per riportare il suo rapporto AA/EPA a un livello simile a quello dei giapponesi. Naturalmente valeva anche il contrario: quanto più se ne discostava, tanto più cresceva la quantità di concentrato da somministrare per ridurre l'infiammazione silente.

Quanto ve ne serve?

Questa è sempre stata la domanda cruciale, ma ora è diventato finalmente possibile dare una risposta un po' più precisa sulla quantità di concentrati di EPA-DHA a distillazione multipla necessaria a ridurre l'infiammazione silente ai livelli tipici della popolazione giapponese, utilizzando il rapporto AA/EPA come affidabile indicatore clinico. Fin dall'inizio, mi resi conto che la dose di prodotto richiesta per combattere con efficacia l'infiammazione silente non aveva relazione alcuna con età, peso o sesso del paziente: il quantitativo dipendeva soltanto dall'intensità dell'infiammazione silente in atto e dall'organo che ne era stato colpito. Dopo aver effettuato migliaia di esami del sangue, sono ora in grado di fornire una stima approssimativa della dose di EPA e DHA da assumere ogni giorno per mantenere sotto controllo l'infiammazione silente e incominciare ad alleviare gli effetti clinici della sindrome del grasso tossico (*Tabella 9.1*).

Se avete un peso normale e nessuna infiammazione in atto (secondo i dati in mio possesso sugli esami del sangue negli Stati Uniti, soltanto una piccola percentuale di americani rientra in questa categoria), per ridurre l'infiammazione silente al livello di quella dei giapponesi dovrebbero bastarvi circa 2,5 grammi di EPA e DHA, cioè una dose più o meno corrispondente a quella che i vostri nonni somministravano ai vostri genitori quando li costringevano a ingurgitare, ogni mattina prima di andare a scuola, un cucchiaio di olio di fegato di merluzzo (il prodotto alimentare forse più disgustoso che esista).

Se, invece, siete in sovrappeso o obesi, i livelli di AA depositato nel vostro tessuto adiposo sono già alti e, di conseguenza, per ridurre l'infiammazione in quell'area devono salire le vostre dosi dei due acidi grassi omega 3. Tenete presente che quando iniziate un qualsiasi programma di restrizione calorica, a mano a mano che perdete peso rilasciate direttamente nella circolazione sanguigna l'AA trattenu-

Condizione clinica	**Dose richiesta (grammi di EPA e DHA al giorno)**
Assenza di malattie croniche	2,5
Sovrappeso, obesità, diabete di tipo II o cardiopatie, o prima di iniziare un programma di dimagrimento di qualsiasi genere	5
Dolori cronici	7,5
Disfunzioni neurologiche	10

Tabella 9.1 - Stima della dose di EPA e DHA richiesta in varie condizioni cliniche.

to nelle cellule adipose. L'aggiunta alla dieta di quantitativi sufficienti di olio di pesce contribuisce a limitare gli effetti negativi di questo transitorio aumento della presenza di grasso tossico nel sangue. Se, infine, soffrite di malattie di una certa gravità (diabete di tipo II o sintomi di malattie cardiovascolari) o siete stati esposti da lungo tempo alla sindrome del grasso tossico, avrete anche voi bisogno di una quantità maggiore di EPA e di DHA, ma, nel vostro caso, su base permanente.

Se avete dolori cronici (infiammazione «manifesta»), allora la dose di EPA e DHA dovrà essere ancora più consistente (circa 7,5 grammi al giorno). Infine, se avete una malattia neurologica (depressione, disturbi da deficit dell'attenzione, sclerosi multipla, morbo di Alzheimer eccetera) siate pronti ad assumere più di 10 grammi al giorno di EPA e DHA.

Come fate a sapere se l'olio di pesce che state prendendo è esente da inquinanti?

La grande maggioranza degli oli di pesce presenti oggi sul mercato è ricavata da pesci di piccole dimensioni, come sardine e acciughe. Ciò nonostante, l'olio di pesce non purificato è ugualmente contaminato da molte tossine di produzione umana. Il sistema più semplice per stabilire se l'olio di pesce che state usando è ragionevolmente esente da questi inquinanti artificiali consiste nel valutarne odore e sapore. Nel corso dell'evoluzione, gli esseri umani hanno affinato gusto e odorato proprio per poter identificare gli alimenti che è bene evitare di mangiare. Un chiaro indizio d'insufficiente purificazione è un pronunciato sapore o odore di pesce, dovuto in gran parte alla presenza di sostanze chimiche di decomposizione degli acidi grassi, chiamate aldeidi, potenzialmente dannose per il DNA.
Se desiderate maggiori indicazioni, consultate su Internet il sito www.ifosprogram.com, gestito dall'università di Guelph, in Canada. Il programma IFOS (International Fish Oil Standard) si avvale degli strumenti analitici più sofisticati per valutare la purezza degli oli di pesce. Per essere certi che siano puri, potenti e pronti a esercitare la loro azione con la massima efficacia, scegliete tra i prodotti classificati con cinque stelle («5 Star Rating Reports»).

Leggendo queste mie indicazioni, credo che la vostra prima reazione sarà di pensare che sono quantità molto elevate. D'altra parte, dosi così massicce riflettono la gravità della sindrome del grasso tossico che ha colpito gli americani a causa della «perfetta tempesta nutrizionale», e spiegano anche come mai dovete usare concentrati di EPA-DHA molto purificati, dato che probabilmente, per tenere sempre sotto controllo l'infiammazione silente, dovrete mantenere la cura a quei livelli per tutta la vita.

Desidero mostrarvi, con un esempio, perché potreste aver bisogno di assumere dosi elevate di concentrati di EPA e DHA per tutta la vita. Nel 2007 ho pubblicato uno studio sul trattamento con dosi elevate di concentrati di EPA e DHA di bambini affetti da disturbi da deficit dell'attenzione e iperattività (ADHD). Com'è noto da tempo, in questi bambini (già in cura con dosi ottimali dei farmaci normalmente impiegati per trattare l'ADHD) il rapporto ematico AA/EPA è molto elevato. Nel nostro esperimento, durato otto settimane, incominciammo la cura con 15 grammi di EPA e DHA al giorno e poi verificammo i valori ematici dei piccoli pazienti dopo quattro e otto settimane di trattamento. Il rapporto medio AA/EPA misurato al termine dello studio era calato nettamente, ma anche con dosi così sostenute non aveva toccato livelli pericolosamente bassi, stabilizzandosi comunque intorno a 2,5. (La dose somministrata ai bambini in questo esperimento era uguale a quella impiegata per curare Randall McCloy, il sopravvissuto all'incidente della miniera di Sago, e anche nel suo caso il rapporto AA/EPA non scese mai al di sotto di 3.) Questa notevole riduzione del rapporto AA/EPA coincise con uno stupefacente cambiamento nel comportamento dei bambini, secondo la valutazione del loro psichiatra. Quanto ci volle per osservare qualche miglioramento comportamentale? Circa quattro settimane. Quanto tempo passò prima che i benefici scomparissero, dopo aver interrotto la cura con olio di pesce? Circa quattro settimane. Se ne deduce che per curare l'ADHD con efficacia è necessario assumere dosi elevate di EPA e DHA per molto tempo.

Come assumere l'olio di pesce

Una volta presa la decisione di acquistare olio di pesce in quantità sufficiente a produrre un effetto terapeutico, la domanda che sorge subito dopo è come assumerlo. Se la dose che vi serve non è elevata (per esempio, 2,5 grammi di EPA e DHA al giorno), allora potete tranquillamente decidere di prendere 4 capsule da un grammo di un concentrato di EPA-DHA molto puro. Se, invece, avete bisogno di una quantità maggiore di EPA e di DHA dovreste prendere in considerazione l'olio di pesce liquido, dato che, per mia esperienza, i più trovano sgradevole dover inghiottire più di 4 capsule al giorno, quale che ne sia il contenuto. Se decidete di utilizzare l'olio di pesce liquido tenetelo sempre nel congelatore, per prevenirne l'ossidazione e migliorarne il sapore.

Uno degli espedienti più conosciuti per rendere meno sgradevole l'assunzione di olio di pesce liquido è il seguente: prima di ingerirlo, succhiate per qualche secondo uno spicchio di limone o di arancia. L'acidità del frutto (specialmente se è un limone) smorza la sensibilità dei recettori del gusto, impedendovi di avvertire pienamente il sapore dell'olio di pesce.

Il momento migliore per prendere l'olio di pesce è alla fine dei pasti, quando è più rapidamente digerito e assorbito. Per mia esperienza, prendendolo subito dopo cena riuscirete anche a tenere a freno la voglia di sgranocchiare qualcosa che spesso si fa viva a tarda sera, perché l'EPA contenuto nell'olio di pesce tende a inibire per le quattro-sei ore seguenti la formazione del legame degli endocannabinoidi con i loro recettori cerebrali.

Sintesi conclusiva

Dato il gran numero di prodotti offerti dal mercato, è possibile che nel momento di scegliere l'olio di pesce da utilizzare rimaniate disorientati e confusi. Per giunta, la dose terapeutica non dipende da età, peso o sesso, ma dall'intensità dell'infiammazione silente e dall'organo in cui essa si sta sviluppando e ciò significa, per molti di voi, che le quantità dovranno essere molto elevate.

È importante che scegliate olio di pesce concentrato e raffinato, con un contenuto di oltre il 60% fra EPA e DHA, in un rapporto di 2 a 1 fra il primo e il secondo acido grasso omega 3. È bene, anche, che esso abbia ottenuto il massimo punteggio dell'IFOS, l'ente indipendente che, come si è detto, valuta la qualità degli oli di pesce.

Come premio finale dei vostri sforzi acquisirete il controllo a vita dell'infiammazione silente e, insieme, otterrete il potenziamento delle risposte antinfiammatorie interne del corpo, indispensabili per vivere più a lungo e meglio.

10
Tiriamo le fila

NEGLI ultimi due capitoli vi ho fornito tutti gli strumenti dietetici necessari per invertire l'evoluzione della sindrome del grasso tossico e per combattere l'infiammazione silente per tutta la vita. Ora dobbiamo soltanto tirare le fila del nostro discorso.

In sintesi, il vostro impegno dovrà essere quello di portare a buon fine in perfetta coordinazione e in contemporanea tre compiti piuttosto complessi:

1. limitare l'apporto calorico, agendo sull'equilibrio nel cervello tra fame e sazietà;
2. ridurre la concentrazione dell'insulina nel sangue, tenendo sotto controllo il bilanciamento fra apporto proteico e carico glicemico dei pasti;
3. ridurre la formazione di AA, diminuendo il consumo di acidi grassi omega 6 e aumentando quello di acidi grassi omega 3 a catena lunga, come EPA e DHA.

Sembra complicato e, in effetti, quelli che si verificano nel nostro organismo *sono* fenomeni complessi; ma, in realtà, non dovrete far altro che seguire le prescrizioni della dieta Zona e assumere con regolarità adeguate dosi di olio di pesce. Facendo queste due cose, riuscirete a sconfiggere la sindrome del grasso tossico e vi garantirete una vita più lunga e più sana.

La colpa è dei geni

Nessuno vuole diventare grasso o obeso, né, tanto meno, desidera sviluppare patologie cardiache, neoplasie maligne o il morbo di Alzheimer. I problemi sanitari che oggi abbiamo di fronte sono riconducibili a una pluralità di fattori, soprattutto legati alle interazioni negative di numerosi e svariati geni con il nostro attuale regime alimentare; tutto ciò fa sì che l'infiammazione silente sia mantenuta a valori perennemente elevati. I farmaci in grado di modificare l'espressione dei nostri geni (cioè attivarne o disattivarne alcuni per produrre un particolare effetto) sono sorprendentemente pochi, mentre un buon numero di componenti alimentari lo può fare con relativa facilità. La ragione è semplice: il cibo ha sempre accompagnato l'evoluzione genetica. I vostri geni non li potete cambiare; ma quello che potete fare è modificarne l'espressione e migliorare la vostra salute semplicemente mangiando con intelligenza. (Per esempio, se riuscite a «spegnere» il gene responsabile dell'infiammazione, ne avrete modificato l'espressione a tutto vantaggio della vostra salute.) Considerate i cibi che mangiate come fossero medicine, da prendere alle dosi corrette e nei tempi giusti (con un sapore, però, molto più gradevole!).

La convergenza di genomica e nutrizione

Ai nostri giorni, il sistema sanitario statunitense – e non solo quello – è in crisi permanente; la ragione principale è una sola: tra i nostri geni e ciò che mangiamo si è interrotta la connessione sempre mantenuta in passato. Dal punto di vista della spesa pubblica, si possono attendere effetti molto preoccupanti, se non addirittura devastanti: a produrli sarà l'ondata di individui appartenenti a una generazione – quella del boom delle nascite – affetta da crescenti problemi sanitari.

Perché non si sono concretizzate le speranze alimentate dai farmaci (e tanto meno le promesse fatte dai produttori di integratori alimentari)? La risposta è sia semplice sia complessa, perché è una questione di geni. I medicinali si basano su una formula precisa che assegna a ciascuna malattia il suo farmaco specifico; un approccio perfetto in caso di infezioni batteriche, ma disadatto a malattie, come obesità, diabete, cancro, cardiopatie e morbo di Alzheimer, provocate dalla sindrome del grasso tossico che diffonde l'infiammazione silente in tutti gli organi del corpo. Queste infermità nascono dall'interazione della nostra dieta di oggi, fortemente infiammatoria, con una molteplicità di geni, in particolare con quelli che scatenano l'infiammazione.

Grazie a recenti progressi nel campo della biologia molecolare, oggi sappiamo qualcosa in più sul rapporto tra il cibo che mangiamo e l'espressione genetica dei nostri geni infiammatori. In sintesi, questa nuova branca della scienza, chiamata «nutrigenomica» (si veda in proposito l'Appendice G), studia l'uso corretto della dieta come farmaco «miracoloso» per combattere l'infiammazione silente per tutta la vita.

In termini semplici, la dieta Zona può disattivare i geni che favoriscono lo sviluppo dell'infiammazione silente. È un'affermazione con implicazioni molto rilevanti e, a mano a mano che se ne comprenderanno le conseguenze, la nutrizione è destinata a salire rapidamente di grado nella gerarchia degli interventi sanitari.

Per molti versi, gli odierni problemi sanitari (obesità e malattie croniche) che dagli Stati Uniti si stanno propagando in tutto il mondo, possono essere visti come l'effetto di una incompatibilità tra i nostri geni e il regime alimentare proinfiammatorio cui essi vengono esposti. Da questa disarmonia discende la crescita dell'infiammazione silente, con il conseguente sviluppo della sindrome del grasso tossico e la comparsa dei suoi esiti dannosi: più obesità, più malattie croniche in età giovanile e invecchiamento precoce. Se non abbiamo il potere di cambiare i nostri geni, possiamo però modificarne l'espressione adottando la dieta Zona. Ecco perché dovete considerare questa dieta come un vero e proprio stile di vita (questo, come ricorderete, è esattamente il significato etimologico della parola *dieta*) capace di modificare l'espressione dei vostri geni, in particolare di quelli responsabili dell'infiammazione silente. Per ottenere il massimo dai vostri geni, dovrete rimanerle fedeli per tutta la vita.

Le risposte suscitate dalla dieta possono attivare la parte più primitiva del nostro sistema immunitario, le fondamenta stesse del nostro sistema di difesa immunologica, il cosiddetto «sistema immunitario innato». Molti dei componenti del sistema immunitario innato delle piante (e anche dei moscerini della frutta) sono identici a quelli dell'uomo. Soltanto di recente, grazie alla disponibilità di nuovi strumenti di biologia molecolare, siamo giunti a renderci conto dell'enorme complessità di questo sistema, in precedenza considerato primitivo. Se questa parte del vostro sistema immunitario è attivata da uno degli alimenti che mangiate, la vostra risposta infiammatoria resta costantemente accesa con conseguenze molto gravi, in quanto svilupperete più malattie croniche in età precoce e invecchierete prima del tempo. In sintesi, l'intensità dell'infiammazione silente è influenzata dal cibo che mangiate e dalle interazioni tra i vari componenti della dieta e il vostro sistema immunitario innato (si veda l'Appendice G per una discussione più approfondita). Ma, d'altra parte, ciò significa anche che è possibile acquisire la capacità di modulare il sistema immunitario innato semplicemente seguendo le indicazioni della piramide del benessere della Zona.

La piramide del benessere della Zona

La nutrizione è sempre stata giudicata il «parente povero» della farmacologia (almeno negli ultimi settant'anni). Chi era autorizzato a prescrivere farmaci era considerato padrone dell'universo, mentre le scelte alimentari erano ritenute ininfluenti, se si prendevano gli opportuni medicinali. Il risultato di questa mentalità, oggi davanti agli occhi di tutti, è un sistema sanitario ormai al collasso: la spesa sanitaria americana è la più alta del mondo, a fronte, oltretutto, di un servizio non certo esemplare. Come mai? Perché, io credo, abbiamo dato troppa poca importanza alla chiave di volta della nostra salute: ciò che mangiamo.

Pensate alla dieta come alle fondamenta del controllo dell'infiammazione silente, una facoltà che si traduce nel miglioramento del benessere. È come la costruzione di una casa: potete erigerla su fondamenta di cemento o sulla sabbia. Quale delle due durerà di più? Lo stesso vale per l'organismo: qualunque sforzo facciate per mantenervi in buona salute – attività fisica, medicinali (terapia di sostituzione ormonale compresa), integratori alimentari e persino meditazione – non otterrete alcun frutto se prima non vi dotate di una solida base dietetica su cui poggiare il vostro edificio.

Se le vostre basi alimentari non sono solide, anche prendendo medicine costosissime o abbracciando con il massimo rigore un nuovo stile di vita non riuscirete mai a ottenere dai vostri sforzi il risultato sperato. Quante volte vi è capitato di sentir dire da un medico: «Questo farmaco avrebbe dovuto fare effetto. Oh, be', proviamone un altro» o avete incontrato un amico che ogni giorno fa ginnastica per ore e non perde neppure mezzo chilo? Tutti i benefici potenziali del medicinale o dell'attività fisica vengono compromessi da una base dietetica che è inadeguata e che aggrava l'infiammazione silente, obbligandovi a nuotare costantemente contro corrente per conservare la salute.

La situazione cambia radicalmente se vi munite di una base dietetica capace di combattere l'infiammazione silente, *disattivando* i geni infiammatori e contemporaneamente *attivando* quelli antinfiammatori. Allora comincerete a cogliere con continuità risultati eccellenti con il minimo sforzo: è la ricompensa che riceverete impegnandovi a edificare il vostro benessere sulle fondamenta di una dieta antinfiammatoria, come indica chiaramente la piramide del benessere della Zona (*Figura 10.1*).

La dieta Zona: le fondamenta del benessere

Il primo e più importante livello della piramide del benessere della Zona è formato dalla dieta Zona. Il valore di questa dieta sta nella sua capacità di ridurre la concentrazione di AA nell'organismo, avviando, così, la recessione della sindrome del grasso tossico.

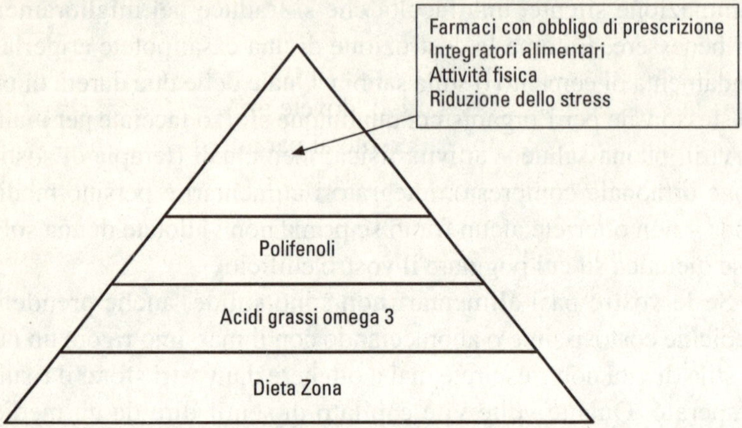

Figura 10.1 - La piramide del benessere della Zona.

Obiettivo della dieta Zona è assicurare il bilanciamento degli ormoni (insulina, glucagone ed eicosanoidi) che influenzano la risposta infiammatoria dell'organismo. Se questa è troppo debole, infatti, diventa difficile respingere gli attacchi dei microrganismi invasori o riparare le ferite; se, al contrario, è troppo intensa, l'infiammazione prende ad aggredire le cellule stesse dell'organismo. In sostanza, anche le risposte infiammatorie vanno mantenute in una zona terapeutica.

La dieta Zona è uno stile di vita mirato a ridurre, se non a invertire, le conseguenze della sindrome del grasso tossico. Sebbene costituisca anche un sistema per «rimettere rapidamente le cose a posto», visto che i primi benefici sono già avvertibili dopo soli tre giorni di applicazione, in realtà si tratta di un approccio clinicamente convalidato per tenere sotto controllo l'infiammazione silente vita natural durante.

Ciò significa anche che dovrete agire con un po' di discernimento, perché l'equilibrio dei vostri ormoni è buono soltanto come il vostro ultimo pasto e continuerà a esserlo soltanto come il prossimo. Controllare la sindrome del grasso tossico, in sintesi, vuol dire mantenere gli ormoni in una zona, o in un intervallo di valori, che assicuri l'equilibrio degli eicosanoidi buoni e cattivi per tutta la giornata. Per poter raggiungere questo obiettivo, dovete impegnarvi a rendere ogni vostro pasto il più possibile aderente ai parametri della Zona: un terzo di proteine magre, due terzi di carboidrati colorati (sceglietе soprattutto verdure, limitate la frutta e utilizzate amidi e cerali come fossero condimenti) e un goccio di grassi monoinsaturi, scelti tra quelli salutari per il cuore (olio di oliva, mandorle a scaglie e anche avocado).

Gli acidi grassi omega 3: il vostro salvagente contro l'infiammazione silente

Il secondo livello della piramide del benessere della Zona è formato dagli acidi grassi omega 3 ricchi di EPA e DHA, da consumare in quantità adeguate. Questi composti sono anch'essi potenti inibitori di vari stadi di attivazione delle nostre più primitive risposte infiammatorie. Gli acidi grassi omega 3 non producono un calo dell'AA paragonabile a quello indotto dalla dieta Zona, tuttavia, con l'aumento della quantità di EPA in circolazione, diventa meno probabile che dalla membrana cellulare venga prelevato AA per essere trasformato in eicosanoidi proinfiammatori. Potete considerarlo come un ulteriore rafforzamento delle vostre difese contro l'infiammazione silente. Ma questi acidi grassi offrono anche altri benefici, oltre a quello di diluire l'eccedenza di AA: modificano la fluidità della membrana, modulano i canali ionici che attraversano la membrana e influenzano l'espressione dei geni.

A proposito degli acidi grassi omega 3, vorrei sottolineare ancora una volta l'aggettivo *sufficienti*. Come ho già indicato nel capitolo precedente, la maggior parte degli occidentali dovrà assumere dosi di EPA e DHA piuttosto consistenti, per assicurarsi i benefici previsti dal trattamento. Il che conferma soltanto quanto sia grave l'infiammazione che li ha colpiti. La buona notizia è che bastano una quindicina di secondi al giorno per assumere la quantità di EPA e di DHA sufficiente a dare una svolta al vostro stato di salute.

I polifenoli: date colore alla vostra dieta

Il terzo livello della piramide del benessere della Zona è caratterizzato da un consumo adeguato di polifenoli alimentari, le sostanze che conferiscono i loro colori a frutta e verdura. A concentrazioni sufficientemente elevate, questi composti chimici contenuti nei vegetali sono dotati di buone proprietà antinfiammatorie e, oltre a ciò, possono anche attivare altri enzimi chiave per rallentare l'invecchiamento degli organi, in particolare del cervello (si veda l'Appendice G). Ecco perché la dieta Zona prescrive abbondanti dosi di frutta e verdura, cioè di carboidrati ricchi di polifenoli, e ciò spiega anche l'impiego moderato di cereali e amidi (ricordate: niente colore, niente polifenoli).

Prima del 1995, sui polifenoli era stato scritto pochissimo. Grazie ai progressi compiuti dalla biologia molecolare, oggi sappiamo che essi costituiscono uno dei pochi meccanismi di difesa antinfiammatori di cui sono dotati i vegetali per combattere le invasioni di microrganismi. I polifenoli conosciuti sono più di 8000 e, probabilmente, quelli ancora chimicamente non identificati sono almeno il triplo. Di fronte a un numero così grande, sembra ragionevole ipotizzare che nessun polifenolo, da solo, possa essere dotato di poteri magici, come molti dei produttori di alimenti per la salute vorrebbero farci credere.

Rispettando rigorosamente le prescrizioni della dieta Zona consumerete molta frutta e verdura – da 10 a 15 porzioni al giorno – introducendo così nel vostro organismo una buona dose di polifenoli antinfiammatori. Con una scelta variata di frutta e di verdure colorate vi assicurerete anche un vasto assortimento di polifenoli, moltiplicando l'efficacia della loro azione antinfiammatoria. Vi ricordate vostra nonna, quando vi imponeva di non lasciare la tavola prima di aver mangiato tutta la verdura che avevate nel piatto? Chi l'avrebbe mai detto, che fosse un'antesignana della biologia molecolare?

Tutto il resto che facciamo e acquistiamo

Il vertice della piramide del benessere della Zona è occupato da tutto ciò che ci hanno sempre indicato come la «vera» base del benessere. Sto parlando dei farmaci prescritti dal medico, degli integratori alimentari, dell'esercizio fisico e della riduzione dello stress: tutti questi prodotti o attività possono sicuramente giovare; tuttavia, in assenza di una solida base dietetica, il loro effetto sul vostro futuro benessere sarà molto più blando di quanto vi augurereste.

Quale che sia il vostro obiettivo – perdere peso, vivere più a lungo, ottenere migliori prestazioni fisiche e mentali – avrete maggiori probabilità di raggiungerlo se vi atterrete per tutta la vita alle indicazioni della piramide del benessere della Zona.

Meno di trenta giorni per avviare la remissione della sindrome del grasso tossico

A parlar chiaro, quasi tutti gli americani – e moltissime persone anche in altri Paesi – soffrono, chi più chi meno, della sindrome del grasso tossico. Se siete tra questi, non dovete tuttavia perdere le speranze perché, se lo volete, avete la possibilità di bloccare la malattia e invertirne il corso in meno di trenta giorni. Adottate la dieta Zona e imboccherete un percorso clinicamente convalidato per avviarne la regressione in tempi molto brevi. Questa è la buona notizia; ma ricordatevi che, per evitarne la ricomparsa, dovete impegnarvi a mantenere questo regime alimentare antinfiammatorio per tutto il resto della vostra vita.

Il tempo: il vostro nemico più insidioso

Sconfiggere la sindrome del grasso tossico non è difficile, se siete veramente disposti a trovare il tempo per farlo. E qui sta il problema principale, quello del tempo. Ben conoscendone i vincoli, piuttosto che imporvi un rigido programma dietetico che, probabilmente, non avreste la possibilità di seguire, giudico più produttivo offrirvi un ventaglio di differenti ricette dietetiche tra le quali scegliere quella più compatibile con il tempo che intendete dedicare al controllo dell'infiammazione silente per tutta la vita.

La ricetta dei quindici secondi

Questa è la ricetta della Zona che suscita il maggior interesse, perché quindici secondi al giorno è il massimo che di norma i più sono disposti a spendere per salvaguardare la propria salute. Se questo è anche il vostro tetto, allora in meno di quindici secondi potete assumere tutto il concentrato di EPA-DHA purissimo che vi serve, dopo di che non dovrete fare altro per il resto della giornata. Con quel semplice atto avrete diluito il grasso tossico, compiendo un notevole passo avanti nella riduzione dell'infiammazione silente, e in una trentina di giorni vi sentirete già molto meglio.

Se scegliete la ricetta dei quindici secondi, la dose di olio di pesce da assumere non dipende dall'età, dal peso o dal sesso, ma è determinata dall'intensità dell'infiammazione silente presente nel vostro organismo e dall'organo che ne è colpito, come ho già spiegato nel capitolo precedente.

Per rispettare le dosi di EPA e DHA da me raccomandate, dovrete prendere molto olio di pesce. Con i prodotti naturali, questo è un problema ricorrente: possono essere molto efficaci, ma, per avvertire benefici terapeutici, bisogna prenderne dosi massicce. Se ne assumete quantità insufficienti non otterrete alcun effetto positivo o, ben che vada, osserverete soltanto un lieve miglioramento.

C'è un secondo punto su cui vorrei attirare la vostra attenzione: le mie indicazioni sono espresse in grammi di EPA e DHA, non di olio di pesce. Molti non sanno o non si rendono conto che la maggior parte degli acidi grassi presenti in un comune integratore all'olio di pesce non sono né EPA né DHA, i quali, in quasi tutti gli oli commerciali, costituiscono soltanto una piccola percentuale del contenuto totale di grassi. Negli oli di pesce la percentuale di questi acidi grassi attivi può variare moltissimo, da un livello minimo del 15% (come nell'olio di fegato di merluzzo) fino a un massimo di oltre il 60% (come nei concentrati di EPA-DHA molto puri); nella maggior parte dei prodotti venduti nei negozi di alimenti naturali la percentuale oscilla intorno al 30%. Quanto più è bassa, tanto più olio di pesce dovete consumare per ricavarne un significativo effetto terapeutico.

Se vi prendete la briga di calcolare il prezzo di EPA e DHA per grammo di olio di pesce potreste rimanere sorpresi, perché molte volte troverete che alcuni dei prodotti più purificati sono meno costosi di quelli venduti al supermercato. Com'è possibile? L'olio meno puro è, in effetti, meno costoso, ma la capsula di gelatina che lo racchiude in molti casi annulla il divario di prezzo, potendo il suo costo essere anche dieci volte superiore a quello dell'olio che contiene. È un altro dei casi in cui il consumatore deve tenere gli occhi ben aperti. Aggiungendo il danno alla beffa, gli oli meno purificati sono anche quelli che provocano una serie di problemi – come eruttazioni, retrogusto di pesce e altri disturbi di origine gastrica – che rischiano di rendere improbabile l'adesione a lungo termine al programma.

La ricetta dei cinque minuti

Può darsi che chi riesce a gestire la ricetta dei quindici secondi sia disposto a provare quella dei cinque minuti. In questo caso, vi basta rimpiazzare un pasto al giorno con un sostituto del pasto in Zona, cioè con un preparato che contiene già il corretto rapporto tra proteine, carboidrati a basso indice glicemico e grassi (pensate alla regola 40-30-30). Tuttavia, occorre anche che il sostituto del pasto abbia un ottimo sapore, oltre che essere comodo, conveniente e facilmente trasportabile; ma l'essenziale è che spenga la fame per almeno quattro ore (meglio ancora per sei).

Per verificare l'efficacia di questo approccio, ho eseguito una serie di esperimenti con pazienti obesi che avevano pianificato un intervento chirurgico di bypass gastrico. Prima di affrontare il bisturi, offrii loro l'opportunità di provare a sostituire per trenta giorni tutti i loro pasti con sostituti del pasto in Zona abbinati ad alte dosi di concentrati di EPA-DHA (5 grammi di EPA e DHA al giorno). I risultati dei test sono riportati nella *Tabella 10.1*.

Benché avessero perso in media soltanto 4 chili di peso circa nell'arco di quattro settimane e dovessero ancora considerarsi gravemente obesi (IMC > 35), tutti i soggetti sottoposti al test erano molto soddisfatti sia per i cambiamenti avvenuti nella composizione del loro sangue, sia, soprattutto, perché si sentivano in gran forma. In sostanza, in trenta giorni avevano trasformato in «benigno» un «tumore adiposo potenzialmente maligno». Per rispettare il programma si erano dovuti impegnare complessivamente per circa quindici minuti al giorno (cinque minuti per ciascuno dei tre sostituti del pasto in Zona), più altri quindici secondi al giorno per assumere una dose terapeutica di EPA e DHA. I pazienti che seguirono questo programma dietetico ottennero i medesimi benefici clinici del bypass gastrico, evitando tutti i possibili effetti collaterali di un intervento chirurgico (tra cui anche la morte) e senza dover affrontare altre operazioni minori che, in caso di complicazioni, si rendono spesso necessarie dopo quella iniziale.

Parametro	Iniziale	Dopo 30 giorni	% di variazione
Peso (kg)	104	100	–4
IMC	37,7	36,1	–4
Colesterolo totale	203	177	–13
Trigliceridi	232	177	–22
TG/HDL	4,2	2,6	–38
AA/EPA	22	7	–69

Tabella 10.1 - Test con sostituti del pasto in Zona: variazioni dei parametri.

La ricetta dei trenta minuti

I sostituti del pasto non si prestano a essere utilizzati per tutta la vita e, pertanto, dovete anche valutare la possibilità di prepararvi da voi i pasti della Zona. Sfortunatamente, il tempo resta il vostro principale nemico e ci vuole tempo per procurarsi gli ingredienti, per prepararli e, infine, per cucinarli. D'altra parte, la maggior parte dei pasti descritti nel programma di 28 giorni che trovate in questo libro non richiede più di una mezz'ora di preparazione. Tra i molti altri miei libri che contengono numerose ricette della Zona segnalo in particolare *La Zona: la nuova alimentazione* e *Il bello della Zona*, scritto insieme a Daniela Morandi.

La ricetta delle tre ore

Rappresenta l'espressione completa di uno stile di vita antinfiammatorio, comprendendo anche l'esercizio fisico e la riduzione dello stress; ma, naturalmente, per seguirla bisogna disporre di ancora più tempo. Incominciate assumendo adeguate quantità di olio di pesce (quindici secondi del vostro tempo), poi preparatevi tre pasti della Zona, quindi aggiungete da 30 a 60 minuti di moderato esercizio fisico e, infine, accomodatevi su una sedia e cercate di non pensare a nulla (questo esercizio serve per ridurre lo stress). Tutti questi «medicinali» vanno presi per tutta la vita. Il programma di tre ore è la base per vivere in Zona, perché ciascuna di queste attività lavora in sinergia con le altre al controllo dell'infiammazione silente e vi consente, inoltre, di mantenere sempre il peso ideale. Non esiste alcun farmaco in grado di farlo, né da solo né in combinazione con altri, ma dieta e stile di vita hanno il potere di compiere il miracolo.

Sintesi conclusiva

Sebbene i meccanismi di controllo ormonale attivati nell'organismo dalla dieta Zona siano complessi, incorporarli nella vostra vita quotidiana non è affatto difficile. Non dovete far altro che scegliere il livello di impegno, in termini di tempo, che vi sentite di poter dedicare allo scopo. Se avete soltanto quindici secondi liberi al giorno, allora in quel poco tempo prendete più olio di pesce possibile. Se siete disposti a spendere cinque minuti al giorno per la vostra salute, prendete l'olio di pesce e sostituite un pasto con un preparato alimentare che, rispettando l'equilibrio tra proteine, carboidrati a basso indice glicemico e grassi, vi mantenga in Zona per un periodo di quattro-sei ore. Se potete dedicare alla vostra salute un'ora e mezzo al giorno, prendete l'olio di pesce e preparatevi da voi tre pasti della Zona. Per cogliere tutti i benefici della vita in Zona, dovreste prendere l'olio di pesce, prepararvi da voi i pasti della Zona, fare un moderato esercizio fisico e praticare la riduzione dello stress. Il programma completo vi porterà via circa tre ore del vostro tempo. È troppo? Dipende da quanta importanza assegnate al controllo dell'infiammazione silente per tutta la vita.

Sembra un programma a bassa tecnologia, ma non è così: ciò che succederà nel vostro corpo sarà altissima tecnologia, perché riuscirete a «spegnere» i geni infiammatori e contemporaneamente «accendere» quelli antinfiammatori. I farmaci non possono farlo, ma la dieta sì.

11
Gli ostacoli al vostro successo: come superarli

NESSUNO progetta deliberatamente di ingrassare. Malgrado sull'argomento circolino molte idee sbagliate, l'obesità resta una delle minacce più gravi per la sopravvivenza stessa dei sistemi sanitari nazionali, perché è uno dei primi indizi che segnalano la presenza in atto d'infiammazione silente nel tessuto adiposo. E non appena questa comincia a diffondersi nella circolazione sanguigna, compare la sindrome del grasso tossico. L'itinerario dietetico che dovrete seguire per bloccare e invertire lo sviluppo di questa pericolosa sindrome è ora chiaramente tracciato, ma sul vostro cammino incontrerete formidabili ostacoli, alcuni di origine tecnologica, altri biologica, altri ancora politica. Meglio li conoscete, più imparerete a evitarli, per fare del benessere il vostro compagno di viaggio per tutta la vita.

Di fronte a una crisi c'è sempre la tentazione di puntare il dito contro qualche presunto colpevole. Nel caso dell'obesità, sul banco degli imputati vengono fatti salire, di volta in volta, i fast food, la televisione, i videogiochi e via dicendo. Sono spiegazioni che forse trovano qualche fondamento negli Stati Uniti, ma non sono altrettanto convincenti per altri Paesi, come l'Italia, dove i bambini, che fino alla scorsa generazione erano i più magri d'Europa, sono diventati oggi i più grassi del continente. Né giustificano l'esplosione dell'obesità a livello mondiale: al giorno d'oggi, sul nostro pianeta ci sono più esseri umani in sovrappeso che denutriti.

Le forze motrici sottostanti che spiegano questo fenomeno sono molto più potenti di quanto siamo portati a credere.

La tecnologia

La causa principale di ogni cambiamento radicale del comportamento umano non è mai una persona, un gruppo e nemmeno un'associazione internazionale. La spinta decisiva proviene sempre dalla tecnologia e tanto l'epidemia di obesità quanto la sindrome del grasso tossico non sfuggono a questa regola generale. Per gran parte della sua storia, l'umanità ha dedicato alla produzione, al trasporto e alla preparazione del cibo una parte preponderante dei suoi sforzi, in termini sia di tempo, sia di costo. Oggi tutto è cambiato, come attesta, per esempio, il netto calo della spesa alimentare in percentuale al reddito individuale: gli americani, che dispongono del cibo meno costoso al mondo, spendono per alimentarsi soltanto il 10% circa del loro reddito; i giapponesi, invece, spendono il doppio. Inutile aggiungere che in Giappone le tipiche porzioni sono nettamente meno abbondanti di quelle americane.

La riduzione del costo del cibo in America è stata favorita da tre fattori tecnologici. Il primo sono stati gli straordinari progressi compiuti dal settore agroindustriale, che consentono oggi a un pugno di aziende di produrre enormi quantità di materie prime, in particolare carboidrati raffinati e oli vegetali. Il secondo è stato un sistema di trasporti assolutamente impareggiabile in quanto a capacità di trasferire con la massima efficienza gli alimenti dal sito produttivo fino alla cucina del consumatore. Ma il fattore più importante è il terzo: la disponibilità di un'avanzata tecnologia di trasformazione alimentare che ha consentito di produrre uno sbalorditivo assortimento di articoli alimentari con una elevata durata di conservazione, a partire da materie prime a basso costo come cereali e oli vegetali. Tutti questi elementi hanno contribuito a ridurre drasticamente il costo del cibo e, per gli alimenti destinati a essere cucinati, il tempo necessario alla preparazione.

Sessant'anni fa, alla fine della seconda guerra mondiale, la maggior parte del mondo era impegnata a scongiurare l'esplosione di una gravissima crisi alimentare. Tra i Paesi più industrializzati, soltanto gli Stati Uniti emersero dalla guerra praticamente indenni. In più, gli americani disponevano delle materie prime e della capacità industriale necessarie per avviare lo sviluppo del comparto oggi noto come settore agroindustriale. Grazie all'applicazione di sofisticate tecnologie e alla fusione di una miriade di aziende agricole a conduzione famigliare in conglomerati industriali di grandi dimensioni, in America si è sviluppata una capacità senza confronto di produrre materie prime per cibi trasformati e confezionati.

Questa evoluzione subì un'accelerazione quando vennero modificati i criteri per l'assegnazione dei sussidi governativi alle aziende agricole, come abbiamo visto in precedenza. I principali ingredienti alimentari la cui produzione venne favorita dagli aiuti furono appunto i carboidrati raffinati e gli oli vegetali a basso costo. A partire da queste due materie prime si formò un flusso pressoché inesauribile di nuovi alimenti confezionati e l'impatto degli ingredienti impiegati per produrli incominciò ad alterare l'equilibrio naturale degli ormoni adibiti a modulare fame e sazietà. Il processo, però, aveva un costo associato che nessuno si preoccupò mai di mettere in conto: la rapida crescita della sindrome del grasso tossico. La combinazione di carboidrati raffinati a basso costo, che fanno salire i valori dell'insulina, con oli vegetali a basso costo, che forniscono grandi quantità di acidi grassi omega 6, è la ricetta sicura per una diffusione generalizzata dell'infiammazione silente. È come gettare benzina sul fuoco.

La globalizzazione degli ingredienti alimentari

La diffusione dell'infiammazione silente è un fenomeno alquanto recente nella storia del genere umano, dato che la sua origine si può far risalire, con buona probabilità, all'avvento dei cibi confezionati. Con questo termine non indico soltanto il cosiddetto *junk food* o «cibo spazzatura», ma anche gli oli vegetali e i prodotti alimentari preparati con carboidrati raffinati, come pane, pasta e cereali per la prima colazione. Tenete presente che senza ingredienti alimentari a basso costo l'industria di trasformazione dei cibi non potrebbe realizzare profitti.

Gli Stati Uniti sono diventati il produttore a basso costo degli ingredienti di base richiesti per preparare cibi trasformati. Persino agli italiani costa molto meno acquistare oli di mais o di soia (entrambi ricchi di acidi grassi omega 6) prodotti nel Midwest americano, piuttosto che olio di oliva di origine nazionale. Malgrado i costi di trasporto, il prezzo degli oli di mais o di soia è ben cinque volte inferiore a quello dell'olio di oliva (che è praticamente esente da acidi grassi omega 6).

Oggi l'industria americana di trasformazione alimentare è indiscutibilmente la numero uno al mondo nel suo campo. Ecco perché la sindrome del grasso tossico è comparsa dapprima negli Stati Uniti e ora si sta diffondendo in tutto il mondo, a mano a mano che con la loro globalizzazione gli alimenti trasformati acquisiscono quote sempre più rilevanti del fatturato alimentare mondiale. Il costo di questi prodotti alimentari è sceso nettamente grazie ai progressi tecnologici, agli aiuti statali e all'aumento della durata, fattore quest'ultimo che ha risolto i problemi distributivi. In più, il costo per caloria fornita dei carboidrati raffinati e degli oli vegetali è di circa quattrocento volte più basso di quello della frutta e della verdura fresche. Non occorre essere un genio dell'economia per capire quale sarà la scelta del consumatore, posto di fronte a cibi confezionati economici, comodi e duraturi (e, oltretutto, anche molto saporiti) da un lato e cibi naturali più costosi, difficili da preparare e facilmente deperibili dall'altro.

Gli spuntini: la libertà di mangiare di tutto, in qualunque momento e con chiunque si voglia

Una volta acquisita la libertà di fare qualcosa, è difficile rinunciarvi. Nell'era dei canali satellitari e di Internet, sareste disposti a tornare indietro e avere soltanto tre canali fra cui scegliere il programma da guardare la sera? O a lavare i panni nel fiume, se possedete una lavatrice? E potrei continuare a lungo. Una volta ottenuta una certa libertà di scelta, è duro far rientrare il genio nella lampada.

Lo stesso vale per il cibo. Benché mangiare resti un'esperienza sociale, le dinamiche del fenomeno sono completamente cambiate. In passato, il costo degli ingredienti alimentari era elevato e la preparazione dei piatti richiedeva molto tempo. Date queste condizioni, dal punto di vista economico aveva perfettamente senso riunire tutta la famiglia tre volte al giorno per consumare insieme i medesimi piatti. Ricordo che, quando ero bambino, se esprimevo il desiderio di mangiare qualcosa di diverso dagli altri, mia mamma mi rispondeva sempre: «Non cucino mica su ordinazione!» Naturalmente, per evitare di rimanere a bocca asciutta se non mi piaceva il cibo che sarebbe stato servito in quel pasto, avevo il mio asso nella manica: mi mangiavo una bella tazza di cereali per la prima colazione. Erano comodi, rientravano nelle mie limitate capacità culinarie e, per giunta, erano anche buoni. Cereali a colazione, cereali quando tornavo a casa dopo l'allenamento di pallacanestro, cereali a cena e cereali per lo spuntino della tarda serata. Ripensandoci oggi, non riesco a figurarmi una scelta peggiore.

L'abilità culinaria richiesta per preparare questa nuova generazione di cibi trasformati è prossima allo zero. La loro trasportabilità è eccellente, tanto che possiamo mangiarceli dove ci pare, persino in auto. I cibi trattati sono molto gustosi e sempre più spesso ci capita di pranzare con gli amici (specialmente nei punti di ristoro dei centri commerciali), invece che con la nostra famiglia.

Un altro problema è quello della varietà. È nella nostra natura di esseri umani andare sempre alla ricerca di nuove versioni della medesima cosa, per evitare di annoiarci. L'industria di trasformazione alimentare può sempre proporre la soluzione giusta per soddisfare questa nostra aspirazione, essendo in grado di produrre tutte le variazioni possibili sul medesimo tema. Di un certo tipo di biscotti, per esempio, ne esistono ben 24 varietà diverse: è sempre il medesimo biscotto, ma differente per dimensioni, forma, colore o gusto, per darci l'impressione di stare mangiando qualcosa di nuovo e non il solito vecchio dolcetto.

Questa nuova libertà di ampliare i confini dell'esperienza sociale del pasto, mangiando di tutto, in qualunque momento e con chiunque si voglia, lascia prevedere che il vecchio pasto in famiglia non tornerà mai più in auge. Dato che, poi, i cibi trattati sono onnipresenti, cioè disponibili dappertutto, se avete costantemente fame questo vostro impulso può trovare immediata soddisfazione.

Fattori inattesi

Per spiegare l'epidemia di obesità, la maggior parte degli esperti si concentra soltanto su due fattori – troppe calorie e troppo poco moto – e trascura ogni altra possibile concausa. È un errore imperdonabile, perché è proprio l'esistenza di altri fattori che rende inefficaci soluzioni semplici come quella che predica appunto di mangiare di meno e fare più moto.

Dipendenza dai carboidrati

Uno dei più preoccupanti effetti collaterali della nostra crescente passione per i carboidrati a basso costo e ad alto indice glicemico è la dipendenza fisica che rischiamo di sviluppare. Questo effetto è stato dimostrato in un esperimento condotto nel 2007 su ratti dipendenti dalla cocaina, ai quali venne offerta acqua fortemente zuccherata con una miscela di dolcificante artificiale e saccarosio. Lo studio dell'Università di Bordeaux mostrò che, nel giro di tre giorni, i ratti abbandonavano la cocaina per passare all'acqua dolcificata. Si è scoperto che il glucosio può attivare i recettori della dopamina esattamente come la cocaina, con la differenza che non provoca danni al sistema nervoso simpatico. Con un picco di glucosio, quindi, i ratti si procurano i medesimi effetti della cocaina senza diventare più nervosi. Essendo la cocaina, tra le sostanze note, una di quelle che dà maggiore dipendenza, provate a indovinare cosa può mai succedere quando esseri umani generano sui recettori della dopamina un impatto equivalente a quello della sostanza stupefacente, introducendo nell'organismo grandi quantità di alimenti zuccherini: ovviamente, diventano dipendenti da quei cibi ed entrano in crisi di astinenza ogni volta che non riescono a procurarseli rapidamente. L'industria di trasformazione alimentare, però, fa in modo che ciò non accada mai.

Privazione del sonno

Una delle conseguenze impreviste dell'uso sempre più frequente dei computer è che, in generale, si dorme di meno. È ormai un fatto assodato che il numero di ore di sonno tenda generalmente a calare. Il problema è che abbiamo a disposizione un maggior numero di attività che ci tengono svegli (navigare in Internet, scambiarsi messaggi di posta elettronica, chattare e così via), per cui ci creiamo gradualmente un debito di sonno che, prima o poi, deve essere saldato. Il modo più normale di farlo è con qualche sonnellino in più (forse è per questo che schiacciare un pisolino tre volte alla settimana sembra far calare il rischio cardiaco); ma se il debito non viene in qualche modo compensato, lo stress generato dalla carenza di sonno suscita la corrispondente risposta ormonale, cioè l'aumento della secrezione di cortisolo. Quando crescono i valori di questo ormone nel sangue cala la glicemia, come conseguenza di un aumento della resistenza all'insulina (si veda l'Appendice F). E quando il glucosio ematico scende sotto il livello di guardia, la via più rapida (ma anche la più pericolosa) per risolvere il problema è quella di introdurre nell'organismo altre dosi di carboidrati raffinati.

Anche soltanto qualche ora di sonno in meno alla settimana può già riflettersi in un aumento significativo di cortisolo e di insulina. La dieta Zona può evitare queste conseguenze ormonali negative? Per rispondere a questa domanda, ho effettuato un piccolo studio clinico con alcuni medici interni disposti a sottoporsi a un periodo di privazione del sonno della durata di due settimane in ambiente ospedaliero. Durante questo periodo di stress elevato avrebbero dormito, in totale, non più di quattro ore per notte. I soggetti furono suddivisi in due gruppi: un gruppo consumava i pasti nella mensa dell'ospedale, mentre all'altro venivano somministrati pasti pronti della Zona integrati con 2,5 grammi di EPA e DHA al giorno. Dopo due settimane, i soggetti che mangiavano in mensa erano ingrassati (aumento del girovita) e nel loro sangue i valori del colesterolo e dei trigliceridi erano peggiorati, mentre quelli che consumavano i pasti della Zona e ricevevano l'olio di pesce erano dimagriti e i loro livelli lipidici erano migliorati.

Ma il dato più interessante fu quello relativo alla cognizione mentale dei due gruppi. Dopo due settimane di privazione del sonno, i medici che avevano assunto i loro pasti in mensa operavano, secondo un test standard di richiamo di parole, a un livello cognitivo tipico di un soggetto di ottantacinque anni, mentre quelli che si erano alimentati con pasti della Zona integrati con olio di pesce avevano conservato il medesimo livello cognitivo misurato all'inizio dell'esperimento.

Forse dormire meno è ormai inevitabile, ma la dieta può nettamente attenuare i pericolosi effetti ormonali che questa abitudine comporta.

Migliore controllo della temperatura

Un'altra involontaria conseguenza dei progressi tecnologici è la crescente domanda di un migliore comfort termico. È possibile definire una zona di temperatura ambientale termicamente neutra (ZTN), entro la quale è minima la spesa energetica per mantenere costante la temperatura interna del nostro corpo. Se la temperatura dell'ambiente circostante è inferiore alla ZTN spendiamo energia, tremando, per cercare di mantenere costante la nostra temperatura interna. Se, invece, supera la ZTN, mangiamo di meno. Con la disponibilità di sistemi più efficienti di riscaldamento d'inverno e di condizionamento d'estate, oggigiorno possiamo mantenerci entro la ZTN tutto l'anno. Il risultato finale è che da un lato mangiamo di più e dall'altro spendiamo meno energia per ripristinare condizioni di comfort. Mantenere condizioni ambientali costanti è un artificio comunemente adottato negli allevamenti di bestiame per massimizzare la crescita di peso degli animali, che, sembra, produce analoghi effetti anche sugli esseri umani. È molto improbabile che accettiamo di spegnere i condizionatori d'estate o di abbassare il termostato del riscaldamento invernale, ma una cosa che sicuramente possiamo fare è aumentare la sensazione di sazietà, in modo da provare meno voglia di mangiare mentre ci troviamo nella zona termicamente neutra.

Veleni chimici

Molte tossine chimiche liposolubili sono anche dei perturbatori ormonali. Poiché queste sostanze si accumulano nel tessuto adiposo, la loro capacità di interferire con i segnali ormonali è più pronunciata nelle cellule adipose che in ogni altra regione del corpo. In particolare, il bisfenolo A (che si trova nelle bottiglie di plastica), lo stagno tributile (usato sulle navi come vernice sottomarina antivegetativa) e i PCB sembrano essere responsabili dei guasti peggiori. Queste tossine liposolubili si concentrano nelle cellule adipose, aumentando l'efficienza della trappola del grasso nei soggetti con predisposizione genetica.

Forza di volontà contro fattori biologici

Il dibattito sull'obesità si è finora concentrato più sugli aspetti psicologici che su quelli biologici. Secondo questa visione, l'obesità sarebbe semplicemente dovuta a una carenza di forza di volontà: non riusciamo a resistere al richiamo del cibo e non abbiamo voglia di impegnarci a fare un po' di attività fisica.

Io, invece, ritengo più corretto puntare i riflettori sui cambiamenti avvenuti negli ultimi venticinque anni in una serie di fattori biologici che ora, quasi inevitabilmente, rendono più affamati e, insieme, più grassi i soggetti geneticamente predisposti. Le persone che oggi continuano a ingrassare sono le stesse che già prima erano in sovrappeso, perché l'attitudine ad accumulare grasso corporeo in eccesso è determinata dai geni, non diversamente da altre caratteristiche fisiche individuali, come la statura. Se avete la predisposizione genetica ad accumulare grasso (cioè se avete la trappola del grasso) e, in più, seguite una dieta proinfiammatoria, sbilanciate l'equilibrio tra fame e sazietà e, nel contempo, aumentate l'efficienza della vostra trappola del grasso, avviando una cascata di eventi che vi farà ulteriormente ingrassare.

L'impatto della «perfetta tempesta nutrizionale» sulla crescita dei livelli di grasso tossico, inoltre, ha provocato due effetti negativi paralleli: primo, un aumento degli endocannabinoidi, che suscitano nel cervello la voglia di continuare a cibarsi; e, secondo, un aumento dell'insulina, che negli individui geneticamente predisposti rende ancora più efficiente la trappola del grasso. Responsabile dell'epidemia di obesità non è una volontà troppo debole, ma un cambiamento del quadro ormonale in soggetti già geneticamente predisposti, sicché oggi i loro geni interagiscono negativamente con la loro dieta. La forza di volontà non c'entra affatto: è solo un destino avverso che potrebbe persino accorciare la vita.

I fattori biologici che fanno riacquistare il peso perduto

Perdere peso è relativamente facile; il vero problema è evitare di riacquistarlo. Soltanto da poco abbiamo cominciato a scoprire i fattori biologici che rendono così difficile restare magri. Il primo è un ormone, la leptina, rilasciato dal tessuto adiposo e inviato al cervello per segnalare che le scorte di grasso hanno raggiunto livelli sufficienti e che, quindi, si può smettere di mangiare.

Subito dopo aver scoperto la leptina, si trovò che iniettandola in topi geneticamente obesi era possibile farli dimagrire. Si pensò, quindi, che gli obesi fossero semplicemente carenti di questo ormone e che, aumentandone i livelli con iniezioni quotidiane, sarebbe stato possibile risolvere i loro problemi alimentari. Sfortunatamente, però, ben presto si scoprì che i soggetti obesi sono affetti da una resistenza alla leptina, e non da una sua deficienza. Essendo, quindi, compromesso il suo trasporto verso il cervello, la leptina iniettata continua semplicemente ad accumularsi nella circolazione sanguigna, senza mai riuscire a raggiungere il bersaglio in dosi sufficienti a trasmettere il segnale di sazietà.

Esattamente come, alla lunga, una continua esposizione all'insulina provoca la desensibilizzazione dei suoi recettori, aumentando così la resistenza all'insulina, anche l'esposizione permanente alla leptina può suscitare la resistenza specifica. Più siete grassi, più il vostro cervello nel corso della vita viene esposto alla leptina, con la conseguenza che i suoi recettori diventano meno sensibili ai segnali. La resistenza alla leptina si crea anche quando, in seguito a un aggravamento dell'infiammazione silente, crescono i valori della proteina C reattiva, che si lega alla leptina e ne ostacola l'accesso al cervello; lo stesso effetto si verifica anche quando salgono i trigliceridi. Che cosa potete fare? Debellate l'infiammazione silente e automaticamente ridurrete i valori sia della proteina C reattiva, sia dei trigliceridi. Vi sentirete più sazi, perché più leptina riuscirà a legarsi con i suoi recettori cerebrali.

Sfortunatamente, secondo certi studi sembra che quando gli obesi perdono peso i loro problemi di sensibilità alla leptina il più delle volte non scompaiono affatto. Con la perdita di grasso corporeo i livelli di leptina calano, ma il cervello percepisce la discesa come una deficienza di leptina e perciò invia, attraverso altri ormoni, l'ordine di mangiare più cibo per accumulare altro grasso. Risulta, inoltre, che nel corso del dimagrimento le cellule degli obesi diventano più efficienti nella produzione di ATP, per cui occorrono meno calorie per sostenere la funzionalità cellulare. In sostanza, una doppia iattura: il cervello vi intima di mangiare di più, dato che percepisce una carenza di leptina, ma al vostro organismo servono meno calorie per produrre l'energia chimica (ATP) richiesta per il suo funzionamento. Le calorie in eccesso non utilizzate per produrre ATP vengono convertite in grasso, che va ad accumularsi nella trappola del grasso. Ecco un'altra ragione che spiega come mai è così difficile non riacquistare il peso perduto, salvo che non vengano attivati altri fattori ormonali che inducono sazietà.

La vera ragione per la quale proviamo più fame, credo, è l'aumento deì livelli di grasso tossico, specialmente nel cervello. L'AA è il «mattoncino» utilizzato per costruire il gruppo di eicosanoidi noti come endocannabinoidi, che suscitano un aumento della fame (la voglia di sgranocchiare qualcosa). Un farmaco sperimentale che inibisce il legame degli endocannabinoidi con i loro recettori e che, quindi, aiuta a perdere peso, è già stato messo a punto (si chiama Rimonabant); ma, sfortunatamente, provoca alcuni effetti collaterali indesiderati come ansia, depressione e persino tendenza al suicidio, tanto che negli Stati Uniti ne hanno impedito l'approvazione.

È per questa ragione che l'olio di pesce ad alto dosaggio, ricco di EPA, può svolgere un ruolo significativo per generare il segnale di sazietà. Quando l'EPA raggiunge il cervello, infatti, riesce a inibire la formazione del legame degli endocannabinoidi con i loro recettori cerebrali, grazie alla sua somiglianza strutturale con l'AA. L'EPA sopravvive nel cervello soltanto per un breve periodo di tempo (più o meno da quattro a sei ore) prima di essere convertito in DHA (per questo nell'area cerebrale se ne trova sempre poco), ma durante la sua breve esistenza esercita una potente azione di soppressione della fame. Assumere dosi elevate di olio di pesce dopo un pasto è molto efficace per placare la fame nelle successive quattro-sei ore, perché la somiglianza strutturale dell'EPA con l'AA impedisce che gli endocannabinoidi si leghino ai recettori di quest'ultimo. Questo fu uno dei segreti della straordinaria perdita di peso di Manuel Uribe, che, assumendo dosi elevate di olio di pesce (circa 5 grammi di EPA) dopo ogni pasto, non aveva mai fame. I più ricominciano ad avere voglia di mangiare appena un paio d'ore dopo aver cenato. Se subito dopo il pasto serale prendete 5 grammi di EPA, tenderanno a scomparire le tentazioni che ogni sera vi assalgono mentre siete seduti davanti al televisore.

Perdere peso e non riacquistarlo mai più

Tra perdere peso e mantenersi magri c'è una bella differenza. C'è infatti chi perde addirittura decine di chili e poi in breve li riacquista tutti. Con l'intento di scoprire quali fattori possono consentire il mantenimento del peso nel lungo periodo, negli Stati Uniti è stato istituito nel 1994 il National Weight Register, un ente che si rivolge a coloro che hanno perso almeno 15 chili di peso riuscendo poi a mantenere il livello raggiunto per oltre un anno. Pur contando soltanto più o meno 6000 iscritti, il registro fornisce dati e informazioni molto utili sulle persone che hanno saputo attuare strategie efficaci per non recuperare il peso perduto. Tenete presente che il soggetto medio iscritto al registro è ancora in sovrappeso (IMC medio pari a circa 25), ma, almeno, non è più obeso (l'IMC medio iniziale si colloca intorno a 35). Quelli che hanno ottenuto i risultati migliori (più di 30 chili perduti e non più riacquistati per oltre cinque anni) riferiscono di introdurre meno di 1400 calorie al giorno e di fare esercizio fisico per un'ora al giorno, in modo da bruciare 400 calorie in più. Ciò significa che questi soggetti, a conti fatti, dispongono di meno di 1000 calorie al giorno; eppure sono ancora in sovrappeso. Come mai? Perché hanno una predisposizione genetica a ingrassare e sono costretti a combatterla per tutta la vita. Riescono a stabilizzare il loro peso soltanto abbassando la produzione potenziale di ATP con la restrizione calorica e l'esercizio fisico, giocando, però, una partita pericolosa, perché il fabbisogno addizionale di ATP può essere soddisfatto soltanto attraverso la «cannibalizzazione» di muscoli e organi. Di nuovo, non hanno alcuna colpa, essendo soltanto una questione di geni.

Perdere peso semplicemente facendo più moto

Attribuire alla sedentarietà la colpa dell'epidemia di obesità è molto facile, perché non c'è bisogno di imporre a nessuno di smettere di fare qualcosa: in fondo, la gente dovrebbe soltanto introdurre un briciolo di attività fisica nel proprio stile di vita. Con questo approccio, in teoria, sarebbe concesso di mangiare a piacimento, a condizione di fare un po' di moto in più. In sostanza, si tratta del concetto che sta alla base della nuova piramide alimentare USDA e può essere riassunto dal seguente precetto: «Mangiate di più e fate più moto». L'idea, purtroppo, mal si concilia con la legge dell'80-20 della perdita di peso, quella che afferma che l'80% del dimagrimento è dovuto alla dieta e soltanto il restante 20% all'attività fisica. Per comprendere questa regola, occorre conoscere alcuni dati sul consumo di calorie. Circa il 70% del fabbisogno calorico giornaliero serve per coprire il tasso metabolico a riposo (RMR), cioè per fornire energia chimica (ATP) sufficiente per il solo funzionamento dell'organismo, mentre un altro 10% è impiegato per digerire il cibo e convertire le calorie in ATP. Dell'introito calorico giornaliero, quindi, soltanto il restante 20% può essere utilizzato per i movimenti del corpo. Ecco come nasce la regola dell'80-20.

Se fate più moto dovete produrre più ATP e, se non riuscite ad avere facile accesso al grasso di riserva, vi restano soltanto due alternative: o introducete più calorie, oppure cominciate a cannibalizzare muscoli e organi per ricavarne l'energia necessaria a soddisfare la domanda aggiuntiva di ATP dovuta all'aumentata attività fisica. Se decidete di non mangiare di più, l'unica opzione che vi resta è quella della cannibalizzazione.

Ecco perché per perdere peso è più efficace tagliare le calorie piuttosto che intensificare l'attività fisica, ma ciò è vero soltanto se tra un pasto e l'altro non avete fame. Di conseguenza, qualunque sia la dieta prescelta, essa deve, contemporaneamente: primo, ridurre gli endocannabinoidi; secondo, ridurre l'insulina; terzo, aumentare la sensazione di sazietà. Come vedete, è un compito alquanto impegnativo. Per questo, negli studi clinici a lungo termine si osserva sempre che i soggetti sottoposti ai test, limitando il cibo e facendo più attività fisica, in fase iniziale perdono peso (notate che chi partecipa a queste ricerche di norma è molto motivato e, quindi, mette in campo una buona dose di forza di volontà). Tuttavia, una più intensa attività fisica si traduce in un aumento del fabbisogno di ATP, ma se contemporaneamente mangiate di meno, senza ridurre l'efficienza della trappola del grasso, il vostro organismo produrrà meno ATP. Da dove proviene, allora, l'ATP supplementare richiesto per mantenere l'equilibrio energetico? Dalla cannibalizzazione dei muscoli. Alla fine vi troverete in una situazione insostenibile, in cui i vostri organi cominceranno a subire danni rilevanti, e l'unica risposta intelligente sarà quella di mangiare di più (e fare meno moto) per mantenere livelli di ATP sufficienti a evitare un'ulteriore cannibalizzazione. Il risultato è che i soggetti di questi studi a lungo termine riacquistano quasi sempre il peso necessario a ristabilire un equilibrio energetico tale per cui le calorie in ingresso possano essere facilmente trasformate nell'ATP richiesto per sopravvivere e muoversi.

Lo stesso fenomeno è stato riscontrato anche in due studi su larga scala che hanno coinvolto bambini, nei quali il gruppo di intervento svolgeva attività fisica in misura superiore a quello di controllo. Dopo alcuni anni, i bambini che facevano più esercizio registravano esattamente lo stesso peso di quelli con minore attività.

Non fraintendetemi, però: ci sono molte buone ragioni per fare attività fisica. Migliora la performance cardiovascolare; riduce la lipotossicità associata al diabete e alle cardiopatie, una condizione che allunga la vita; promuove i rapporti sociali; e migliora l'umore. Ma la perdita di peso non figura tra queste buone ragioni. Francamente, è assai più facile sbarazzarsi dei chili di troppo riducendo l'apporto calorico di 500 calorie al giorno, seguendo la dieta Zona, che bruciare 500 calorie al giorno sfacchinando in palestra (cosa che, tra l'altro, fa aumentare l'appetito).

Perdere peso è relativamente facile, ma evitare di riacquistarlo è una sfida permanente, soprattutto per chi è geneticamente predisposto a immagazzinare le calorie alimentari sotto forma di grasso di riserva. Se volete vivere più a lungo e in migliore salute, il vostro vero obiettivo non deve essere perdere peso, quanto piuttosto tenere sotto costante controllo l'infiammazione silente. Ed esso può essere raggiunto soltanto con una dieta antinfiammatoria atta a mantenere al minimo regime la produzione di grasso tossico.

L'insieme di questi fattori biologici spiega come mai i più non riescono a conservare il peso raggiunto nella fase iniziale della dieta. Ma tutti questi fattori sono modificabili a vostro vantaggio attenuando l'infiammazione silente attraverso la combinazione di dieta Zona e dosi elevate di olio di pesce, per far pendere a vostro favore l'equilibrio tra fame e sazietà. Soltanto a quel punto il sogno della stabilizzazione permanente del peso potrà diventare realtà.

Sintesi conclusiva

Anche con l'ausilio dei corretti strumenti dietetici, non vi sarà facile vincere la battaglia a vita contro il grasso tossico. Se foste disposti a tornare allo stile di vita degli anni Venti (niente oli vegetali, pochi carboidrati raffinati, niente televisione né Internet, zero tossine liposolubili, niente aria condizionata, poco riscaldamento e molto sonno), allora dell'infiammazione silente e dei suoi abituali compagni di viaggio (obesità, diabete di tipo II e malattie cardiache) forse non rimarrebbero tracce. Ben pochi di noi, ovviamente, accetterebbero di vivere a quel modo ai nostri tempi. Tuttavia, la comprensione della natura degli ostacoli posti dalla vita moderna e la padronanza degli strumenti dietetici disponibili per superarli vi daranno una marcia in più per affrontare con successo la sfida di mantenere sotto controllo l'infiammazione silente per tutta la vita.

12

I nodi vengono al pettine

È DEL tutto possibile che nell'arco di meno di un decennio gli Stati Uniti vadano in bancarotta, sotto i colpi della micidiale combinazione di un'inflazione incontrollabile abbinata alla stagnazione economica provocata dal collasso del sistema sanitario.

Il momento della resa dei conti si presenterà nel 2011 e le conseguenze economiche per l'intero Paese si avvertiranno completamente entro il 2016. Che cos'ha di speciale il 2011? È l'anno in cui il primo esponente della generazione del boom delle nascite avrà accesso alle prestazioni praticamente gratuite del sistema Medicare, compresi i più innovativi (e costosi) farmaci di ultima generazione.

Nel ventesimo secolo, i politici ebbero buon gioco nel promettere un'assistenza medica perfetta e completa agli elettori più giovani, certi com'erano di non essere più in carica quando fosse giunto il momento di saldare i conti dei loro impegni elettorali. Ma, a partire dal 2011, i nodi verranno al pettine. Già oggi il buco del sistema Medicare ha superato i 40.000 miliardi di dollari, una cifra talmente sbalorditiva che nessuno ne vuole sentire parlare: per darvi un'idea delle sue dimensioni, pensate che equivale alla spesa che occorrerebbe stanziare per ricostruire 200 volte New Orleans o finanziare 40 guerre in Iraq.

Quando il sistema Medicare verrà travolto dalla prima ondata dei *baby boomers* che avranno raggiunto l'età prevista per essere iscritti nelle sue liste, le spese sanitarie cominceranno a salire a ritmo incontrollabile, anche perché i membri di quella generazione sono molto più malati del previsto.

Ma, subito dopo l'impennata dei costi di assistenza sanitaria, stanno per piovere addosso all'America altri guai ancora più gravi, riguardanti la salute attuale dei bambini. Si è stimato che, negli Stati Uniti, un bambino su tre tra quelli nati dopo il 2000 svilupperà il diabete di tipo II, cioè la malattia cronica in assoluto più costosa da curare (senza dimenticare poi che questa patologia, una volta sviluppata, fa calare di 10-15 anni l'aspettativa di vita del paziente). La situazione è simile in gran parte dei Paesi occidentali. Ciò significa che, per la prima volta nella storia, potrebbe succedere che i genitori risultino mediamente più longevi dei loro figli.

Quasi tutti i bambini obesi che ho esaminato avevano, nel sangue, rapporti AA/EPA piuttosto elevati, cioè, per definizione, erano affetti dalla sindrome del grasso tossico. Questo dato consente una sola previsione: in questi bambini comparirà in età anticipata rispetto alla media qualche malattia cronica (come il diabete di tipo II). Già oggi si registra una rapida crescita delle malattie neurologiche infantili, come depressione e disturbi da deficit dell'attenzione, oltre ad asma e allergie di varia natura. I nostri figli, in sostanza, possono ricoprire il ben noto ruolo dei canarini nella miniera di carbone: il peggioramento della loro salute ci avverte che l'epidemia di sindrome del grasso tossico priverà gli occidentali del loro benessere fisico a un'età di gran lunga inferiore alla norma.

Questi problemi economici e sanitari si stanno trasformando in un fenomeno planetario. Alla World Diabetes Conference, tenutasi in Sudafrica nel dicembre del 2006, si è stimato che entro il 2025 l'incidenza mondiale del diabete di tipo II interesserà 380 milioni di persone (oggi i malati di diabete, in tutto il mondo, sono 246 milioni, mentre erano soltanto 30 milioni non più di vent'anni fa). Oltre l'80% del totale previsto nel 2025 sarà distribuito in Paesi che hanno un reddito basso o medio e che non dispongono perciò della ricchezza necessaria a sostenere gli enormi costi sanitari generati da questa malattia.

Negli Stati Uniti, per curare ogni paziente diabetico si spendono mediamente oltre 10.000 dollari all'anno, un dato che spiega come mai quasi il 50% dei costi sanitari mondiali per la cura del diabete siano sostenuti in questo Paese, sebbene vi si trovi soltanto l'8% della popolazione diabetica mondiale. Oggi negli Stati Uniti i malati di diabete, che sono circa 20 milioni, sembrano molti; ma la cifra si ridimensiona drasticamente di fronte agli oltre 80 milioni di India e Cina. L'Organizzazione Mondiale della Sanità afferma che il diabete, con le malattie cardiache e gli ictus che lo accompagnano, diventerà uno dei maggiori ostacoli allo sviluppo dell'economia mondiale.

Si stima che nel 2025, per curare diabete e malattie associate, la Cina perderà 500 miliardi di dollari di reddito nazionale e la Russia quasi 300. Sono costi che nessuno dei due Paesi è in grado di sostenere e, forse, persino l'economia americana potrebbe vacillare di fronte alla dilagante epidemia a livello mondiale di diabete di tipo II, indotta dalla sindrome del grasso tossico. Ma c'è un dato ancora più impressionante: nel mondo, ogni anno, muoiono per le conseguenze del diabete 3,8 milioni di persone, più di quelle che soccombono all'AIDS e alla malaria messe insieme. Ha detto Martin Silink, il nuovo presidente della International Diabetes Federation: «Questa è un'epidemia che sembra essersi furtivamente insinuata tra la gente. La gravità del problema è diventata evidente all'improvviso». Be', le cose non stanno esattamente così, perché il diabete di tipo II è preceduto di circa un decennio dalla sindrome del grasso tossico.

Come ho cercato di sottolineare in questo libro, la causa di questa sempre più grave crisi sanitaria su scala mondiale è l'esplosione epidemica della sindrome del grasso tossico. L'obesità non nasce dalla pigrizia o dalla gola (l'una e l'altra, in realtà, sono risposte a una trappola del grasso molto efficiente), ma è provocata dai rapidi cambiamenti avvenuti nella nostra dieta, che è diventata proinfiammatoria e che interferisce negativamente con i nostri geni. L'esito è drammatico, perché l'infiammazione silente diventa libera di diffondersi come un cancro in ogni organo del corpo; e, quando lo fa, le malattie croniche fanno la loro comparsa sempre più precocemente.

Tuttavia non perdete le speranze, perché questi inquietanti scenari possono essere rapidamente ribaltati, non grazie a qualche medicinale miracoloso, ma semplicemente con il cibo che mangiate. Non esiste alcun farmaco conosciuto capace di curare l'infiammazione silente provocata dalla sindrome del grasso tossico (molti, anzi, la possono aggravare).

In questo e in molti altri dei libri che ho scritto, ho spiegato che i cambiamenti dietetici necessari a sconfiggere l'infiammazione silente sono piuttosto semplici, ma non limitati nel tempo, nel senso che dovrete farli vostri per tutto il resto della vita. Come ricorderete, questo è il vero senso della parola *dieta*, che etimologicamente significa «stile di vita». Non riesco a immaginare una descrizione migliore di questa per la dieta Zona, che è, per l'appunto, uno stile di vita che consente di tenere sotto controllo l'infiammazione silente, esigendo, in cambio, un impegno a vita.

Nella vostra battaglia contro l'infiammazione silente dovrete superare molti difficili ostacoli; ma, ora che li conoscete, avete gli strumenti per affrontarli con efficacia. Molti degli scogli che incontrerete sono evidenti, mentre altri sono più nascosti e insidiosi, e altri ancora sono insiti nei vostri geni. Ecco perché, per scacciare la sindrome del grasso tossico da ogni organo del vostro corpo, dovrete avviare un processo che vi impegnerà per tutta la vita.

Per quanto ardue siano le prove che ci attendono, resto ugualmente ottimista sulla possibilità di debellare l'epidemia di sindrome del grasso tossico, perché, a ben vedere, si tratta di una battaglia personale che può essere ingaggiata a livello individuale. In fondo, è proprio così che sono state avviate tutte le rivoluzioni. Il premio in palio è una vita più lunga e migliore; e vale sicuramente gli sforzi richiesti per aggiudicarselo.

13
Le ricette per 28 giorni di benessere

*a cura di Daniela Morandi**

COME dice il dottor Sears nell'Introduzione, seguendo le indicazioni di questo libro e il piano alimentare di questo capitolo, in meno di trenta giorni potrete toccare con mano i primi concreti risultati.

L'aspetto fondamentale è la consapevolezza che dimagrire o evitare di ingrassare deve essere il risultato di abitudini alimentari ordinate, razionali, equilibrate e acquisite come sistema di vita.

Imparare ad alimentarsi nella maniera più corretta significa nutrirsi per stare bene tutta la vita e potersi così permettere i piaceri che la tavola riserva, evitandone però gli effetti negativi derivanti da un uso scorretto del cibo, non certo dal fatto che «tutto ciò che è buono e bello fa sicuramente male», come spesso si pensa.

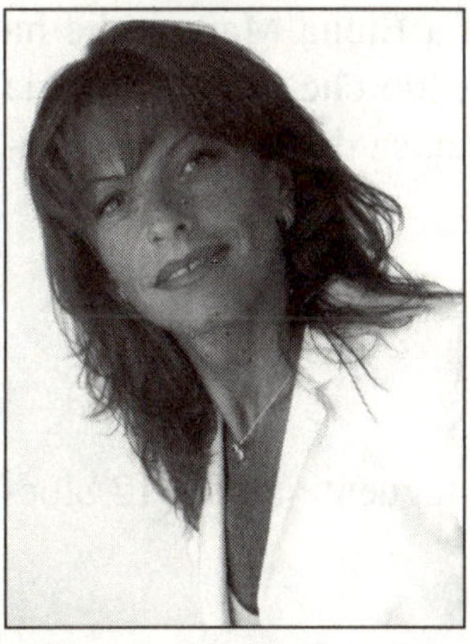

* La dottoressa Daniela Morandi, nutrizionista e naturopata, è l'unica donna italiana che si è formata come nutrizionista «Zona» direttamente negli Stati Uniti con il dottor Barry Sears, con il quale collabora attivamente. Insieme hanno pubblicato il libro *Il bello della Zona* (Sperling & Kupfer), che per primo ha evidenziato quanto l'unione tra la nuova alimentazione del benessere e la bellezza della cucina di alto livello sia ormai una realtà. Su incarico della Regione Lombardia ha diretto il primo Studio osservazionale condotto in Italia presso una struttura pubblica (Ospedale di Sondrio) mediante l'utilizzo della Strategia nutrizionale Zona su pazienti diabetici e cardiopatici. Lavora come nutrizionista presso il suo studio di Milano, ma anche a Udine e a Roma (www.danielamorandi.it; e-mail: info@danielamorandi.it).

In questo piano di quattro settimane ho voluto dimostrare che la Zona può essere seguita usando abbinamenti semplicissimi e improvvisabili in qualsiasi situazione, ma anche mediante accostamenti un po' più elaborati qualora si voglia fuggire alla noia dei «soliti» cibi.

La particolarità che rende questo capitolo davvero speciale è infatti che ho potuto collaborare con chef di altissimo livello – Filippo La Mantia, Rosanna Marziale, Davide Oldani, Matias Perdomo – che hanno regalato alcuni loro «gioielli», consentendomi di adattare le loro ricette al piano e arricchire ogni settimana con tre piatti di alta cucina in piena sintonia con le esigenze dell'alimentazione del benessere. Alla fine della settimana trovate la scheda dello chef e le ricette da distribuire nei giorni.

Iniziate il percorso con la certezza che tutto può e deve essere adattato a particolari esigenze: se vi sono alimenti che non piacciono o che non siete abituati a utilizzare, per voi ci sarà un'altra soluzione. Questo piano, infatti, non si propone di sostituirsi a un protocollo personalizzato e studiato in base alle vostre specifiche esigenze nutrizionali, poiché appare ormai assodato che l'ingrassamento e il dimagrimento sono una cosa seria e individuale.

In quattro settimane farete amicizia con il metodo e capirete quanto i vecchi parametri delle «diete della sofferenza» siano superati e quanto il cibo possa rivelarsi un prezioso alleato per una migliore qualità di vita, che siate in perenne guerra con la bilancia o all'eterna ricerca del benessere e della bellezza.

Un ringraziamento particolare lo devo a Elena Marco, che ha coordinato il contatto con gli chef permettendo che la straordinaria collaborazione tra l'arte della cucina e la tecnica della nutrizione diventasse realtà.

Struttura del piano

Le 28 giornate sono state strutturate nel seguente modo: 12 blocchi per le donne, 13 per gli uomini:

- *Colazione:* 2 blocchi per le donne e 3 per gli uomini.
- *Spuntino:* 1 blocco a metà mattina e 1 a metà pomeriggio sia per gli uomini sia per le donne.
- *Pranzo e cena:* 4 blocchi sia per gli uomini sia per le donne.

Se è necessario mangiare di più, è possibile aumentare il numero degli spuntini (per esempio aggiungendone uno nel pomeriggio).

Alcune note importanti:

- Ogni giornata prevede due ricette dei pasti principali, bilanciate da 4 blocchi, tuttavia a volte potrebbe essere più facile preparare multipli di 4 per utilizzare il resto in seguito o addirittura congelarlo. Con lo stesso criterio potrete preparare pasti per tutta la famiglia.
- Spesso si ricorre all'utilizzo del *brodo vegetale*: dovendo fare attenzione alla quantità di olio a disposizione, il brodo diventa un ottimo alleato per dare volume nei condimenti o per preparare basi di cottura senza soffriggere. L'ideale sarebbe avere a disposizione un brodo vegetale fatto in casa, anche se siamo tutti alla ricerca della praticità per l'eterna lotta contro il tempo. Alleghiamo comunque la ricetta della preparazione casalinga,* ma possiamo anche considerare l'uso di preparati granulari. Nella scelta fate attenzione a trovare un preparato di qualità, senza eccesso di grassi e sale. Qualora utilizziate il brodo vegetale, assaggiate la pietanza prima di aggiungere eventuale sale.
- *Colazioni*: ho alternato colazioni dolci a colazioni salate per consentire la scelta in base ai propri gusti o abitudini. Tuttavia, le co-

* Ricetta del brodo vegetale (da *Il bello della Zona*):

Ingredienti: 2 litri d'acqua, 3 gambi di sedano, 1 foglia di alloro, 1 mazzetto di prezzemolo, 1 porro, 2 carote, 2 cipolle, sale.

- Far bollire le verdure in acqua fredda per circa un'ora.
- Filtrare eliminando le verdure.
- Conservare in frigo per alcuni giorni, oppure congelare suddividendolo in piccole porzioni.

lazioni sono intercambiabili e ripetibili. Non ho inserito l'uso di tè o caffè, che sono ammessi con l'utilizzo di poco fruttosio o dolcificante: ricordate che un uso eccessivo di caffeina ha azione sull'insulina. Considerate la possibilità di utilizzare caffè decaffeinato.

- L'uso degli *albumi* è stato ripetuto per dare il modo di utilizzare le uova intere ai pasti, evitando così gli eccessi.
- *Pranzi e cene*: sono intercambiabili nella stessa giornata. Il piano settimanale è stato suddiviso cercando di dare la giusta alternanza agli alimenti: utilizzo equilibrato di uova, formaggio, carne rossa. Qualora, infatti, desideriate fare dei cambi tra le settimane, fate attenzione a non eccedere con l'uso di questi alimenti in particolare.
- *Formaggi*: nelle ricette a base di formaggi, si sono normalmente aggiunti anche i grassi sotto forma di olio di oliva. La scelta è stata fatta per non penalizzare l'uso della verdura, tenendo anche presente che abbiamo cercato di variare la scelta degli alimenti per impedire un uso eccessivo di qualche macronutriente. Così facendo, l'utilizzo dei formaggi e dell'olio nello stesso pasto sarà diradato nel tempo.
- *Spuntini*: troverete una lista di spuntini dolci e salati da scegliere a seconda delle vostre preferenze e necessità organizzative nelle varie giornate.

Un consiglio sempre valido: insalata verde, finocchi, funghi sono alimenti che possono essere consumati in quantità quasi «libere» nelle giornate in cui si ha più fame, sempre in accompagnamento ai pasti.

Spuntini

Spuntini dolci

1. 200 g di yogurt bianco magro
2. 200 ml di latte parzialmente scremato con una spolverata di cacao amaro e poco dolcificante

3. 100 g di yogurt bianco magro e 3 MiniRock
Sbriciolare i MiniRock nello yogurt

4. 100 ml di latte parzialmente scremato
2 frollini bilanciati EnerZona

5. 80 g di ricotta
10 g di fruttosio
5 gocce di estratto di vaniglia
8 pinoli
Mescolare il tutto

6. 75 g di formaggio magro spalmabile
15 g di marmellata senza zucchero
2,5 g di polvere di nocciole
Mescolare il tutto

7. Muffin con pere e cannella (16 blocchi)

Ingredienti secchi:
120 g di farina di avena
10 misurini di proteina in polvere Whey 90%
1 cucchiaio di polvere lievitante
2 cucchiaini di cannella
20 g di fruttosio
Qualche goccia di dolcificante liquido (facoltativo)

Ingredienti umidi:
4 uova
4 albumi
600 g di pere
24 nocciole
12 g di olio di semi
1 cucchiaio di buccia d'arancia grattugiata
Estratto di vaniglia

1. Riscaldare il forno a 180 °C. Ungere la teglia per i muffin con un velo di olio.
2. Passare al setaccio tutti gli ingredienti secchi e metterli da parte dopo averli mescolati insieme.
3. Mettere tutti gli ingredienti umidi in un frullatore, coprire e frullare fino a ottenere un composto molto soffice.
4. Aggiungere gli ingredienti umidi a quelli secchi e mescolare fino a quando il composto diventa uniforme, prestando attenzione che la farina s'incorpori bene senza che si formino grumi. *Non mescolare eccessivamente, poiché i muffin si rovinerebbero.*
5. Se necessario, aggiungere le gocce di dolcificante.
6. Versare il composto negli stampini della teglia da muffin riempiendo 16 formine (qualora dovessero rimanere delle formine vuote, riem-

pirle con acqua per evitare che si deformino) e cuocere fino a che la parte superiore dei muffin risulta dorata e compatta. La cottura sarà ultimata quando, infilando uno stuzzicadenti al centro del muffin, questo ne uscirà pulito (circa 20-25 minuti).

7. Sfornare, lasciar raffreddare e togliere i muffin dagli stampini.
8. Conservare in frigorifero (fino a una settimana) o congelare.

Nota: questa ricetta viene proposta in dosaggio da 16 blocchi, poiché i muffin si conservano perfettamente anche se congelati e diventano una valida alternativa sia per la colazione sia per gli spuntini, potendo essere anche facilmente trasportati.

Spuntini salati

1. 30 g di prosciutto cotto
100 g di pera
3 mandorle

2. 80 g di ricotta
60 g di uva
3 nocciole

3. 20 g di bresaola
100 g di pera
3 olive

4. 25 g di prosciutto crudo
90 g di ananas
8 pinoli

5. 30 g di affettato di petto di pollo affumicato
90 g di mela
3 olive

6. 45 g di feta
100 g di pera
3 olive

7. 80 g di ricotta
100 g di pera
10 g di pâté di olive
Frullare la pera e mescolare il tutto

PRIMA SETTIMANA

Lunedì

Colazione

Crema di pere e formaggio

2 BLOCCHI

75 g di formaggio magro spalmabile
20 g di formaggio grana
150 g di pere
2 noci
5 g di fruttosio

3 BLOCCHI

100 g di formaggio magro spalmabile
30 g di formaggio grana
250 g di pere
3 noci
5 g di fruttosio

1. Frullare le pere (aggiungendo eventualmente pochissima acqua gassata per rendere il frullato più morbido).
2. Mescolarle bene con il formaggio spalmabile e il grana grattugiato, fino a ottenere una crema.
3. Servire in una coppetta appoggiando sulla crema le noci.

Pranzo

Carpaccio di salmone e semi di sesamo

160 g di salmone fresco
240 g di arance
180 g di ananas
6 g di olio extravergine d'oliva
Il succo di 1 limone
1 mazzetto di rucola
Semi di sesamo
Erba cipollina
Sale

1. Tagliare il salmone a fette sottili e disporle su un piatto.
2. Filtrare il succo del limone e unirvi il sale, l'olio e l'erba cipollina tritata.
3. Irrorare il salmone con il condimento e lasciare marinare in frigorifero per un'ora.
4. Nel frattempo tagliare la rucola in striscioline sottili e l'ananas e l'arancia a fettine.

5. Disporre su ogni piatto un po' di rucola, le fettine di salmone, quelle di arancia e l'ananas.
6. Versarvi il succo della marinatura rimasto e cospargere di semi di sesamo.

Cena

Clafoutis di spinaci e pinoli

1 uovo
2 albumi
80 g di ricotta
150 g di spinaci
15 g di uva passa
Cipolla
24 pinoli
3 cucchiai di brodo vegetale
1,5 g di olio extravergine d'oliva
Erba cipollina
Sale
Pepe

1. Preriscaldare il forno a 180 °C.
2. Sbattere le uova in una ciotola, aggiungere la ricotta lavorata con una forchetta e mescolare fino a ottenere un composto omogeneo.
3. Lavare e asciugare l'erba cipollina, tritarla con la mezzaluna e quindi aggiungerla al composto di uova e ricotta.
4. Lessare gli spinaci, poi strizzarli bene e tritarli con la mezzaluna.
5. Mettere in una casseruola 3 cucchiai di brodo vegetale bollente, la cipolla tagliata sottile e l'olio e farvi saltare gli spinaci per alcuni minuti.
6. Unire al composto di uova e ricotta gli spinaci, l'uva passa e i pinoli e versare il tutto in una pirofila foderata con carta da forno.
7. Far cuocere nel forno caldo per circa 15 minuti.

Crema di pere e Philadelphia light

200 g di pere
70 g di Philadelphia light
3 g di cacao amaro

1. Sbucciare le pere, frullarle e unirle al Philadelphia light, mescolando fino a ottenere una crema.
2. Versare in una coppetta e riporre in frigorifero per 30 minuti.
3. Servire dopo aver spolverizzato con la punta di un cucchiaino di cacao amaro.

Martedì

Colazione

Crema di frollini bilanciati

2 BLOCCHI

100 ml di latte
100 g di yogurt bianco magro
4 frollini bilanciati EnerZona

3 BLOCCHI

100 ml di latte
200 g di yogurt bianco magro
6 frollini bilanciati EnerZona

Sbriciolare i frollini aggiungendoli al latte e allo yogurt, quindi frullare.

Pranzo

Crema di carciofi e filetto di vitello con carciofi

140 g di filetto di vitello
360 g di cuori di carciofo
160 g di cipolla
6 g di olio extravergine d'oliva
2 cucchiai di cognac
Sale
Pepe
Rosmarino

Per la crema:
360 g di cuori di carciofo
20 g di crostini di pane integrale tostato
2 cucchiai di latte
Brodo vegetale

1. Tagliare i cuori di carciofo in tre parti e farli bollire fino a cottura quasi completa.
2. Far imbiondire in una padella la cipolla finemente tritata con l'olio.
3. Aggiungere il vitello tagliato a listarelle, il sale e il rosmarino, cuocendo fino a far rosolare bene la carne, poi sfumare con il cognac. Servire ben caldo, accompagnando con i cuori di carciofo.

Per la crema:
1. Lessare i cuori di carciofo.
2. Frullare i carciofi aggiungendo il latte ed eventualmente un po' di brodo vegetale per rendere la crema più liquida.
3. Servire calda con i crostini.

Cena

Frittata al pâté di olive verdi

2 uova
1 albume
80 g di ricotta
40 g di pâté di olive verdi

1. Sbattere le uova e un albume in una terrina.
2. Aggiungere il pâté di olive e la ricotta amalgamando bene il tutto.
3. Ungere con un velo d'olio il fondo di una padella antiaderente e versarvi il composto.
4. Far cuocere la frittata a fuoco moderato fino a quando risulterà cotta la parte inferiore, poi girarla aiutandosi con un coperchio e ultimare la cottura.

Sorbetto di pesche

300 g di pesche
1 albume
Il succo di 1 limone
20 g di fruttosio

1. Sbucciare le pesche privandole del nocciolo e tagliarle in piccoli pezzi.
2. Frullare le pesche aggiungendo il fruttosio e il succo di limone.
3. Montare a neve ben ferma l'albume e unirlo delicatamente alla frutta a pezzi.
4. Riporre in freezer per 3 o 4 ore, rimescolando di tanto in tanto con una forchetta.
5. Togliere dal freezer 30 minuti prima di servire.

Nota: al posto delle pesche si possono utilizzare 180 g di ananas, oppure 340 g di fragole o 200 g di pere.

Mercoledì

Colazione

Frittata di albumi e crema di formaggio

2 BLOCCHI

2 albumi
75 g di formaggio magro spalmabile
Sale
40 g di pane integrale tostato
6 mandorle

3 BLOCCHI

3 albumi
110 g di formaggio magro spalmabile
Sale
60 g di pane integrale tostato
9 mandorle

1. Sbattere gli albumi e metterli a cuocere a fuoco basso in una padellina antiaderente.
2. Subito dopo aggiungere il formaggio mescolando bene e regolando eventualmente di sale.
3. Non appena si sarà rappresa la parte inferiore, girare la frittata aiutandosi con un piatto o un coperchio.
4. Servire accompagnando con le fette di pane tostato e le mandorle.

Pranzo

Insalata di cannellini, prosciutto, funghi e mix di foglie

120 g di prosciutto cotto tagliato a dadini
260 g di fagioli cannellini in scatola sgocciolati
100 g di funghi champignon
50 g di songino
50 g di lattuga
50 g di zucchine
50 g di rucola
3 pomodori secchi
1 cucchiaio di aceto balsamico
1 cucchiaio di yogurt bianco magro
6 g di olio extravergine d'oliva
Brodo vegetale leggero
Pepe

1. Mondare e lavare le insalate spezzettandole con le mani, quindi metterle in una insalatiera; pulire e tagliare a fettine i funghi e le zucchine.
2. Immergere in acqua i pomodori secchi per farli ammorbidire, poi tagliarli in piccoli pezzi e unirli alle insalate, ai funghi e alle zucchine.
3. In una ciotolina, amalgamare un po' di brodo vegetale, lo yogurt, l'aceto balsamico, il pepe e l'olio.
4. Aggiungere i cubetti di prosciutto e i cannellini e condire con l'emulsione ottenuta. Lasciar riposare per 10 minuti prima di servire.

Cena

LA RICETTA DELLO CHEF:
FILIPPO LA MANTIA

Zuppa di zucca gialla con pesce spada fritto
(pagina 169)

Giovedì

Colazione

Cheesecake con pere e cioccolata

2 BLOCCHI

80 g di ricotta
70 g di fiocchi di latte
200 g di pere
5 g di polvere di nocciole
Cacao amaro in polvere

3 BLOCCHI

120 g di ricotta
110 g di fiocchi di latte
300 g di pere
7,5 g di polvere di nocciole
Cacao amaro in polvere

1. Frullare i fiocchi di latte, la ricotta, le pere, il cacao e la polvere di nocciole.
2. Versare in una ciotola e servire.

Pranzo

Polpettone di carne bianca e verdure

35 g di tacchino
35 g di pollo
2 albumi
320 g di zucchine
180 g di melanzane
60 g di lenticchie in scatola (sgocciolate)
100 g di passata di pomodoro
80 g di scalogno
20 g di formaggio grana
4,5 g di olio extravergine d'oliva
Brodo vegetale
Basilico
Sale, pepe

1. Macinare la carne di pollo e tacchino.
2. Cuocere in una pentola con 2 cucchiaini d'olio e brodo vegetale le melanzane e le zucchine tagliate a pezzetti e le lenticchie.
3. Lasciar intiepidire, poi aggiungere alle verdure la carne macinata, gli albumi leggermente sbattuti, il grana grattugiato e un pizzico di pepe.
4. Mescolare bene, poi versare il composto in uno stampino foderato di carta da forno e far cuocere in forno a 200 °C circa per 40-50 minuti.
5. Nel frattempo, imbiondire lo scalogno in un pentolino con un po' di brodo vegetale, aggiungendo poi la salsa di pomodoro. A fine cottura unire il cucchiaino d'olio rimasto e qualche foglia di basilico.

6. Tagliare a fette il polpettone e servire con accanto la salsa di pomodoro.

Mousse di fragole

170 g di fragole
5 g di fruttosio
1 cucchiaino di succo d'arancia
8 pinoli
Alcune gocce di vaniglia

1. Frullare le fragole con il fruttosio, il succo d'arancia e la vaniglia.
2. Versare il tutto in una coppa e cospargere di pinoli.

Cena

Crostata di fave e prosciutto cotto

200 g di fave fresche
60 g di prosciutto cotto
2 albumi
50 g di scalogno
20 g di formaggio grana
6 g di olio extravergine d'oliva
Brodo vegetale

1. Riscaldare il forno a 160 °C.
2. Tagliare il prosciutto a listarelle.
3. Preparare un fondo con un po' di brodo vegetale, l'olio e lo scalogno e aggiungervi le fave precedentemente cotte in acqua leggermente salata. Cuocere per circa 10 minuti, regolando di sale e pepe.
5. Sbattere gli albumi con il grana grattugiato, unire al prosciutto e alle fave e versare il tutto in una pirofila. Cuocere per circa 10 minuti nel forno caldo, fino a che gli albumi si siano completamente rappresi.

Gelatina di pere, vaniglia e cannella

200 g di pere
10 g di fruttosio
La punta di un cucchiaino di cannella
5 gocce di vaniglia
1 foglio di colla di pesce

1. Frullare le pere con il fruttosio, la cannella e la vaniglia.
2. Ammorbidire la colla di pesce in acqua fredda, poi strizzarla leggermente. Porla in un pentolino e scioglierla a fuoco lento senza farla bollire.
3. Lasciar intiepidire la gelatina così ottenuta e aggiungerla alla frutta frullata mescolando bene. Riporre in frigo per almeno 2 o 3 ore.

Venerdì

Colazione

Crostino con formaggio e frutta

2 BLOCCHI

1 confezione di cracker bilanciati EnerZona
75 g di formaggio magro spalmabile
170 g di fragole
8 pinoli

3 BLOCCHI

1 confezione di cracker bilanciati EnerZona
75 g di formaggio magro spalmabile
25 g di prosciutto crudo
100 g di kiwi
170 g di fragole
8 pinoli

Spalmare il formaggio sui cracker (unendovi eventualmente il prosciutto), accompagnando con la frutta e i pinoli.

Pranzo

Fantasia di tonno e lenticchie

120 g di tonno sott'olio (sgocciolato)
120 g di lenticchie in scatola (sgocciolate)
70 g di fagioli cannellini in scatola (sgocciolati)
190 g di pomodori ciliegini
40 g di cipolla
6 g di olio extravergine d'oliva
3 cucchiai di succo d'arancia
Sale
Pepe

1. Sgocciolare molto bene il tonno, tritandolo grossolanamente con la mezzaluna.
2. Metterlo in una ciotola con il succo d'arancia, l'olio, il sale e un po' di pepe.
3. Aggiungere le lenticchie e i fagioli cannellini ben sgocciolati e i pomodori ciliegini tagliati in quarti.
3. Mescolare il tutto e lasciar riposare per 30 minuti.

Cena

Pollo al curry e ananas saltato

140 g di petto di pollo	16 pinoli
120 g di carote	90 g di ananas
50 g di succo d'arancia	1 cucchiaino di curry in polvere
50 g di succo di limone	1/2 cucchiaino di cannella
10 g di uva passa	Dolcificante liquido
3 g di olio extravergine d'oliva	Brodo vegetale

1. Mettere in una pentola un po' di brodo vegetale, il curry, l'olio e le carote tagliate a julienne con il succo d'arancia, il succo di limone, la cannella e l'uva passa.
2. Non appena le carote saranno cotte, aggiungere il pollo tagliato a pezzettini, portando a ebollizione fino alla completa cottura della carne.
3. Tagliare l'ananas a dadini e farli saltare in padella con un cucchiaio di succo d'arancia e una goccia di dolcificante liquido.
4. Servire in un piatto accanto al pollo.

Sabato

Colazione

Crema di fragole e cacao

2 BLOCCHI

200 g di yogurt bianco magro	170 g di fragole
1 misurino di proteine in polvere Whey 90%	8 pinoli
	Cacao amaro polvere

3 BLOCCHI

300 g di yogurt bianco magro	250 g di fragole
1 misurino e mezzo di proteine in polvere Whey 90%	12 pinoli
	Cacao amaro in polvere

Frullare insieme tutti i componenti, aggiungendo la punta di un cucchiaino di cacao.

Pranzo

LA RICETTA DELLO CHEF:
FILIPPO LA MANTIA

Pennette bilanciate con patate lesse, basilico e pesto di sedano
(pagina 170)

Cena

Crema di lenticchie e funghi con speck

100 g di speck sgrassato
180 g di lenticchie in scatola (sgocciolate)
80 g di cipolla
60 g di carote
50 g di funghi (porcini o champignon)
6 g di olio extravergine d'oliva
3 cucchiai di latte
1/2 cucchiaio di erba cipollina tritata
Brodo vegetale
Sale
Pepe

1. Far rosolare la cipolla tritata finemente e la carota tagliata a rondelle sottili con 3 cucchiai di brodo vegetale e metà dell'olio.
2. Aggiungere le lenticchie e il latte e far cuocere per alcuni minuti, fino a quando le lenticchie saranno diventate tenerissime.
3. Frullare il tutto, aggiungendo del brodo vegetale fino a ottenere la consistenza desiderata. Aggiungere il pepe e, se necessario, un po' di sale.
4. Pulire i funghi, tagliarli a pezzetti e metterli a cuocere in una padella con poco brodo vegetale e il rimanente olio, fino a farli diventare tenerissimi.
5. Disporre la minestra in un piatto, appoggiandovi sopra i funghi spolverizzati con l'erba cipollina.

Nota: questa minestra può accompagnare un pasto proteico velocissimo, costituito per esempio da semplice speck.
La crema di lenticchie è comoda, perché può essere anche surgelata e utilizzata in casi di «emergenza tempo».
La presenza o meno dei funghi non influenza il bilanciamento del pasto, perciò diventano facoltativi. Qualora si decida di non utilizzarli, è sufficiente sostituire i 2 miniblocchi di grassi rappresentati dall'olio di cottura aggiungendolo a crudo nella minestra o sostituendolo con noci, mandorle o altro.

Domenica

Colazione

Omelette di albumi e mozzarella

2 BLOCCHI

2 albumi
35 g di mozzarella
6 olive denocciolate
20 g di pane integrale
100 g di kiwi

3 BLOCCHI

2 albumi
70 g di mozzarella
9 olive denocciolate
40 g di pane integrale
100 g di kiwi

1. Sbattere gli albumi insieme alle olive, poi metterli a cuocere in una padellina a fuoco moderato.
2. Non appena si sarà rappresa la parte inferiore, girare l'omelette con l'aiuto di un piatto e farla cuocere quasi completamente.
3. Aggiungere al centro la mozzarella, ripiegando l'omelette a metà e lasciando cuocere pochi minuti fino a quando il formaggio si sarà sciolto.
4. Completare il bilanciamento della colazione con il pane e il kiwi.

Pranzo

LA RICETTA DELLO CHEF: FILIPPO LA MANTIA

Zuppa di pomodori con origano e calamari stufati nel succo d'arancia
(pagina 170)

Cena

Insalata di formaggi, finocchi e clementine

140 g di fiocchi di latte
90 g di feta
450 g di finocchi
100 ml di succo di clementine

1 manciata di rucola
1 manciata di misticanza
6 g di olio extravergine d'oliva
5 gocce di aceto balsamico
Brodo vegetale leggero
Pepe

1. Mondare i finocchi eliminando la parte più esterna, quindi tagliarli a fettine sottilissime usando le apposite lame di un robot da cucina.
2. Lavare la rucola e le foglie di misticanza, unendole poi ai finocchi in un'insalatiera.
3. Mettere i fiocchi di latte in un colino, in modo da eliminare tutta la parte liquida, e tagliare a cubetti la feta, quindi unire il tutto alla verdura.
4. In una ciotolina, versare il succo di clementine, l'aceto balsamico, un po' di pepe, qualche cucchiaio di brodo vegetale per dare volume e infine l'olio.
5. Mescolare bene con una forchetta per ottenere un'emulsione omogenea e versarla poi sull'insalata.

Crema di ananas

2 cucchiai di yogurt bianco magro
270 g di ananas

Frullare l'ananas aggiungendo lo yogurt e riporre in frigo per 30 minuti per dare maggiore consistenza.

Le ricette dello chef

Filippo La Mantia*

Zuppa di zucca gialla con pesce spada fritto

250 g di polpa di zucca gialla
180 g di pesce spada
125 g di pomodori maturi
50 g di succo d'arancia
24 g di farina
Basilico
Finocchietto selvatico
1 foglia di alloro fresco
Sale
Pepe bianco
6 g di olio extravergine d'oliva per friggere

1. Tagliare a dadini la polpa della zucca e i pomodori.
2. Metterli in una pentola con alcune foglie di basilico e il finocchietto selvatico tritati, due bicchieri d'acqua, sale e pepe e far cuocere a fuoco vivace. Quando inizierà a bollire, diminuire la fiamma, aggiungere la foglia di alloro e il succo d'arancia e far cuocere a fuoco basso per circa 20 minuti.
3. Poco prima che la zuppa sia pronta, prendere le fette di pesce spada, tamponarle bene con carta da cucina e infarinarle.
4. Scaldare abbondante olio in una padella e friggere il pesce. Una volta raggiunta la giusta doratura, appoggiare le fette su un piatto foderato con carta assorbente da cucina.
5. Intanto frullare la zuppa per renderla vellutata e aggiungere un po' d'acqua se è il caso. Servire subito, adagiando nel piatto una fetta di pesce spada fritto.

* Filippo La Mantia, palermitano trapiantato a Roma, oste e cuoco, definisce la sua cucina «un'allegra rappresentazione della Sicilia, piena di colori, di freschezza, di maliziosità, di sensualità e, soprattutto, di carattere». Nel febbraio 2009 ha aperto il suo ristorante *Filippo La Mantia* all'interno dell'hotel *Majestic* di Roma. Il suo sito è: www.filippolamantia.com

Pennette bilanciate con patate lesse, basilico e pesto di sedano

60 g di pennette bilanciate EnerZona
50 g di patate
40 g di formaggio tuma
1,5 g di olio extravergine d'oliva
Qualche foglia di basilico
Sale

Per il pesto:
1/2 costa di sedano
5 g di capperi sotto sale
1 acciuga sott'olio
3 spicchi d'arancia
3 mandorle
3 g di olio extravergine d'oliva
Qualche foglia di basilico

1. Pelare, lavare e tagliare a tocchetti la patata, quindi lessarla in abbondante acqua poco salata.
2. Una volta cotta ma ancora ben soda, scolarla, trasferirla in una ciotola e condire con 1,5 g di olio.
3. Mondare e lavare il sedano e dissalare i capperi.
4. Mettere questi due ingredienti e gli spicchi d'arancia nel vaso del mixer con il basilico precedentemente lavato, l'acciuga, le mandorle e 3 g di olio e frullare il tutto grossolanamente.
5. Cuocere le pennette in abbondante acqua bollente salata e scolarle al dente, conservando a parte 1/2 bicchiere di acqua di cottura.
6. Versare la pasta, il pesto di sedano, l'acqua di cottura e la tuma grattugiata nella ciotola con le patate. Mescolare bene e lasciar raffreddare a temperatura ambiente. Riporre poi in frigorifero per un'ora circa prima di servire.

Zuppa di pomodori con origano e calamari stufati nel succo d'arancia

250 g di pomodori a grappolo maturi
220 g di calamari
150 g di succo d'arancia
75 g di patate
10 g di capperi sotto sale
6 g di olio extravergine d'oliva
Origano fresco
Qualche foglia di basilico
3 foglie di menta
Sale

1. Far bollire in una pentola con abbondante acqua salata i pomodori lavati, il basilico, la menta, l'origano, i capperi dissalati e la patata precedentemente sbucciata e tagliata a cubetti.
2. Intanto, dopo aver pulito i calamari, tagliarli ad anelli e porli in un tegame con il succo d'arancia. Far stufare il tutto per circa 15 minuti.
3. Quando i pomodori saranno cotti estrarli dalla pentola, lasciando il resto sul fuoco, quindi sbucciarli e privarli dei semi.
4. Quando anche le patate saranno cotte, versare nella pentola la polpa di pomodoro e l'olio e frullare per qualche minuto con un frullatore a immersione.
5. Servire la zuppa ben calda in ciotole profonde, aggiungendo i calamari stufati nel succo d'arancia.

SECONDA SETTIMANA

Lunedì

Colazione

Crema di ricotta e frutta

2 BLOCCHI

80 g di ricotta
1 misurino di proteine in polvere Whey 90%
200 g di pere
6 nocciole

3 BLOCCHI

160 g di ricotta
1 misurino di proteine in polvere Whey 90%
200 g di pere
90 g di mela
9 nocciole

1. Mescolare la ricotta con le proteine e la frutta frullata.
2. Versare in una coppetta e aggiungere le nocciole.

Pranzo

Carpaccio di manzo con asparagi

140 g di carpaccio di manzo
150 g di asparagi verdi (punte)
1 cucchiaio di aceto di vino bianco
5 g di Martini dry (facoltativo)
6 g di olio extravergine d'oliva
1 g di fruttosio
2 cucchiai di cipolla tritata
Brodo vegetale
Sale
Pepe

1. Lavare bene le punte degli asparagi.
2. In una casseruola, portare a ebollizione il brodo vegetale e aggiungervi la cipolla tagliata sottilissima lasciando cuocere per alcuni minuti.
3. Aggiungere le punte degli asparagi facendole cuocere fino a quando saranno diventate tenerissime.
4. Disporre le fette di carpaccio su un piatto aggiungendo il pepe e, se necessario, il sale.
5. In una ciotolina, emulsionare con una forchetta l'aceto, il Martini, il fruttosio e poco sale, fino a quando le polveri si saranno sciolte.
6. Aggiungere lentamente l'olio e distribuire la salsina sul carpaccio.

Ananas grigliato

300 g di ananas

Disporre l'ananas tagliato a fette sottili (o a cubetti) su una griglia ben calda, fino a quando avrà preso colore. Servire caldo.

Cena

Insalata di albumi,
feta e radicchio

4 albumi sodi
90 g di feta
250 g di radicchio rosso
2 manciate di misticanza
2 manciate di funghi champignon
1 manciata di ravanelli
150 g di pere
6 g di olio extravergine d'oliva
Brodo vegetale
Senape, pepe

1. Lavare la misticanza. Lavare il radicchio e tagliarlo a strisce.
2. Pulire i funghi eliminando le parti più dure e tagliarli a fettine.
3. Lavare i ravanelli eliminandone le estremità e tagliarli a rondelle.
4. Sbucciare le pere e tagliarle a dadini.
5. Tagliare gli albumi e la feta a cubetti.
6. Emulsionare l'olio, il brodo vegetale, la senape e il pepe fino a ottenere una salsina omogenea.
7. Mescolare in una ciotola tutti gli ingredienti e condire con la salsina.

Nota: per completare il bilanciamento dei carboidrati accompagnare con 300 g di pesche, oppure 200 g di kiwi o 180 g di ananas.

Martedì

Colazione

Toast con speck e frutta

2 BLOCCHI

25 g di speck
1 confezione di cracker bilanciati EnerZona alle olive nere
150 g di frutti di bosco
6 g di maionese light

3 BLOCCHI

50 g di speck
1 confezione di cracker bilanciati EnerZona alle olive nere
20 g di pane integrale
150 g di frutti di bosco
12 g di maionese light

Spalmare la maionese sui cracker e sul pane, e disporvi sopra lo speck. Accompagnare con i frutti di bosco al naturale.

Pranzo

LA RICETTA DELLO CHEF: ROSANNA MARZIALE

Bianco su bianco
(pagina 186)

Cena

Polpette di broccoli e ricotta

160 g di ricotta
150 g di broccoli
20 g di formaggio grana padano
2 albumi
1,5 g di olio extravergine d'oliva
Sale

1. Riscaldare il forno a 200 °C.
2. Lavare e tagliare a pezzetti i broccoli, quindi farli cuocere a vapore aggiungendo un po' di sale.
3. Nel frattempo frullare la ricotta insieme al grana, agli albumi ed eventualmente un po' di sale.
4. Frullare i broccoli, fino a ottenere un composto molto morbido.
5. Ungere con un velo d'olio una padella antiaderente e versarvi la crema di broccoli, lasciando rapprendere per alcuni minuti.
6. Aggiungere il composto di ricotta, uova e grana mescolando bene fino a far intiepidire il tutto.
7. Formare delle polpettine piatte disponendole in una teglia foderata con carta da forno.
8. Cuocere nel forno a 200 °C per 20 minuti circa.

Nota: un'alternativa più rapida può essere costituita dalla cottura delle polpette su una griglia posta sul fuoco.

Macedonia di fragole e ananas

350 g di fragole
130 g di ananas
24 pinoli
3 gocce di estratto di vaniglia
2 cucchiai di succo d'arancia

1. Lavare le fragole e tagliarle in piccoli pezzi, aggiungendo il succo d'arancia e l'estratto di vaniglia.
2. Tagliare l'ananas a cubetti e dorarlo in una padellina molto calda.
3. Aggiungerlo alle fragole e cospargere di pinoli.
4. Lasciar riposare per 15 minuti prima di servire.

Mercoledì

Colazione

Frullato di pere e cannella

2 BLOCCHI

100 g di pere
200 ml di latte parzialmente scremato
Cannella
1 misurino di proteine in polvere Whey 90%
3 mandorle

3 BLOCCHI

200 g di pere
200 ml di latte parzialmente scremato
Cannella
2 misurini di proteine in polvere Whey 90%
6 mandorle

Frullare le pere sbucciate insieme al latte, alle proteine e alla cannella, quindi versare in una coppetta e aggiungere le mandorle.

Pranzo

Crema di carciofi e formaggio

70 g di formaggio light spalmabile
180 g di cuori di carciofo
100 ml di latte parzialmente scremato
20 g di formaggio grana
Brodo vegetale
Sale

1. Mettere i cuori di carciofo a bollire nel latte, salare, aggiungere eventualmente un po' d'acqua per coprirli completamente, e cuocere fino a renderli molto morbidi.
2. Frullare il tutto aggiungendo il grana grattugiato e il formaggio spalmabile, quindi mescolare per ottenere una crema omogenea (è sempre possibile allungare un po' con acqua calda o brodo vegetale leggero).

Frittata di mele

90 g di mele
3 albumi
10 g di uva passa
10 g di fruttosio
10 g di mandorle a scaglie
Cannella

1. Tagliare le mele a fette sottili e e metterle in una padella con un po' di fruttosio e con l'uva passa precedentemente ammorbidita in acqua.
2. Appena le mele sono morbide, aggiungere la cannella, far cuocere ancora qualche minuto e poi togliere il tutto dal fuoco.
3. Montare a neve gli albumi insieme al fruttosio rimasto versarli in una padella calda e farli cuocere per qualche secondo; appoggiarvi sopra le mele, ripiegare la frittata a metà e cuocere fino a ottenere un colore dorato. Servire la frittata cosparsa di mandorle a scaglie.

Cena

Tacchino al limone e origano

140 g di tacchino
3 rametti di origano
Il succo di un limone
6 g di olio extravergine d'oliva
100 g di clementine
Sale grosso
Pepe

1. Tagliare il tacchino a listarelle e disporle in una terrina.
2. Tritare finemente l'origano, unire il sale grosso pestato in un mortaio, l'olio, il pepe e il succo del limone.
3. Mescolare e versare sul tacchino, lasciando marinare per un'ora.
4. Cuocere il tacchino su una griglia calda spennellando con la marinatura fino a completa cottura.

Insalata di frutta

180 g di ananas
100 g di clementine
170 g di mirtilli
1 cucchiaio di succo d'arancia

1. Tagliare le clementine in piccoli pezzi e l'ananas a cubetti, poi unirli ai mirtilli mondati e lavati.
2. Mescolare il succo d'arancia con la frutta, lasciando riposare per almeno 15 minuti.

Giovedì

Colazione

Prosciutto e ricotta

2 BLOCCHI

30 g di prosciutto cotto sgrassato	40 g di pane integrale
80 g di ricotta magra	12 pistacchi

3 BLOCCHI

60 g di prosciutto cotto sgrassato	60 g di pane integrale
80 g di ricotta magra	18 pistacchi

Spalmare la ricotta sulle fette di pane tostato ancora caldo, adagiandovi sopra il prosciutto. Terminare la colazione con i pistacchi.

Nota: come terzo blocco di carboidrati, al posto di altri 20 g di pane è possibile aggiungere 1 miniblocco di frutta (90 g di mela o ananas, 100 g di pera o kiwi o clementine, 120 g di arancia eccetera).

Pranzo

Zuppa di pomodoro

300 g di pomodori pelati	2 cucchiai di latte
80 g di cipolla	3 g di olio extravergine d'oliva
Brodo vegetale	Sale
Basilico fresco in foglie	Pepe

1. Far imbiondire la cipolla in una pentola con qualche cucchiaio di brodo vegetale bollente e l'olio.
2. Unire i pomodori tagliati a pezzi, altro brodo vegetale (circa 250 ml) e portare a ebollizione.
3. Abbassare la fiamma, coprire e lasciar bollire per una decina di minuti.

4. Frullare la zuppa aggiungendovi il basilico (tenerne da parte qualche foglia), il latte, il pepe ed eventualmente un po' di sale.
5. Versare la zuppa in una ciotola aggiungendo alcune foglioline di basilico.

Frittata di lenticchie

2 uova	3 g di olio extravergine d'oliva
2 albumi	Sale
80 g di ricotta	Pepe
150 g di lenticchie in scatola	

1. Sbattere le uova e gli albumi insieme a un po' di sale e pepe, quindi unirvi poco alla volta la ricotta.
2. Aggiungere le lenticchie ben scolate.
3. Ungere con un velo d'olio una padella antiaderente e versarvi il composto. Cuocere a fuoco moderato fino a cottura della parte inferiore, poi capovolgere la frittata aiutandosi con un coperchio o un piatto.
4. A cottura ultimata, farla scivolare su un piatto da portata.

Cena

Filetto di manzo con melanzane e pepe rosa

140 g di filetto di manzo	Pepe rosa in grani
350 g di melanzane	Sale grosso
6 g di olio extravergine d'oliva	Rosmarino

1. Riscaldare il forno a 200 °C.
2. Disporre la fetta di filetto in una pirofila senza alcun condimento e cuocere nel forno caldo per 7 o 8 minuti.
3. Tagliare le melanzane a cubetti non troppo piccoli. Cospargere di sale grosso, appoggiandovi sopra un peso per facilitare il drenaggio del liquido contenuto, e lasciar riposare per un'ora.
4. Sciacquare bene, scolare, asciugare con carta da cucina i cubetti di melanzana e cuocerli su una griglia calda.
5. Condire la melanzana con un po' di rosmarino, l'olio e il pepe rosa macinato al momento.
6. Tagliare la carne a listarelle e servirla accompagnata dal contorno di melanzane.

Gelatina di frutti di bosco

300 g di frutti di bosco
10 g di fruttosio
2 g di colla di pesce
2 gocce di estratto di vaniglia

1. Frullare i frutti di bosco e passarli in un colino a maglia media per togliere tutti i semi.
2. Aggiungere il fruttosio e l'estratto di vaniglia.
3. Ammorbidire la colla di pesce in acqua fredda strizzandola leggermente, poi farla sciogliere completamente in un pentolino a fiamma bassissima, senza portare a ebollizione.
4. Lasciar intiepidire e aggiungere al frullato di frutti di bosco mescolando.
5. Versare in una coppetta e riporre in frigorifero per almeno un'ora prima di servire.

Venerdì

Colazione

Crema di fragole, yogurt, limone e pinoli

2 BLOCCHI

170 g di fragole
200 g di yogurt bianco magro
1/2 misurino di proteine in polvere Whey 90%
1 albume
8 pinoli tostati
1 cucchiaio di buccia di limone grattugiata
1 cucchiaino di succo di limone
3 gocce di dolcificante liquido

3 BLOCCHI

250 g di fragole
300 g di yogurt bianco magro
1 misurino di proteine in polvere Whey 90%
1 albume
12 pinoli tostati
1 cucchiaio di buccia di limone grattugiata
1 cucchiaino di succo di limone
4 gocce di dolcificante liquido

1. Montare a neve ben ferma l'albume.
2. Frullare le fragole aggiungendovi le proteine alla vaniglia, lo yogurt, il succo e la buccia del limone e il dolcificante.

3. Unire poco per volta l'albume montato a neve mescolando delicatamente.
4. Versare in una ciotola cospargendo di pinoli.

Nota: le fragole possono essere sostituite con 100 g di pere (150 g per 3 blocchi) oppure 90 g di ananas (130 g per 3 blocchi).
Questa colazione va preparata possibilmente la sera precedente.

Pranzo

Crema di spinaci con salmone affumicato

150 g di spinaci surgelati
120 g di salmone affumicato
80 g di cipolla
350 ml di brodo vegetale
3 g di olio extravergine d'oliva
8 g di panna acida
La punta di un cucchiaino di curry in polvere
1 manciata di foglie di misticanza
Sale
Pepe
Per la salsa condimento:
4 cucchiai di brodo vegetale
senape senza zucchero q.b.
4 gocce di aceto balsamico
1 cucchiaio di succo di limone

1. Scaldare l'olio con un po' di brodo vegetale e farvi imbiondire la cipolla tritata finemente.
2. Aggiungere il curry e il resto del brodo vegetale, poi gli spinaci facendo sobbollire fino a cottura a fuoco basso.
3. Tagliare 30 g di salmone a listarelle sottili.
4. Frullare la minestra di spinaci, aggiungendo la panna acida e regolando eventualmente di sale e pepe.
5. Servire la crema di spinaci in una ciotolina disponendovi sopra le listarelle di salmone.

Per la salsa condimento:
1. Unire in un vasetto di vetro il brodo vegetale, la senape, l'aceto e il succo di limone.
2. Chiudere con un coperchio e agitare il composto fino a ottenere un'emulsione omogenea.

Nota: come seconda portata servire il resto del salmone, accompagnato dalla misticanza condita con la salsa.
Per bilanciare, servire come dessert 270 g di ananas tagliato a piacere.

Cena

Insalata di gamberetti,
tonno, rucola e mela

100 g di gamberetti in vasetto	30 g di mais senza zucchero
60 g di tonno sott'olio	6 g di olio extravergine d'oliva
230 g di rucola	La buccia di un limone grattugiata
150 g di pomodori da insalata	Aceto
250 g di cetrioli	Brodo vegetale
90 g di mela	

1. Sgocciolare il tonno dall'eccesso di olio e i gamberetti dall'eccesso di liquido, lasciandoli riposare per 10 minuti in due colini separati.
2. Lavare la rucola e tagliare i pomodori a spicchi.
3. Sbucciare i cetrioli e tagliarli a fettine sottilissime.
4. Sbucciare la mela e tagliarla a dadini.
5. Scolare il mais.
6. Mettere in una ciotolina l'olio, l'aceto, un po' di brodo vegetale e la buccia del limone grattugiata. Emulsionare bene e aggiungere il condimento nella ciotola dove saranno stati posti tutti gli ingredienti.

Sabato

Colazione

Uovo alla coque
con formaggio

2 BLOCCHI

1 uovo	20 g di pâté di olive
75 g di fiocchi di latte magri	Sale
40 g di pane integrale tostato	

3 BLOCCHI

1 uovo	60 g di pane integrale tostato
75 g di fiocchi di latte magri	30 g di pâté di olive
70 g di formaggio magro spalmabile	Sale

1. Immergere l'uovo in un pentolino pieno d'acqua e portare a ebollizione. Far bollire per 3 o 4 minuti.

2. Raffreddare leggermente l'uovo sotto l'acqua fredda.
3. Rompere il guscio nella parte superiore, formando un buco nel quale inserire un pizzico di sale; quindi mescolarlo con uno stuzzicadenti.
4. Spalmare il pâté di olive (ed eventualmente il formaggio magro) sul pane mettendovi poi sopra i fiocchi di latte.

Pranzo

LA RICETTA DELLO CHEF:
ROSANNA MARZIALE

A tre dita
(pagina 185)

Cena

Tartare di salmone alla vodka

160 g di salmone
1/2 cucchiaio di vodka
1 manciata di rucola
Alcuni fili di erba cipollina
3 ravanelli
Alcune foglie di lattuga
6 g di olio extravergine d'oliva
1 cucchiaino di senape senza zucchero
1 cucchiaio di yogurt bianco magro
Brodo vegetale leggero
Succo di limone
Sale
Pepe

1. Tritare la polpa del salmone, disporla in una ciotola e condirla con la metà dell'olio, il sale, il pepe, alcune gocce di succo di limone e il 1/2 cucchiaio di vodka.
2. Tritare un po' di rucola e unirla al salmone mescolando il tutto. Lasciar insaporire per qualche minuto.
3. Disporre su un piatto le foglie di lattuga, la rucola rimasta e i ravanelli affettati.
4. Porre in un vasetto l'olio rimasto, un po' di succo di limone, la senape, lo yogurt e il brodo vegetale. Chiudere il vasetto e agitare fino a ottenere un'emulsione omogenea.
5. Appoggiare al centro del piatto il salmone e condire il tutto con l'emulsione a base di senape.
6. Decorare con l'erba cipollina.

Insalata di bosco

170 g di mirtilli
140 g di lamponi
20 g di uva passa
Succo di limone
5 gocce di dolcificante liquido

1. Lavare e scolare bene i frutti di bosco.
2. Far ammorbidire l'uva passa in un po' d'acqua, poi sciacquarla, scolarla e unirla ai frutti di bosco in una ciotola. Aggiungere il succo del limone e il dolcificante.
3. Lasciar riposare in frigorifero per almeno un'ora, coprendo con una pellicola trasparente.
4. Servire l'insalata tiepida.

Domenica

Colazione

Yogurt croccante

2 BLOCCHI

200 g di yogurt bianco magro
1 confezione di MiniRock EnerZona

3 BLOCCHI

300 g di yogurt bianco magro
1 confezione e 1/2 di MiniRock EnerZona

Frantumare i MiniRock in piccoli pezzi e aggiungerli allo yogurt.

Pranzo

LA RICETTA DELLO CHEF:
ROSANNA MARZIALE

Latte di mozzarella nera

(pagina 187)

Cena

Clafoutis di feta e melanzane

1 uovo
2 albumi
90 g di feta
350 g di melanzane
Cipolla
6 g di olio extravergine d'oliva
Brodo vegetale
Sale
Pepe

1. Preriscaldare il forno a 180 °C.
2. Sbattere l'uovo e gli albumi in una ciotola, aggiungere la feta schiacciata con una forchetta per ammorbidirla e mescolare fino a ottenere un composto omogeneo.
3. Lavare le melanzane, eliminarne le estremità e tagliarle a dadini.
4. Mettere in una casseruola 5 cucchiai di brodo vegetale bollente, la cipolla tagliata sottile, l'olio e le melanzane.
5. Dopo pochi minuti aggiungere ancora un po' di brodo vegetale, fino a portare a cottura completa le melanzane. Salare e pepare.
6. Unire le melanzane al composto di uova e feta e versare il tutto in una pirofila foderata con carta da forno.
7. Cuocere nel forno caldo per circa 15 minuti.

Insalata di agrumi

120 g di arance
100 g di clementine
150 g di pompelmo rosa
3 cucchiai di succo d'arancia
Dolcificante liquido (facoltativo)
Vino bianco secco (facoltativo)

1. Tagliare le arance, le clementine e il pompelmo in piccoli pezzi.
2. Aggiungere 3 cucchiai di succo d'arancia, 1 cucchiaio di vino bianco secco (facoltativo) e alcune gocce di dolcificante liquido (facoltativo).

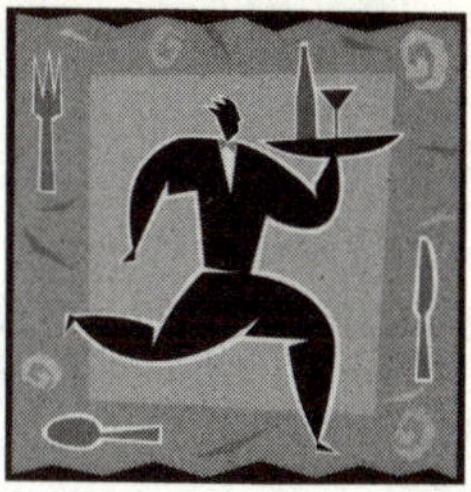

Le ricette dello chef
Rosanna Marziale*

A tre dita

90 g di coscetta di pollo
170 g di melanzane
160 g di scarola riccia
30 g di scalogno
200 ml di latte parzialmente scremato
1 bicchiere di brodo vegetale
10 g di polvere di liquirizia
4,5 g di olio extravergine d'oliva
1 radice di liquirizia
Sale
Pepe

1. Lavare la coscetta di pollo e, aiutandosi con un coltello, aprirla e disossarla, quindi asciugare, coprire la carne con un foglio di carta da forno e pressare lievemente con il batticarne.
2. Far cuocere la melanzana intera, privata delle estremità, nel forno a microonde, quindi pelarla conservando la buccia.
3. In una padella antiaderente, far rosolare lo scalogno sminuzzato, l'olio e la polpa di melanzana, salare e pepare.
4. Frullare una parte delle melanzane con il brodo, il latte e la polvere di liquirizia. Filtrare con un colino e porre la salsa ottenuta in un pentolino.
5. Disporre il resto delle melanzane al centro della carne di pollo, poi chiudere come per riformare la coscetta inserendo al centro la radice di liquirizia.
6. Sminuzzare la scarola riccia e tagliare a julienne la buccia della melanzana per decorare.

* Rosanna Marziale è chef titolare del ristorante *Le Colonne* di Caserta. Fin da piccola ha appreso dal padre ristoratore i segreti della cucina campana, ma ha saputo reinterpretare la tradizione attingendo a una formazione di respiro internazionale. Semplicità e ricercatezza contraddistinguono i suoi piatti, insieme a un'estrema cura nella scelta dei prodotti del territorio.

7. Cuocere la coscetta di pollo in una padella antiaderente con la salsa alla liquirizia.
8. Sistemare al centro del piatto la scarola riccia, la coscetta e le bucce. Da mangiare «a tre dita».

Per completare il bilanciamento dei carboidrati, aggiungere una coppa da 300 g di frutti di bosco da servire come dessert.

Bianco su bianco

160 g di cavolfiori	1 albume
80 g di porri	6 g di olio extravergine d'oliva
175 g di seppie	Olio essenziale al mandarino
1 bicchiere di brodo vegetale	Sale
30 g di riso soffiato	Pepe

1. Mettere i cavolfiori e i porri in un vaso di vetro a chiusura ermetica, coprire d'acqua e far cuocere per 2 minuti nel forno a microonde, quindi raffreddare con acqua e ghiaccio.
2. Frullare il tutto unendovi il brodo vegetale e passare il composto al colino.
3. Tagliare e frullare a crudo le seppie con sale e pepe.
4. Formare con la polpa di seppia così ottenuta degli gnocchi della misura di un bignè, cuocerli in acqua bollente e poi sistemarli su carta da forno leggermente bagnata aiutandosi con un cucchiaio.
5. In una padella antiaderente, rosolare a fuoco vivo gli gnocchi di seppia così da creare una crosticina esterna.
6. Tostare il riso soffiato in una padella antiaderente. Montare l'albume a neve incorporandovi l'olio d'oliva, sale e pepe, quindi suddividere il composto in 4 tazzine da caffè e cuocere nel forno a microonde finché la spuma si alza.
7. Riscaldare la crema di cavolfiori e versarla in un ampio piatto di forma ovale. Disporvi sopra gli gnocchi di seppia intervallati con l'albume cotto, cospargere di riso tostato e completare con una spruzzata di olio essenziale al mandarino.

Latte di mozzarella nera

120 g di cozze (al netto dei gusci)
120 g di cannolicchi (al netto dei gusci)
1 mozzarella
1 bicchiere di brodo vegetale
10 g di nero di seppia
60 g di cracker integrali
6 g di olio extravergine d'oliva
1 spicchio d'aglio
Prezzemolo
Sale
Pepe

1. Pulire le cozze e i cannolicchi.
2. Metterli in una padella con l'olio e l'aglio leggermente pressato. Una volta che i frutti di mare si saranno aperti, sgusciarli, togliere l'aglio e separare il liquido fuoriuscito.
3. Frullare il latte di mozzarella (ottenuto facendo sciogliere la mozzarella nel forno a microonde), il brodo, la metà dei frutti di mare, il nero di seppia e la metà del liquido di mare, poi filtrare con un colino.
4. Riscaldare la salsa nera e aggiungere il resto dei frutti di mare lasciati interi e del liquido. Salare, pepare e spolverare con il prezzemolo tritato.
5. Versare la zuppa in una fondina capiente accompagnata dai cracker integrali.

TERZA SETTIMANA

Lunedì

Colazione

Crema di pere e formaggio

2 BLOCCHI

75 g di formaggio magro spalmabile
20 g di formaggio grana
150 g di pere
2 noci
5 g di fruttosio

3 BLOCCHI

100 g di formaggio magro spalmabile
30 g di formaggio grana
250 g di pere
3 noci
5 g di fruttosio

1. Frullare le pere con il fruttosio (aggiungendo eventualmente pochissima acqua gassata per rendere il frullato più morbido).
2. Mescolare bene il frullato con il formaggio spalmabile e il grana grattugiato, fino a ottenere una crema.
3. Servire in una coppetta, appoggiando sulla crema le noci.

Pranzo

Pesce spada con limone

180 g di pesce spada
120 g di pomodori maturi
80 g di cipolla
1/2 spicchio d'aglio
Il succo e la buccia grattugiata di 1/2 limone
1/3 di bicchiere di vino bianco
1 cucchiaio di erbe aromatiche
Brodo vegetale
Sale
Pepe

1. Far appassire la cipolla finemente tritata in una padella con un po' di brodo vegetale.
2. Aggiungervi l'aglio tritato, i pomodori tagliati in quarti e far cuocere per 4 minuti.
3. Aggiungere la buccia e il succo di limone, il vino bianco, le erbe aro-

matiche, il pesce spada, sale e pepe. Abbassare al minimo la fiamma, coprire e far cuocere per 15 minuti.

Insalata primavera

70 g di peperoni rossi
70 g di peperoni gialli
120 g di pomodori maturi
120 g di rucola
100 g di pera
6 g di olio extravergine d'oliva
Qualche foglia di basilico
Succo di limone
Sale
Pepe

Pulire e tagliare a pezzetti le verdure per l'insalata, unirvi la pera tagliata a dadini, aggiungere l'olio, il basilico, il limone, sale e pepe. Servire con il pesce spada.

Cena

Vellutata di asparagi e mozzarella gratin

180 g di asparagi
70 g di mozzarella light
200 ml di latte parzialmente scremato
1 cipollotto fresco
10 g di formaggio grana
4,5 g di olio extravergine d'oliva
Brodo vegetale
Sale
Pepe

1. Riscaldare il forno a 200 °C.
2. Tagliare il cipollotto a rondelle sottili. Pulire gli asparagi e tagliare anch'essi a rondelle, tenendo da parte alcune punte.
3. Scaldare in una pentola poco brodo vegetale e l'olio e farvi stufare per alcuni minuti le rondelle di cipollotto e di asparagi.
4. Aggiungere il latte fino a coprire le verdure ed eventualmente ancora un po' di brodo vegetale e, se necessario, salare e pepare. Cuocere per 20 minuti circa e poi frullare il tutto. Mantenere in caldo la crema così ottenuta.
5. Scottare per 3 o 4 minuti in acqua bollente salata le punte di asparagi precedentemente lasciate da parte, quindi scolarle.
6. Tagliare la mozzarella a fettine disponendole in una teglia foderata con carta da forno, quindi cospargere di grana grattugiato e infornare a 200 °C per alcuni minuti.
7. Servire la crema in una fondina adagiandovi sopra le fettine di mozzarella e le punte degli asparagi.

Dessert di yogurt e fragole

100 g di yogurt greco magro
170 g di fragole
10 g di fruttosio
3 gocce di estratto di vaniglia

1. Frullare le fragole dopo averle pulite e mondate, quindi passarle attraverso un colino per eliminare tutti i semini.
2. Mescolare lo yogurt con le gocce di vaniglia e il fruttosio e aggiungervi le fragole frullate fino a ottenere un composto omogeneo.
3. Riporre in frigorifero per 30 minuti prima di servire.

Martedì

Colazione

Crema di frollini bilanciati

2 BLOCCHI

100 ml di latte parzialmente scremato
100 g di yogurt bianco magro
4 frollini bilanciati EnerZona

3 BLOCCHI

100 ml di latte parzialmente scremato
200 g di yogurt bianco magro
6 frollini bilanciati EnerZona

Sbriciolare i frollini aggiungendoli al latte e allo yogurt, quindi frullare.

Pranzo

Insalata di pollo, verdure e mais

140 g di petto di pollo arrosto
150 g di punte di asparagi
150 g di pomodori da insalata
75 g di mais in scatola senza zucchero
60 g di cipolla
6 g di olio extravergine d'oliva
2 cucchiai di brodo vegetale leggero
Aceto di vino bianco
Pepe

1. Tagliare il pollo a striscioline sottili.
2. In una ciotolina, unire l'aceto, il pepe, il brodo vegetale e l'olio emulsionando bene il tutto.

3. Disporre il pollo in un'insalatiera irrorandolo con il condimento, coprire e lasciar marinare per 15 minuti.
4. Tuffare le punte di asparagi in acqua bollente salata lessandole per 3 o 4 minuti, quindi scolarle e lasciarle raffreddare.
5. Aggiungerle al pollo insieme alla cipolla affettata a velo, ai pomodori tagliati a piccoli pezzi e al mais scolato.

Cena

Torta di radicchio e mele

2 albumi
200 g di radicchio di Treviso
40 g di formaggio grana
50 ml di vino bianco
90 g di mele
1,5 g di olio extravergine d'oliva
Brodo vegetale
Sale

1. Riscaldare il forno a 180 °C.
2. Tagliare il radicchio a striscioline e la mela a dadini e cuocerli nell'olio e un po' di brodo vegetale.
3. Sfumare con il vino bianco e lasciar ammorbidire.
4. Attendere qualche minuto fino a che il composto si sarà raffreddato, quindi aggiungere gli albumi montati a neve, il grana ed eventualmente il sale.
5. Amalgamare bene, versare in uno stampo e infornare a 180 °C per 10 minuti circa.

Crema fredda di mirtilli

170 g di mirtilli
100 g di yogurt bianco magro
10 g di albume
2 cucchiai di latte
10 g di fruttosio
6 pinoli
Vaniglia
1 foglio di colla di pesce

1. Frullare i mirtilli con il fruttosio.
2. Far ammorbidire il foglio di colla di pesce in poca acqua fredda, poi strizzarlo bene.
3. In un pentolino, unire il latte e la colla di pesce mescolando a fuoco basso fino a ottenere una miscela omogenea.
4. Mettere in una coppa il latte con la colla di pesce raffreddati, incorporare l'albume montato a neve, la vaniglia, lo yogurt e i mirtilli frullati.
5. Riporre in frigorifero per un'ora prima di servire.
6. Decorare con i pinoli.

Mercoledì

Colazione

Frittata di albumi e crema di formaggio

2 BLOCCHI

2 albumi
75 g di formaggio magro spalmabile
Sale
40 g di pane integrale tostato
6 mandorle

3 BLOCCHI

3 albumi
110 g di formaggio magro spalmabile
Sale
60 g di pane integrale tostato
9 mandorle

1. Sbattere gli albumi e metterli a cuocere a fuoco basso in una padellina antiaderente.
2. Subito dopo aggiungere il formaggio mescolando bene e regolando eventualmente di sale.
3. Non appena si sarà rappresa la parte inferiore, girare la frittata aiutandosi con un piatto o un coperchio.
4. Servire accompagnando con le fette di pane tostato e le mandorle.

Pranzo

LA RICETTA DELLO CHEF:
DAVIDE OLDANI

Brodo rappreso, pinzimonio e uova al tegamino
(pagina 202)

Cena

Tonno con lenticchie e carote

120 g di tonno sgocciolato
120 g di lenticchie in scatola sgocciolate
60 g di carote
80 g di scalogno
50 g di melagrana
6 g di olio extravergine d'oliva
Brodo vegetale

1. Tagliare le carote a julienne e tritare finemente lo scalogno con la mezzaluna.

2. Mettere in un tegame l'olio, poco brodo vegetale, lo scalogno, le carote, le lenticchie e la melagrana.
3. Una volta cotte le verdure, lasciar intiepidire e unirvi il tonno mescolando bene.

Giovedì

Colazione

Cheesecake con pere e cioccolata

2 BLOCCHI

80 g di ricotta
70 g di fiocchi di latte
200 g di pere
5 g di polvere di nocciole
Cacao amaro in polvere

3 BLOCCHI

120 g di ricotta
110 g di fiocchi di latte
300 g di pere
7,5 g di polvere di nocciole
Cacao amaro in polvere

1. Frullare i fiocchi di latte, la ricotta, le pere, il cacao e la polvere di nocciole.
2. Versare in una ciotola e servire.

Pranzo

Tacchino con asparagi

140 g di petto di tacchino
150 g di asparagi bianchi
130 g di peperoni gialli
1/2 cucchiaio di senape in grani
6 g di olio extravergine d'oliva
1 manciata di germogli misti
Brodo vegetale
Erbe aromatiche miste (timo, maggiorana, origano eccetera)
Sale, pepe

1. Battere leggermente il petto di tacchino, aggiungendovi sale, pepe e un po' di erbe aromatiche miste.
2. Pulire i peperoni eliminando la parte bianca interna e i semi, poi tagliarli a strisce sottili.
3. Pulire gli asparagi eliminando la parte legnosa, poi tagliarli a fettine diagonali sottili.

4. In una padella far scaldare poco brodo vegetale e l'olio, aggiungere il tacchino e cuocere fino a che sulla superficie si sarà formata una crosticina dorata, dopo di che toglierlo dalla padella e tenerlo in caldo avvolgendolo nella carta stagnola.
5. Nello stesso tegame far saltare le verdure per almeno 4 minuti, quindi diluire con un po' di brodo vegetale per completare la cottura aggiungendo anche i grani di senape.
6. A cottura ultimata, aggiungere i germogli facendoli scaldare.
7. Servire disponendo le verdure sul fondo di un piatto e adagiandovi sopra il tacchino.

Crema di pere

200 g di pere Williams di media maturazione
5 g di fruttosio
3 gocce di estratto di vaniglia
2 g di colla di pesce
La punta di un cucchiaino di cannella (o di cacao amaro)

1. Far ammorbidire la colla di pesce in acqua fredda, strizzarla leggermente e metterla in un pentolino, facendola sciogliere a fuoco basso senza portare a ebollizione. Lasciar intiepidire la gelatina così ottenuta.
2. Sbucciare e frullare bene le pere, aggiungendo il fruttosio, la vaniglia, la cannella (o il cacao) e la gelatina.
3. Mescolare bene gli ingredienti, quindi versare la crema in una coppa e lasciar riposare in frigorifero fino al raggiungimento della consistenza desiderata.

Cena

Pasticcio di broccoli

140 g di mozzarella
430 g di broccoli (fiori)
300 g di passata di pomodoro
50 g di cipolla
6 g di olio extravergine d'oliva
Brodo vegetale
Sale
Pepe

1. Riscaldare il forno a 180 °C.
2. Far bollire in acqua salata le infiorescenze dei broccoli fino a completa cottura, quindi scolarle bene.
3. Mettere in una pentola l'olio, un po' di brodo vegetale, la cipolla finemente affettata, il pepe e infine la passata di pomodoro. Cuocere fino a far asciugare l'eccesso di liquido.

4. Disporre i broccoli sul fondo di una pirofila, coprirli con una parte della salsa di pomodoro e alcune fettine di mozzarella. Ripetere a strati fino a esaurimento degli ingredienti.
5. Infornare a 180 °C, ricoprendo eventualmente con un foglio di carta stagnola per evitare che la parte superiore possa bruciare. La cottura sarà da considerare terminata quando tutto il liquido si sarà asciugato.

Crema di lamponi

210 g di lamponi
2 cucchiai di yogurt bianco magro
Qualche goccia di dolcificante liquido

1. Frullare i lamponi, lo yogurt e il dolcificante.
2. Riporre in frigorifero per 30 minuti.

Venerdì

Colazione

Crostino con formaggio e frutta

2 BLOCCHI

1 confezione di cracker bilanciati EnerZona
75 g di formaggio magro spalmabile
170 g di fragole
8 pinoli

3 BLOCCHI

1 confezione di cracker bilanciati EnerZona
75 g di formaggio magro spalmabile
25 g di prosciutto crudo
100 g di kiwi
170 g di fragole
8 pinoli

Spalmare il formaggio sui cracker (unendovi eventualmente il prosciutto), accompagnando con la frutta e i pinoli.

Pranzo

Merluzzo allo zafferano

160 g di merluzzo	1/3 di bicchiere di vino bianco
190 g di fagiolini	1/2 spicchio d'aglio
80 g di cipolla	Una manciata di rucola
3 g di olio extravergine d'oliva	1/2 ciuffetto di erba cipollina
Brodo vegetale	Sale
1/2 bustina di zafferano	Pepe

1. Affettare finemente la cipolla, pelare e schiacciare lo spicchio d'aglio e far rosolare il tutto in un tegame con un po' di brodo vegetale e l'olio.
2. Tagliare il merluzzo in filetti sottili, disporli nel tegame con la cipolla, aggiungere sale e pepe e farli dorare leggermente da entrambe le parti per alcuni minuti.
3. Pulire i fagiolini, tagliarli a pezzetti e versarli nel tegame. Aggiungere il vino, lo zafferano e coprire il tutto, lasciando cuocere a fuoco moderato.
4. Togliere il merluzzo e adagiarlo su un piatto.
5. Versare nel tegame la rucola pulita e spezzettata, mescolando con il resto del sugo.
6. Versare il composto sui filetti di merluzzo, cospargendoli di erba cipollina.

Mele grigliate

270 g di mele	Cannella
16 pinoli	Dolcificante liquido
Il succo di 1/2 limone	Semi di sesamo

1. Riscaldare il forno a 180 °C.
2. Lavare le mele, sbucciarle e tagliarle a listarelle.
3. Aggiungere i pinoli, i semi di sesamo, il succo di limone, il dolcificante liquido e la cannella.
4. Mescolare bene e versare il tutto in una teglia, infornando a 180° per 10 minuti.
5. Servire come dessert a completamento del pranzo.

Cena

Spiedini di vitello con salsa di peperoni

140 g di vitello
130 g di peperoni rossi
120 g di cipolla
1 peperoncino rosso piccante
8 foglie di basilico
6 g di olio extravergine d'oliva
Brodo vegetale leggero
Succo di limone
Sale
Pepe

1. Tagliare la carne di vitello a cubetti e infilzarli negli stecchini. Aggiungere il pepe e appoggiare gli spiedini sopra una terrina.
2. Lavare il peperoncino rosso piccante, eliminare la parte bianca interna e tritarlo finemente.
3. Lavare le foglie di basilico e tritarle finemente.
4. Unire il peperoncino al basilico, metà dell'olio, un po' di succo di limone e poco brodo vegetale.
5. Spalmare la salsina così ottenuta sugli spiedini, facendoli marinare per 20 minuti.
6. Nel frattempo lavare i peperoni, tagliarli a metà, eliminare i semi e tutte le nervature bianche, quindi pelarli con un coltellino e affettarli finemente.
7. In una pentola, far appassire la cipolla tritata finemente con il resto dell'olio, unirvi i peperoni, coprire e far cuocere a fuoco moderato per circa 30 minuti, aggiungendo eventualmente un po' di brodo vegetale.
8. Una volta cotti, frullare i peperoni fino a ottenere una salsa.
9. Scaldare molto bene una griglia e cuocervi gli spiedini per circa 6 minuti. Servirli su un piatto caldo adagiandoli accanto alla salsa di peperoni.

Mele alla vaniglia e cannella

180 g di mele
Succo di limone
Cannella
Poche gocce di estratto di vaniglia
Dolcificante liquido

1. Sbucciare le mele e tagliarle a cubetti.
2. Cospargere di succo di limone mescolato a qualche goccia di dolcificante liquido e poche gocce di vaniglia.
3. Coprire con una pellicola trasparente e lasciar riposare per almeno 30 minuti.
4. Riscaldare le mele nel forno a microonde per pochi secondi, quindi servirle cospargendole di cannella.

Sabato

Colazione

Crema di fragole e cacao

2 BLOCCHI

200 g di yogurt bianco magro
1 misurino di proteine in polvere Whey 90%
170 g di fragole
8 pinoli
Cacao amaro polvere

3 BLOCCHI

300 g di yogurt bianco magro
1 misurino e 1/2 di proteine in polvere Whey 90%
250 g di fragole
12 pinoli
Cacao amaro in polvere

Frullare insieme tutti i componenti, aggiungendo la punta di un cucchiaino di cacao.

Pranzo

LA RICETTA DELLO CHEF:
DAVIDE OLDANI

Carciofi in carpione di zafferano e gorgonzola cremoso
(pagina 203)

Cena

Pollo e rucola con salsa di miele e pere

140 g di petto di pollo
200 g di pere
1 manciata di rucola
16 g di miele
2 cucchiai di aceto di mele
6 g di olio extravergine d'oliva
Brodo vegetale
Sale
Pepe

1. Tagliare il petto di pollo a listarelle sottili e riporlo in una terrina.
2. Mescolare il miele con l'aceto, una parte dell'olio, il sale e il pepe, ricoprirvi il pollo e lasciarlo marinare per almeno 30 minuti.
3. Mondare e lavare la rucola.

4. In una pentola, scaldare il resto dell'olio allungandolo con un po' di brodo vegetale leggero e aggiungervi il pollo sgocciolato dalla marinatura, che si terrà da parte.
5. Far cuocere a fiamma bassa mescolando, fino a quando il fondo di cottura si sarà un po' ristretto.
6. Sbucciare le pere e tagliarle a cubetti.
7. Togliere dalla pentola il pollo, mettendovi invece la marinata precedentemente tenuta da parte e i cubetti di pera e far cuocere per 3 minuti circa.
8. Lasciar intiepidire, poi disporre in una coppa di cristallo le listarelle di pollo, i cubetti di pera, le foglioline di rucola spezzettate e il fondo di cottura.

Domenica

Colazione

Omelette di albumi e mozzarella

2 BLOCCHI

2 albumi
35 g di mozzarella
6 olive denocciolate
20 g di pane integrale
100 g di kiwi

3 BLOCCHI

2 albumi
70 g di mozzarella
9 olive denocciolate
40 g di pane integrale
100 g di kiwi

1. Sbattere gli albumi insieme alle olive, poi metterli a cuocere in una padellina a fuoco moderato.
2. Non appena si sarà rappresa la parte inferiore, girare l'omelette con l'aiuto di un piatto e farla cuocere quasi completamente.
3. Aggiungere al centro la mozzarella, ripiegando l'omelette a metà e lasciando cuocere pochi minuti fino a quando il formaggio si sarà sciolto.
4. Completare il bilanciamento della colazione con il pane e il kiwi.

Pranzo

LA RICETTA DELLO CHEF:
DAVIDE OLDANI

Lonza di maiale con salsa di sedano rapa
(pagina 201)

Cena

Fantasia di polpo e radicchio rosso

260 g di polpo
70 g di radicchio rosso di Chioggia
30 g di rucola
100 g di sedano, carota, prezzemolo
150 g di pompelmo rosa
135 g di ribes
120 g di arancia
Il succo di 1/2 limone
6 g di olio extravergine d'oliva
Sale
Pepe

1. Mettere il polpo in una pentola con acqua leggermente salata, unirvi la carota, il sedano e il prezzemolo e cuocerlo per circa 30 minuti, fino a quando diventerà morbido.
2. Scolare, spellare e tagliare a cubetti il polpo.
3. Pelare al vivo l'arancia e il pompelmo, tagliando gli spicchi a pezzettini.
4. Lavare il ribes e scolarlo dall'eccesso d'acqua.
5. Pulire e spezzettare le insalate.
6. Mettere in una terrina il polpo, gli agrumi, il ribes e le insalate, condendo con una citronnette ottenuta emulsionando l'olio, il succo di limone ed eventualmente un pizzico di sale e pepe.

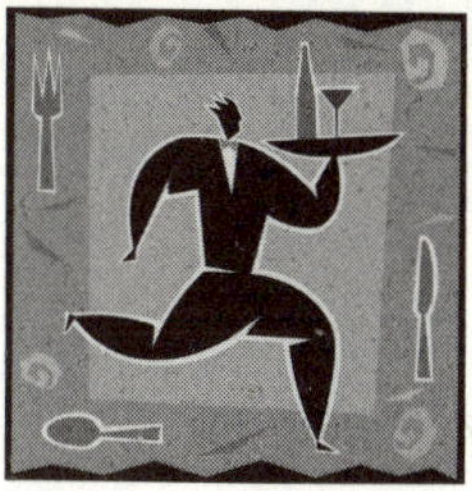

Le ricette dello chef

Davide Oldani*

Lonza di maiale con salsa di sedano rapa

140 g di lonza di maiale
150 g di sedano, carota e cipolla
3 grani di pepe nero
1 foglia di alloro
Sale

Per la salsa:
250 g di sedano rapa
1 cucchiaino di senape
4 cucchiai di latte
Sale

Per la finitura:
250 g di pomodori ramati grandi
50 g di carote
50 g di sedano bianco
6 g di olio extravergine d'oliva
2 foglie di sedano bianco
5 capperi nani
Sale

1. Preparare un court bouillon con 250 ml di acqua, il sedano, la carota e la cipolla puliti e tagliati a pezzi, i grani di pepe nero e la foglia d'alloro.
2. Farvi sobbollire la lonza di maiale per 15 minuti.
3. Scolarla, salarla e avvolgerla nella pellicola, lasciarla riposare per 30 minuti e poi tagliarla in tranci.
4. Lessare il sedano rapa in acqua aggiungendovi il latte e il sale. Una volta cotto, frullarlo e unirvi la senape.
5. Pulire, tagliare a losanghe e cuocere al dente in acqua salata le verdure per la finitura, quindi condirle con olio e sale.

* Nato a Milano, Davide Oldani ha trascorso molti anni della sua vita ad apprendere l'arte del cucinare sotto l'egida dei più grandi cuochi al mondo, da Gualtiero Marchesi ad Alain Ducasse. Ha rifinito la sua esperienza anche in Giappone e negli Stati Uniti. Nel 2003 è tornato a Milano e ha aperto *D'O*, la sua «trattoria», che ha impiegato poco ad aggiudicarsi la prima stella della guida Michelin. Nel dicembre 2008 è stato insignito dell'Ambrogino d'Oro.

6. Porre la lonza al centro di un piatto versandovi a lato la salsa di sedano rapa, guarnire con le verdure disponendole irregolarmente sulla carne e terminare con le foglie di sedano e i capperi dissalati.

Brodo rappreso, pinzimonio e uova al tegamino

200 g di succo d'arancia
1 foglio di colla di pesce
1,5 g di agar agar
3 grani di pepe nero
1 foglia di alloro
2 g di fruttosio

Per il pinzimonio:
50 g di cetriolo
50 g di carota
50 g di indivia belga
30 g di ravanello
La buccia di 2 limoni
15 g di sale
10 g di fruttosio
6 g di olio extravergine d'oliva
2 g di aceto di vino bianco

Per la finitura:
2 uova intere piccole
4 albumi (di uova piccole)
Sale di Maldon

1. Portare a bollore il succo d'arancia con il pepe nero, la foglia di alloro, il fruttosio e l'agar agar e far cuocere il tutto per pochi minuti.
2. Togliere dal fuoco, aggiungere la colla di pesce ammorbidita e far raffreddare lasciando rapprendere.
3. Far marinare per una sera il cetriolo, privato di semi e buccia, e la carota, entrambi tagliati a losanghe, con la buccia di limone, il fruttosio e il sale, poi lavarli e aggiungerli all'indivia belga cotta a vapore e al ravanello affettato. Condire tutte le verdure con olio e aceto.
4. Cuocere le uova e gli albumi al tegamino negli appositi padellini antiaderenti, controllando la cottura.
5. Sistemare al centro di un piatto le uova, disporre il brodo rappreso sui bordi e terminare con le verdure disposte irregolarmente e il sale di Maldon.

Carciofi in carpione di zafferano e gorgonzola cremoso

200 g di cuori di carciofo
500 ml di acqua
25 g di fruttosio
100 ml di aceto di vino bianco
Il succo di 1/2 limone
10 g di sale fine
2 grani di pepe nero

Per il gorgonzola cremoso:
100 ml di latte parzialmente scremato
100 g di gorgonzola dolce
10 g di parmigiano reggiano

Per la salsa di zafferano:
100 ml di latte parzialmente scremato
0,5 g di zafferano in pistilli
2 g di maizena

1. Preparare una marinata con l'acqua, l'aceto, il succo di limone, il fruttosio, il sale e il pepe.
2. Tagliare in 4 parti i cuori di carciofo e cuocerli nella marinata per 5 minuti, poi lasciarli raffreddare nel liquido stesso.
3. Portare a ebollizione 100 ml di latte, togliere dal fuoco, aggiungere il parmigiano e il gorgonzola, frullare bene e passare al colino fine. Abbattere la temperatura e mantecare come un gelato.
4. Togliere i carciofi dalla marinata, farla ridurre della metà a fuoco dolce e tenerne da parte 50 ml. Aggiungervi 100 ml di latte e lo zafferano, far bollire per 2 minuti e addensare con la maizena diluita in 5 g di acqua.
5. Coprire il fondo di un piatto con la salsa, adagiarvi i carciofi e terminare con un cucchiaio di gorgonzola cremoso.

QUARTA SETTIMANA

Lunedì

Colazione

Crema di ricotta e frutta

2 BLOCCHI

80 g di ricotta
1 misurino di proteine in polvere Whey 90%
200 g di pere
6 nocciole

3 BLOCCHI

160 g di ricotta
1 misurino di proteine in polvere Whey 90%
200 g di pere
90 g di mela
9 nocciole

1. Mescolare la ricotta con le proteine e la frutta frullata.
2. Versare in una coppetta e aggiungere le nocciole.

Pranzo

Manzo alla Strogonoff

140 g di filetto di manzo
80 g di scalogno
50 g di funghi «castagna»
10 g di funghi porcini secchi
3 cucchiai di latte
6 g di olio extravergine d'oliva
2 cucchiaini di senape senza zucchero
Brodo vegetale
Erba cipollina
Sale
Pepe

1. Ammollare i funghi secchi ricoprendoli di acqua calda per almeno 15 minuti.
2. Scolare i funghi e tritarli finemente, filtrando e tenendo da parte l'acqua.
3. Affettare finemente lo scalogno e farlo appassire in una pentola unitamente a un po' di brodo vegetale bollente e metà dell'olio a disposizione.
4. Aggiungere i funghi secchi con la loro acqua e i funghi freschi tagliati a pezzetti.

5. Far cuocere per alcuni minuti mescolando, fino a quando il liquido sarà quasi completamente evaporato, quindi togliere i funghi e metterli in un piatto.
6. Nella stessa pentola, far dorare la carne con l'olio rimasto per alcuni minuti, poi rimettervi i funghi aggiungendo un po' di pepe ed eventualmente sale.
7. Mescolare in una ciotolina la senape e il latte, unendoli poi alla carne e ai funghi.
8. Scaldare bene e servire cospargendo con un po' di erba cipollina.

Crush di frutta

170 g di fragole
100 g di clementine
90 g di ananas
5 g di fruttosio
Qualche goccia di estratto di vaniglia in gocce
2 cubetti di ghiaccio
Acqua minerale gassata

1. Mondare e lavare le fragole, sbucciare le clementine e l'ananas e tagliare il tutto a pezzetti.
2. Mettere la frutta in un frullatore aggiungendo i cubetti di ghiaccio e poca acqua minerale gassata (solo per permettere alle lame di lavorare bene) e frullare fino a ottenere una crema omogenea abbastanza solida.
3. Aggiungere il fruttosio e le gocce di vaniglia e servire in coppe trasparenti.

Cena

Insalata di formaggi, finocchi e clementine

140 g di fiocchi di latte
90 g di feta
450 g di finocchi
100 ml di succo di clementine
1 manciata di rucola
1 manciata di misticanza
6 g di olio extravergine d'oliva
2 cucchiai di yogurt bianco magro
5 gocce di aceto balsamico
Brodo vegetale leggero
Pepe

1. Mondare i finocchi eliminando la parte più esterna, quindi tagliarli a fettine molto sottili utilizzando le apposite lame di un robot da cucina.

2. Lavare la rucola e le foglie di misticanza, unendole poi ai finocchi in un'insalatiera.
3. Mettere i fiocchi di latte in un colino, in modo da eliminare tutta la parte liquida, e tagliare a cubetti la feta, quindi unire il tutto alla verdura.
4. In una ciotolina, versare il succo di clementine, l'aceto balsamico, un po' di pepe, qualche cucchiaio di brodo vegetale per dare volume e infine l'olio.
5. Mescolare bene con una forchetta per ottenere un'emulsione omogenea e versarla poi sull'insalata.

Crema di ananas

2 cucchiai di yogurt bianco magro
270 g di ananas

Frullare l'ananas aggiungendo lo yogurt e riporre in frigo per 30 minuti per dare maggiore consistenza.

Martedì

Colazione

Toast con speck e frutta

2 BLOCCHI

25 g di speck
1 confezione di cracker bilanciati EnerZona alle olive nere
6 g di maionese light
150 g di frutti di bosco

3 BLOCCHI

50 g di speck
1 confezione di cracker bilanciati EnerZona alle olive nere
20 g di pane integrale
12 g di maionese light
150 g di frutti di bosco

Spalmare la maionese sui cracker e sul pane, e disporvi sopra lo speck. Accompagnare con i frutti di bosco al naturale.

Pranzo

LA RICETTA DELLO CHEF:
MATIAS PERDOMO

Vellutata di fagioli solfini con scampi al profumo di Marsala
(pagina 218)

Cena

Pollo con mandorle e cavolini di Bruxelles

140 g di petto di pollo
100 g di cavolini di Bruxelles
30 g di farina di avena
6 mandorle
1 cipolla piccola
60 ml di vino bianco
3 g di olio extravergine d'oliva
Brodo vegetale
Noce moscata
Sale

1. Tagliare il pollo a strisce sottili, passarle nella farina di avena e salare.
2. Pulire bene i cavolini eliminando le foglie esterne più fibrose, tagliarli in quattro spicchi e lessarli.
3. Sminuzzare le mandorle.
4. In una pentola di dimensioni adeguate, far soffriggere la cipolla finemente affettata con l'olio e un po' di brodo vegetale.
5. Non appena la cipolla inizia a imbiondire, aggiungere la carne e rosolarla per circa 3 minuti.
6. Aggiungere i cavolini e le mandorle, eventualmente un po' di sale, e sfumare con il vino. Far evaporare e cuocere per altri 3 o 4 minuti.
7. Disporre su un piatto spolverando con poca noce moscata.

Ananas all'arancia

90 g di ananas
Qualche goccia di succo d'arancia

1. Tagliare l'ananas a cubetti.
2. Versare poche gocce di succo d'arancia allungate con un po' di acqua minerale naturale in una padellina antiaderente.
3. Non appena il liquido inizierà a bollire, versarvi i cubetti di ananas facendoli rosolare per alcuni minuti. Servire caldo.

Mercoledì

Colazione

Frullato di pere e cannella

2 BLOCCHI

100 g di pere
200 ml di latte parzialmente scremato
Cannella
1 misurino di proteine in polvere Whey 90%
3 mandorle

3 BLOCCHI

200 g di pere
200 ml di latte parzialmente scremato
Cannella
2 misurini di proteine in polvere Whey 90%
6 mandorle

1. Frullare le pere sbucciate insieme al latte, alle proteine e alla cannella.
2. Versare in una coppetta e aggiungere le mandorle.

Pranzo

Torta verde aromatica con salsa di verdure

600 g di spinaci
320 g di bietole
160 g di ricotta
20 g di formaggio grana
1 foglio di colla di pesce
2 cucchiai di latte parzialmente scremato
1/2 cucchiaino di timo
1/2 cucchiaino di maggiorana
Alcune foglie di basilico e salvia
4,5 g di olio extravergine d'oliva
Brodo vegetale
Sale
Pepe

1. Cuocere gli spinaci e le bietole a vapore, tritandoli poi con la mezzaluna.
2. Prelevare circa 100 g del composto di verdure e frullare aggiungendo 2 cucchiai di latte, 10 g di grana, 1 cucchiaino di olio e, se necessario, un po' di brodo vegetale, fino a ottenere una salsa cremosa. Aggiustare eventualmente di sale.
3. Far bollire circa 1/2 bicchiere d'acqua, aggiungere tutte le erbe aromatiche e lasciare in infusione per 4 minuti. Filtrare e tenere da parte l'acqua aromatica ottenuta.

4. Ammorbidire il foglio di colla di pesce mettendolo in una ciotola d'acqua fredda per alcuni minuti, quindi strizzarlo bene.
5. Mescolare l'acqua aromatica con la colla di pesce fino a ottenere un liquido omogeneo.
6. Frullare il resto della verdura con la ricotta, il grana rimasto, 2 cucchiaini di olio e un po' di sale e pepe.
7. Unirvi l'acqua aromatica con la colla di pesce, mettere il composto in uno stampo di silicone e riporre in frigorifero per qualche ora.
8. Prima di servire, riscaldarlo per qualche minuto a bagnomaria o nel forno a microonde, quindi disporlo al centro di un piatto versandovi accanto la salsa di verdure calda.

Crema di ricotta e mirtilli

40 g di ricotta
40 g di Philadelphia light (o altro formaggio light spalmabile)
170 g di mirtilli
3 g di polvere di nocciole
1 cucchiaio di latte

1. Frullare gli ingredienti, ammorbidendo con il cucchiaio di latte.
2. Versare in una ciotola, far raffreddare in frigorifero per un'ora e quindi servire cospargendo di polvere di nocciole.

Cena

Merluzzo con peperoni

160 g di filetti di merluzzo
70 g di peperoni
80 g di porri
6 g di olio extravergine d'oliva
2 cucchiai di vino bianco
1 cucchiaio di salsa di soia
Succo di limone
Brodo vegetale

1. Unire l'olio, la salsa di soia, il succo di limone e il vino bianco.
2. Disporre il merluzzo su un piatto versandoci sopra il condimento così ottenuto, quindi far riposare in frigorifero per 2 o 3 ore, rigirando di tanto in tanto i filetti.
3. Scolare il merluzzo dal condimento (tenendolo da parte) e cuocerlo su una griglia calda.
4. Tagliare i porri e i peperoni a strisce sottilissime, poi farli cuocere in un tegame antiaderente con il condimento del merluzzo. Qualora si renda necessario, aggiungere un po' di brodo vegetale.
5. Quando la verdura risulterà cotta, servirla disponendola sopra ai filetti di pesce.

Macedonia di frutta con vaniglia e cannella

100 g di kiwi
60 g di uva
170 g di fragole
Cannella
Estratto di vaniglia
Succo di lime

1. Unire in una ciotola il succo di lime, un po' di cannella e alcune gocce di estratto di vaniglia, lasciando riposare il tutto per 30 minuti.
2. Nel frattempo sbucciare i kiwi, mondare e lavare l'uva e le fragole, quindi tagliare il tutto a pezzetti.
3. Versare sulla frutta il succo precedentemente preparato e riporre in frigorifero per un'ora.

Giovedì

Colazione

Prosciutto e ricotta

2 BLOCCHI

30 g di prosciutto cotto sgrassato
80 g di ricotta magra
40 g di pane integrale
12 pistacchi

3 BLOCCHI

60 g di prosciutto cotto sgrassato
80 g di ricotta magra
60 g di pane integrale
18 pistacchi

Spalmare la ricotta sulle fette di pane tostato ancora caldo, adagiandovi sopra il prosciutto. Terminare la colazione con i pistacchi.

Nota: come terzo blocco di carboidrati, al posto di altri 20 g di pane è possibile aggiungere 1 miniblocco di frutta (90 g di mela o ananas, 100 g di pera o kiwi o clementine, 120 g di arancia eccetera).

Pranzo

Frittata di broccoli e grana

2 uova
2 albumi
290 g di broccoli
80 g di scalogno
30 g di formaggio grana
6 g di olio extravergine d'oliva
Brodo vegetale
Sale, pepe

1. In una padella, far rosolare lo scalogno tritato finemente con l'olio e un po' di brodo vegetale.
2. Aggiungere i broccoli tagliati in piccoli pezzi insieme a 1/2 bicchiere d'acqua. Coprire, portare a ebollizione e far cuocere a fiamma bassa fino a totale cottura dei broccoli (circa 10 minuti).
3. Nel frattempo sbattere le uova e gli albumi con il grana, un po' di pepe e poco sale.
4. Non appena i broccoli saranno cotti, aggiungerli alle uova, mescolare fino a ottenere un composto omogeneo e far cuocere a fuoco lento fino a quando le uova non si saranno completamente rapprese.

Crema di frutta e cannella

100 g di pere
90 g di mele
5 g di fruttosio
Cannella
Succo d'arancia

1. Cuocere le mele e le pere, dopo averle tagliate a dadini, in poca acqua e poco succo d'arancia, aggiungere il fruttosio e poi frullare il tutto.
2. Unire al composto la cannella e lasciar riposare in frigorifero per qualche minuto.

Cena

Crostata di fave e prosciutto cotto

200 g di fave fresche
60 g di prosciutto cotto
2 albumi
50 g di scalogno
20 g di formaggio grana
6 g di olio extravergine d'oliva
Brodo vegetale
Sale, pepe

1. Riscaldare il forno a 160 °C.
2. Tagliare il prosciutto a listarelle.
3. Preparare un fondo con un po' di brodo vegetale, l'olio e lo scalogno e aggiungervi le fave precedentemente cotte in acqua leggermente salata. Cuocere per circa 10 minuti, regolando eventualmente di sale e pepe.
4. Sbattere gli albumi con il grana grattugiato, unire al prosciutto e alle fave e versare il tutto in una pirofila.
5. Cuocere per circa 10 minuti nel forno caldo, fino a che gli albumi si siano completamente rappresi.

Gelatina di pere, vaniglia e cannella

200 g di pere
10 g di fruttosio
La punta di un cucchiaino di cannella in polvere
5 gocce di vaniglia
1 foglio di colla di pesce

1. Frullare le pere con il fruttosio, la cannella e la vaniglia.
2. Ammorbidire la colla di pesce in acqua fredda, poi strizzarla leggermente. Porla in un pentolino e scioglierla a fuoco lento senza farla bollire.
3. Lasciar intiepidire la gelatina così ottenuta e aggiungerla alla frutta frullata mescolando bene. Riporre in frigo per almeno 2 o 3 ore prima di servire.

Venerdì

Colazione

Crema di fragole, yogurt, limone e pinoli

2 BLOCCHI

170 g di fragole
200 g di yogurt bianco magro
1/2 misurino di proteine in polvere Whey 90%
1 albume
8 pinoli tostati
1 cucchiaio di buccia di limone grattugiata
1 cucchiaino di succo di limone
3 gocce di dolcificante liquido

3 BLOCCHI

250 g di fragole
300 g di yogurt bianco magro
1 misurino di proteine in polvere Whey 90%
1 albume
12 pinoli tostati
1 cucchiaio di buccia di limone grattugiata
1 cucchiaino di succo di limone
4 gocce di dolcificante liquido

1. Montare a neve ben ferma l'albume.
2. Frullare le fragole aggiungendovi le proteine alla vaniglia, lo yogurt, il succo e la buccia del limone e il dolcificante.
3. Unire poco per volta l'albume montato a neve mescolando delicatamente.

4. Versare in una ciotola cospargendo di pinoli.

Nota: le fragole possono essere sostituite con 100 g di pera (150 g per 3 blocchi) oppure 90 g di ananas (130 g per 3 blocchi).
Questa colazione va preparata possibilmente la sera precedente.

Pranzo

Pesce spada agli aromi e verdure

180 g di pesce spada
60 g di peperone rosso
60 g di peperone giallo
100 g di zucchine
20 g di porri
6 g di olio extravergine d'oliva
Brodo vegetale
Timo
Maggiorana
Pepe

1. Cospargere di aromi il pesce spada, avvolgerlo in un cartoccio di alluminio e cuocerlo in forno.
2. Affettare finemente i peperoni, le zucchine e il porro e metterli a cuocere in una padella con del brodo vegetale fino a quando saranno diventati teneri.
3. Aprire il cartoccio con il pesce spada, aggiungervi le verdure, pepare, richiudere e far cuocere per altri 5 minuti. A cottura ultimata aggiungere l'olio.

Composta di pesche e cacao

450 g di pesche
Cacao amaro polvere
4 gocce di estratto di vaniglia

1. Frullare le pesche dopo averle private della buccia.
2. Aggiungere le gocce di vaniglia e una spolverata di cacao amaro, continuando a frullare.
3. Riporre in frigorifero per 15 minuti prima di servire.

Cena

Vitello alla melagrana con misticanza

140 g di vitello
150 g di melagrana
60 ml di vino bianco secco
1 carota
1 costa di sedano
30 g di cipolla
6 g di olio extravergine d'oliva
Brodo vegetale

Sale
Pepe
200 g di misticanza
1 cucchiaino di senape
4 gocce di aceto balsamico
Succo di limone

1. Tagliare la carota e la costa di sedano a listarelle, adagiarle sulla fetta di vitello, formare un involtino e legarlo con dello spago da cucina.
2. Mettere in una pentola l'olio, poco brodo vegetale, l'involtino di carne e la cipolla tagliata a pezzetti.
3. Cuocere a fuoco vivace fino a quando la carne avrà preso colore, rigirandola di tanto in tanto.
4. Aggiungere il pepe, il vino bianco ed eventualmente un po' di sale, quindi coprire e far cuocere per 15 minuti circa aggiungendo ancora un po' di brodo vegetale qualora la carne dovesse asciugarsi troppo.
5. A cottura ultimata togliere dalla pentola l'involtino, aprirlo per eliminare le verdure all'interno, togliere dal fondo di cottura anche la cipolla e rimettervi solo la carne, alzando il fuoco.
6. Aggiungervi 60 g di chicchi di melagrana e far insaporire per 5 minuti circa.
7. Servire ponendo su un piatto la carne cosparsa con il fondo di cottura e i chicchi di melagrana.

Per la misticanza:
1. Lavare le foglie di misticanza lasciando scolare molto bene tutta l'acqua.
2. Preparare in un vasetto di vetro con coperchio una miscela con un po' di succo di limone, l'aceto balsamico, la senape e un po' di brodo vegetale leggero per dare volume.
3. Chiudere bene il vasetto ed emulsionare agitando fino a ottenere un composto omogeneo.
4. Unire i chicchi di melagrana rimasti alle foglie di misticanza e condire con la salsina di senape. Servire insieme alla carne.

Sabato

Colazione

Uovo alla coque con fiocchi di latte

2 BLOCCHI

1 uovo
75 g di fiocchi di latte magri
40 g di pane integrale tostato
20 g di pâté di olive
Sale

1 uovo
75 g di fiocchi di latte magri
70 g di formaggio magro spalmabile
60 g di pane integrale tostato
30 g di pâté di olive
Sale

1. Immergere l'uovo in un pentolino pieno d'acqua e portare a ebollizione. Far bollire per 3 o 4 minuti.
2. Raffreddare leggermente l'uovo sotto l'acqua fredda.
3. Rompere il guscio nella parte superiore, formando un buco nel quale inserire un pizzico di sale mescolando con uno stuzzicadenti.
4. Spalmare il pâté di olive (ed eventualmente il formaggio magro) sul pane mettendovi poi sopra i fiocchi di latte.

Pranzo

LA RICETTA DELLO CHEF:
MATIAS PERDOMO

Pollo di Bresse con crema di castagne e funghi chiodini
(pagina 219)

Cena

Spiedino tropicale di salmone

160 g di salmone
360 g di ananas
6 g di olio extravergine d'oliva
1 cucchiaio di aceto di mele
1/2 cucchiaio di salsa di soia
La punta di un cucchiaino di semi di sesamo
Sale
Pepe

1. Tagliare il salmone e l'ananas a cubetti.
2. Unire in una ciotola l'aceto di mele, la salsa di soia, il sale, il pepe e l'olio. Mescolare e aggiungervi i cubetti di salmone, lasciando marinare per 10 minuti.
3. Scolare il salmone dalla marinatura e infilzare su uno spiedino i cubetti di pesce alternati a quelli di ananas.
4. Far cuocere su una piastra liscia antiaderente alcuni secondi per lato.
5. Servire gli spiedini in un piatto cosparsi di semi di sesamo.

Domenica

Colazione

Yogurt croccante

2 BLOCCHI

200 g di yogurt bianco magro
1 confezione di MiniRock EnerZona

3 BLOCCHI

300 g di yogurt bianco magro
1 confezione e 1/2 di MiniRock EnerZona

Frantumare i MiniRock in piccoli pezzi e aggiungerli allo yogurt.

Pranzo

LA RICETTA DELLO CHEF: MATIAS PERDOMO

Merluzzo nero su verdure grigliate e cialda di pane di segale
(pagina 219)

Cena

Pollo e caponata

140 g di petto di pollo
250 g di melanzane
40 g di scalogno
15 g di uva passa
16 pinoli
3 g di olio extravergine d'oliva
2 cucchiai di aceto
Sale
Pepe

1. Tagliare le melanzane a cubetti e lo scalogno a fettine abbastanza sottili, mettendo il tutto a bagno in un po' d'acqua calda.
2. Far ammorbidire l'uva passa in un po' d'acqua.
3. In una padella, cuocere i pinoli con l'olio a fuoco basso per pochi minuti, quindi aggiungere lo scalogno e il pollo.
4. Quando la carne sarà ben rosolata, toglierla dalla padella e metterla in un piatto.

5. Nella stessa padella aggiungere invece l'uvetta insieme all'acqua nella quale è stata in ammollo, l'aceto e ancora un bicchiere di acqua calda. Portare a bollore aggiungendo un po' di sale e pepe.
6. Unire le melanzane e farle cuocere lentamente, mescolando con delicatezza.
7. Una volta portate a giusta cottura, aggiungere nuovamente il pollo lasciando cuocere ancora per alcuni minuti.

Pere «saltate»

200 g di pere Williams poco mature
2 cucchiai di succo d'arancia
3 gocce di dolcificante liquido

1. In una padellina antiaderente, versare il succo d'arancia e le gocce di dolcificante.
2. Non appena il liquido si sarà scaldato aggiungervi le pere tagliate a dadini, facendole saltare per alcuni minuti. Servire caldo.

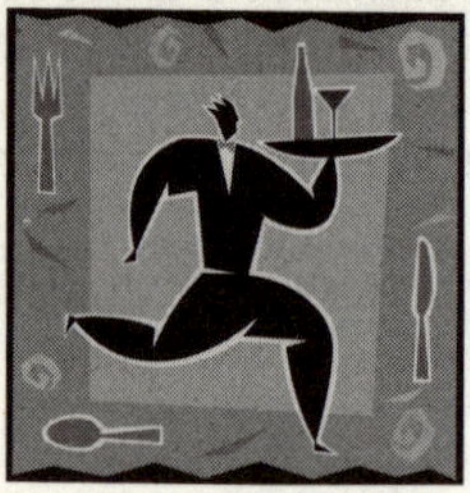

Le ricette dello chef

Matias Perdomo*

Vellutata di fagioli solfini con scampi al profumo di Marsala

80 g di fagioli solfini	200 g di scampi
20 g di sedano	10 g di Marsala
20 g di cipolla	6 g di olio extravergine d'oliva
20 g di carota	Sale

1. Disporre in una pentola i fagioli, precedentemente ammollati, insieme a tutte le altre verdure e portare a cottura.
2. A cottura ultimata, mettere nel frullatore i fagioli con la metà dell'acqua di cottura ed emulsionare con l'olio, salare e setacciare.
3. Riempire con acqua una pentola per la cottura a vapore fino a un quarto del suo volume, appoggiarvi sopra l'apposita griglia, aggiungere il Marsala e portare a ebollizione.
4. Cuocere a vapore gli scampi coperti per alcuni minuti.

* Matias Perdomo nasce per caso a Buenos Aires nel 1980. Cresce in Uruguay, Brasile, Danimarca, Spagna e Italia. Da sempre appassionato di cucina, si forma professionalmente lavorando in svariati ristoranti, e soprattutto con Martin Berasetegui e Joan Roca. Da tre anni dirige la cucina del ristorante *Al Pont de Ferr*, considerato dalla guida del Gambero Rosso tra i cinque migliori ristoranti di Milano.

Pollo di Bresse con crema di castagne e funghi chiodini

120 g di petto di pollo di Bresse
100 g di castagne pelate
25 g di funghi chiodini
8 pinoli tostati
20 g di cipollotto fresco
La buccia di un'arancia
Brodo vegetale
Caffè in polvere
4,5 g di olio extravergine d'oliva
Sale

1. Rosolare il petto di pollo in padella dalla parte della pelle.
2. Salarlo, avvolgerlo in una pellicola da cucina unitamente alla buccia d'arancia e cuocerlo a bagnomaria a 65 °C per 25 minuti.
3. Stufare il cipollotto con l'olio, aggiungere le castagne e rosolarle leggermente, quindi bagnare con del brodo vegetale e cuocere per 20 minuti circa.
4. Frullare il tutto, rimettere sul fuoco per 10 minuti, poi salare e setacciare.
5. Pulire i funghi e farli saltare in padella con un po' di brodo vegetale. Aggiungere i pinoli e un pizzico di caffè in polvere.
6. Disporre la crema di castagne sul fondo del piatto, adagiarvi il petto di pollo tagliato in tre parti e ricoprirlo con i funghi.

Merluzzo nero su verdure grigliate e cialda di pane di segale

160 g di merluzzo nero
50 g di carota
50 g di melanzana
50 g di pomodoro
50 g di cipolla
50 g di patata
1/2 testa d'aglio
40 g di pane di segale
6 g di olio extravergine d'oliva
Sale

1. Avvolgere il merluzzo in una pellicola da cucina con il sale, metà dell'olio e l'aglio, e cuocerlo a bagnomaria a 62 °C per 22 minuti.

2. Grigliare le verdure senza sale, quindi cuocerle a bagnomaria a 65 °C per 2 ore. Filtrare e tenere da parte il brodo.
3. Sbollentare la patata con la buccia in acqua salata. A cottura ultimata, sbucciarla e schiacciarla con una forchetta, quindi condirla con il rimanente olio.
4. Mettere in una fondina il brodo di verdure grigliate, la patata schiacciata e sopra il merluzzo. Accompagnare con il pane di segale tostato.

Appendice A
Il supporto non manca

A QUESTO punto, confido di avervi convinti che i miei consigli dietetici possono diventare il più potente «farmaco» a vostra disposizione per vivere più a lungo e in buona salute, sconfiggendo la sindrome del grasso tossico. Il mio programma non è una dieta a breve termine, bensì uno stile di vita che tratta il cibo come se fosse un farmaco, con l'obiettivo di acquisire il benessere e conservarlo per sempre. Sarà, in sostanza, come tornare agli albori della medicina moderna, quando Ippocrate pronunciò il suo celebre aforisma: «Fa' che il cibo sia la tua migliore medicina e che la migliore medicina sia il tuo cibo».

Ho pubblicato molti libri sulla Zona, ma, ben sapendo che il potere delle parole scritte è soltanto limitato, ho voluto creare anche un gruppo di esperti per aiutarvi concretamente a entrare nella Zona, lavorando al vostro fianco e guidandovi passo passo nel vostro viaggio di ritorno a uno stato di completo benessere fisico e psichico. Potete visitare il mio sito web www.zonediet.com, dove troverete utili indicazioni, informazioni su misura, numerosi forum di discussione e un ampio assortimento di speciali prodotti dietetici che renderanno incredibilmente semplice il vostro ingresso nella Zona.

Se desiderate approfondire gli aspetti scientifici della Zona, vi consiglio di visitare il sito www.drsears.com, nel quale potrete accedere a informazioni inedite sui più recenti sviluppi di questo settore in rapida evoluzione.

Appendice B
Gli esami del sangue per la sindrome del grasso tossico

CREDO che per determinare presenza e gravità della sindrome del grasso tossico l'esame del sangue più consigliabile sia quello che determina il profilo degli acidi grassi. Questo test fornisce il rapporto AA/EPA, ovvero l'indicatore clinico dell'infiammazione silente.

I valori ideali di tale rapporto si collocano tra 1,5 e 3; se superano la soglia di 10, non potete più considerarvi in buona salute; se oltrepassano quota 15, allora nel vostro sangue c'è molta infiammazione silente (sindrome del grasso tossico) e occorre intervenire immediatamente sul versante dietetico.

Purtroppo, nonostante la sua importanza e utilità, è probabile che di questo esame il vostro medico non abbia mai sentito parlare; di solito, non è neppure incluso nel tipico check up sanitario annuale. Il motivo è semplice: i grandi istituti clinici non fanno questo tipo di test, malgrado il suo frequente impiego in studi e ricerche.

In Italia è possibile effettuare il test per determinare il rapporto AA/EPA presso l'Istituto di fisiologia generale e chimica biologica «G. Esposito» della Facoltà di Farmacia dell'Università degli Studi di Milano, in via Trentacoste 2 (rivolgersi a Gigliola Montorfano, tel. 02-50315789).

Appendice C
Gli ormoni: la chiave di accesso alla vostra Internet biologica

Fino a poco tempo fa, pensando agli ormoni, la maggior parte di noi tendeva ad associarli soprattutto alle tempeste che queste sostanze scatenano nel periodo puberale. Ora, però, sempre più spesso ci capitano sotto gli occhi articoli di giornali e riviste che esaltano la sostituzione ormonale con estrogeni, testosterone o con l'ormone della crescita come i nuovi magici elisir della perenne giovinezza per una popolazione in rapido invecchiamento.

Mentre alcuni ormoni, come estrogeni e testosterone, calano progressivamente con l'età, altri, come l'insulina e gli eicosanoidi infiammatori, tendono a crescere. E questi ultimi sono proprio gli ormoni facilmente modulabili per mezzo della dieta Zona: in definitiva, acquisendo il controllo sia dell'insulina sia degli eicosanoidi, potrete abbeverarvi alla fonte dell'eterna giovinezza (miglior benessere), sconfiggendo la sindrome del grasso tossico e, insieme, potenziando la vostra capacità interna di rallentare l'usura degli anni.

Che cosa sono, esattamente, gli ormoni? La parola deriva dal termine greco *hormao*, che significa «stimolare, eccitare, mettere in moto» e, in effetti, stimolanti lo sono davvero, essendo centinaia di volte più potenti di qualunque medicina. E non potrebbe essere altrimenti, dato che il loro compito è quello di organizzare e coordinare complesse risposte cellulari, anziché agire, come i farmaci, su un singolo enzima.

Si può definire ormone ogni agente biochimico in grado di trasmettere informazioni che inducano le cellule bersaglio ad attivare determinate azioni o reazioni. In questo senso un ormone è una sorta di messaggero, esattamente come, su Internet, gli elettroni sono i mediatori del flusso d'informazioni. Gli ormoni svolgono il medesimo compito nell'organismo, ma attraverso interazioni molto più complesse, dovendo trasmettere informazioni di gran lunga più articolate e sofisticate.

L'Internet biologica

Per comprendere i principi della Zona occorre conoscere i meccanismi con cui gli ormoni trasmettono le informazioni necessarie a mantenere il corretto equilibrio all'interno dell'organismo. Per questa ragione, amo indicare quel complesso sistema di interazioni con il termine di «Internet biologica».

Restiamo di stucco di fronte alla meravigliosa tecnologia che ha reso possibile il miracolo della Rete; eppure in noi opera un'Internet biologica assai più complessa, dato che il nostro corpo contiene circa 100.000 miliardi di cellule in continua comunicazione tra di loro. Quando la nostra Internet biologica funziona a dovere, noi stiamo bene; quando, invece, trasmette informazioni ingarbugliate, siamo destinati a sviluppare qualche malattia cronica. Tuttavia, è possibile bloccare questo processo di deterioramento della salute e ripristinare uno stato di benessere, attraverso il controllo degli eicosanoidi e la conseguente riduzione dell'infiammazione silente. Ecco perché la leva principale della vostra Internet biologica è la modulazione degli eicosanoidi.

Sottoclassi di ormoni

Nell'ambito dell'Internet biologica, il ruolo chiave è svolto dagli ormoni. Nella vostra Rete biologica vige una precisa distribuzione dei compiti che dà origine a tre distinte categorie di ormoni: gli endocrini, i paracrini e gli autocrini. Per spiegarne le differenze ricorrerò a una semplice analogia, quella della linea telefonica.

Immaginate che gli ormoni *endocrini* siano come l'antenna che invia nell'etere la vostra conversazione telefonica: una volta trasmesso, l'obiettivo del segnale telefonico è quello di raggiungere il destinatario previsto; analogamente, gli ormoni endocrini vengono immessi nella circolazione sanguigna dalla ghiandola che li secerne con l'obiettivo ultimo di individuare la giusta cellula bersaglio cui comunicare il messaggio (più o meno tra 100.000 miliardi di altre cellule). Come la conversazione telefonica dipende dalla connessione fra le antenne, così l'ormone deve legarsi con la cellula prevista e tale compito è affidato ai recettori presenti sulla superficie cellulare. L'ormone si unisce al recettore della cellula, come il veicolo spaziale si aggancia alla stazione orbitale.

A differenza di quelli endocrini, gli ormoni *paracrini* non vengono trasportati dal flusso sanguigno, essendo mediatori intercellulari con una libertà di movimento limitata e definita. Per questo aspetto sono accostabili ai cavi telefonici che portano il segnale direttamente nella vostra abitazione, dopo che questo è stato captato dall'antenna di ricezione più vicina. Gli ormoni paracrini, quindi, non necessitano di un sistema di supporto, come la circolazione sanguigna, che li trasporti nell'organismo: è sufficiente una giunzione nervosa o un brevissimo percorso tra la cellula che li produce e quella bersaglio. I neurotrasmettitori (come serotonina e dopamina) che regolano il flusso di informazioni all'interno del cervello sono ormoni paracrini e anch'essi agiscono legandosi a recettori specifici.

Gli ormoni *autocrini*, infine, sono esploratori molecolari inviati in missione dalla cellula per sondare le immediate vicinanze e riferire quanto vi sta accadendo; per trasmettere le informazioni raccolte, anch'essi utilizzano recettori. Sviluppando ulteriormente la nostra analogia, potremmo paragonare gli ormoni autocrini all'apparecchio ricevente della linea telefonica: indipendentemente dall'efficienza delle antenne (gli ormoni endocrini) o dalla fedeltà dell'informazione trasmessa attraverso i cavi telefonici (gli ormoni paracrini), se non funziona correttamente il vostro apparecchio telefonico ricevente (gli ormoni autocrini), la conversazione telefonica non può aver luogo. I più importanti tra gli ormoni autocrini sono gli eicosanoidi.

La trasmissione delle informazioni all'interno della cellula

Gli ormoni devono anche assicurarsi che la singola cellula risponda ai loro segnali e questo compito è demandato ai secondi messaggeri e ai fattori di trascrizione nucleare.

I secondi messaggeri

I secondi messaggeri sono la chiave dell'azione ormonale sulla superficie esterna della cellula. Per molti ormoni – come l'insulina – il primo passo è quello di legarsi al loro recettore sulla superficie della cellula. Quando ciò avviene, il recettore, che si trova nella membrana cellulare, subisce una trasformazione strutturale che viene trasmessa a un particolare enzima attraverso una serie di proteine della membrana, le proteine G. A seconda del recettore interessato, dell'ormone che lo ha attivato e della particolare proteina G utilizzata per attivare l'enzima chiave sulla superficie interna della cellula, nella cellula viene sintetizzata un'altra molecola che completa la trasmissione del messaggio originale. Queste nuove molecole che si formano sono chiamate «secondi messaggeri» e, per tutte le cellule, ce ne sono due. In sostanza, la complessità dell'interazione ormonale si riduce così a una sorta di semaforo che può avere luce verde o rossa (*Figura C.1*).

Di questi «semafori» che regolano il traffico biochimico, uno dei più importanti è l'AMP ciclico (così importante che nel 1971 per la scoperta di questa molecola fu assegnato il premio Nobel per la medicina). Per la cellula, l'AMP ciclico (o cAMP) corrisponde al semaforo verde e dà il via libera alla sintesi a cascata, attraverso la protein chinasi A (PKA), di una nuova molecola che comunica alla cellula il da farsi. Gli eicosanoidi buoni (antinfiammatori) interagiscono con i recettori che producono questo secondo messaggero.

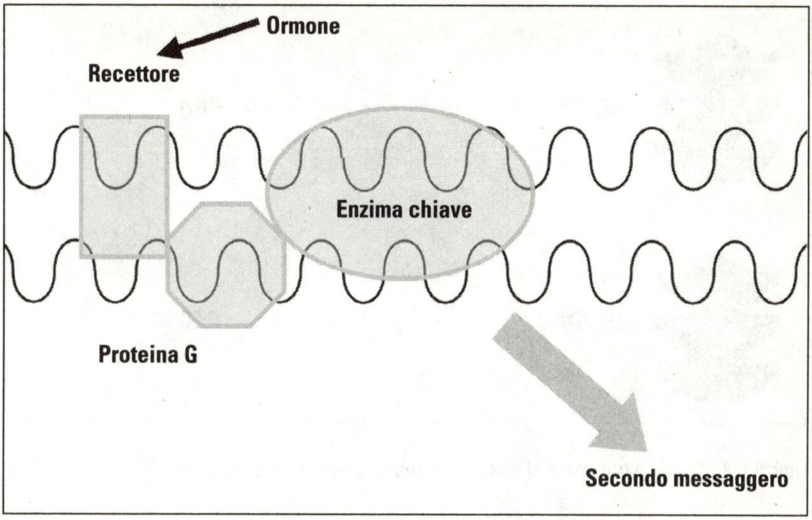

Figura C.1 - La trasmissione del messaggio ormonale all'interno della cellula.

L'altro sistema principale di secondo messaggero è quello formato dalla coppia inositolo trifosfato/diacilglicerolo (IP_3/DAG); per la cellula esso equivale al semaforo rosso, dato che di norma produce un effetto fisiologico opposto a quello suscitato dal cAMP, attivando, attraverso la protein chinasi C (PKC), una cascata differente. Sia l'insulina, sia gli eicosanoidi cattivi (proinfiammatori) utilizzano questo secondo percorso.

In sintesi, immaginate questi secondi messaggeri come semafori che regolano il traffico interno in ognuna dei 100.000 miliardi di cellule del corpo, come mostra la *Figura C.2*.

Se il numero dei semafori verdi e rossi è equilibrato, e se i semafori funzionano con regolarità, il traffico è scorrevole e il risultato complessivo è il benessere dell'organismo. Se, invece, i semafori sono sbilanciati, il sistema tende a bloccarsi e, di conseguenza, si possono sviluppare malattie croniche. In ultima analisi, quindi, l'enorme complessità della nostra Internet biologica si riduce a una que-

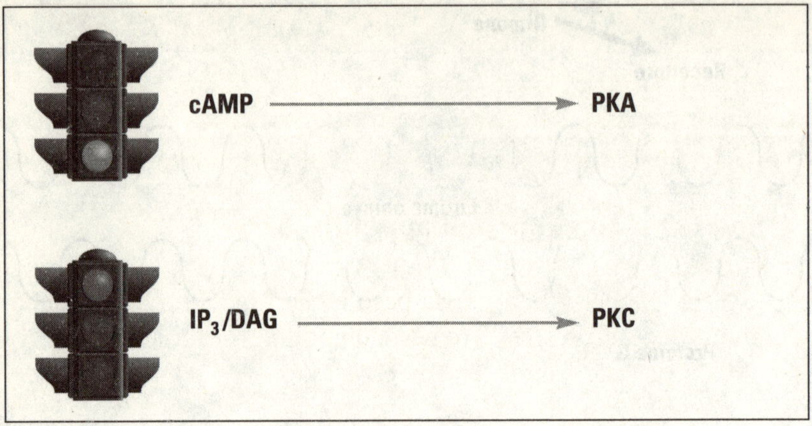

Figura C.2 - L'azione ormonale si basa sull'equilibrio dei secondi messaggeri.

stione di giusto equilibrio tra semafori verdi e rossi in ciascuna delle cellule che compongono il nostro organismo (e che, come sappiamo, sono circa 100.000 miliardi). Soltanto a queste condizioni il traffico di informazioni può scorrere con la massima fluidità ed efficienza.

I fattori di trascrizione nucleare

Un altro gruppo di recettori ormonali intracellulari è quello dei fattori di trascrizione nucleare, che, quando vengono attivati, penetrano direttamente all'interno del nucleo della cellula, stimolando i geni a incrementare la produzione di nuove proteine. I due più importanti sono il fattore nucleare kappaB (NF kappaB) e i recettori attivati dai proliferatori perossisomiali (PPAR).

Il fattore nucleare kappaB regola le azioni infiammatorie inducibili della cellula. Una volta attivato, questo fattore di trascrizione suscita da parte del gene l'espressione di un'ampia varietà di enzimi (COX-2) e citochine (TNF alfa e IL-6), gli uni e le altre infiammatori, che amplificano il segnale infiammatorio originario.

I PPAR, in realtà, sono una famiglia di fattori di trascrizione, tra cui il PPAR alfa e il PPAR gamma. L'attivazione del PPAR alfa spinge i geni a produrre una serie di enzimi che ossidano il grasso; quella del PPAR gamma riduce invece la resistenza all'insulina, aumentando la formazione di nuove cellule adipose e, contemporaneamente, quella di speciali eicosanoidi antinfiammatori.

Ormoni e regolazione dell'appetito

La ragione per cui si acquista peso è che i livelli ormonali sono squilibrati. Il modo per perdere peso, quindi, è di riportarli in equilibrio. In altre parole, bisogna mantenerli in una zona dove non siano né troppo alti né troppo bassi.

Ho già discusso in precedenza dell'importanza di numerosi ormoni con funzioni chiave nel controllo della fame e della sazietà, ma in questa appendice fornisco ulteriori dettagli sulla complessità di questo sofisticato sistema di controllo. La maggior parte dell'attività ha luogo in un'area posta alla base dell'ipotalamo e denominata «nucleo arcuato», dove sono collocati sia neuroni con la funzione di stimolare l'appetito, sia neuroni adibiti a sopprimerlo. Se vengono stimolati i neuroni preposti alla sensazione di sazietà, viene secreto l'ormone melanocortina. Se invece a essere stimolati sono i neuroni della fame, avviene il rilascio del neuropeptide Y (NPY), l'ormone che innesca la sensazione di fame, e del peptide noto come AGRP, che inibisce l'azione di induzione della sazietà propria della melanocortina. A seconda di quale gruppo di neuroni del nucleo arcuato viene attivato, è inviato al nucleo paraventricolare (PVN) dell'ipotalamo un segnale che determina se si debba o non si debba mangiare.

Sull'attivazione dei neuroni della sazietà e della fame influisce un'ampia varietà di ormoni che inviano informazioni da diverse aree del corpo. Sia la leptina sia l'insulina possono inibire l'azione di stimolo dei neuroni della fame, accrescendo così il senso di sazietà. (Questa è la ragione per cui, se i livelli di insulina calano troppo, ci si sente nuovamente affamati.) Così, è necessario vincere l'insulinoresistenza e la leptinoresistenza (entrambe mediate dall'infiammazione silente) nel sistema nervoso centrale se si vuole accrescere la sensazione di sazietà. Fortunatamente, si può ottenere questo risultato con l'associazione della dieta Zona all'assunzione di alte dosi di olio di pesce.

Nonostante la sua distanza dal cervello, anche l'apparato digerente può svolgere un ruolo significativo negli equilibri fame-sazietà. La grelina, un ormone secreto dallo stomaco che viene attivato quando vi è carenza di cibo, raggiunge rapidamente il cervello, dove provvede ad attivare i neuroni della fame, rilasciando sia NPY sia AGRP, che fanno insorgere la sensazione di fame. L'ileo, tuttavia, secerne un altro ormone, il PYY, detto «ormone intestinale della sazietà», sicché il colon può inibire l'azione della grelina. Questo dà origine a un efficace sistema «acceso/spento» in forza del quale parti distinte dell'apparato digerente segnalano al cervello quando è ora di cominciare o di smettere di mangiare. I pazienti obesi hanno livelli ridotti di PYY e quindi, a livello di controllo dell'appetito, il segnale di «spento» è meno incisivo. Fra gli ormoni intestinali maggiormente oggetto di studio figura la colecistochinina (CCK), che viene secreta dal duodeno in risposta ai grassi e alle proteine. Questo non solo provoca il rilascio di bile dalla cistifellea per aiutare a emulsionare i grassi per il loro assorbimento, ma invia anche al cervello un segnale di sazietà. Purtroppo, l'attività di inibizione della fame della CCK è di breve durata, avendo questo ormone un'emivita misurata in minuti, ma a quanto pare esso contribuisce a stimolare il rilascio di PYY, che invece ha effetti di più lungo termine sul senso di sazietà.

Una delle ragioni per cui gli interventi di bypass gastrico paiono efficaci è che dopo l'intervento si verifica una risposta di PYY al cibo molto più forte, che contribuisce ad accrescere il senso di sazietà. (Ovviamente, esistono metodi migliori dell'ablazione di un organo per aumentare il rilascio di PYY: per esempio, la dieta Zona.)

Oltre a questi ormoni intestinali capaci di influire direttamente sui neuroni del nucleo arcuato, ne esistono altri, sempre di origine intestinale (come la GLP-1 e l'ossintomodulina) coinvolti in questo complicato processo di regolazione dell'appetito. Sembra che l'apparato digerente – dallo stomaco fino al colon – sia dotato di un'ampia gamma di sensori ormonali che trasmettono costantemente al cervello informazioni relativamente a quando mangiare e, soprattutto, a quando smettere di farlo.

Gli ultimi importanti agenti, che operano nel cervello e che sono in grado di sconvolgere questo complesso equilibrio di ormoni endocrini esterni agenti sui neuroni del nucleo arcuato, sono gli endocannabinoidi, che originano dall'eccesso di grasso tossico (AA) a livello cerebrale. Questi ormoni stimolatori della fame possono intervenire sul delicato equilibrio ormonale nel nucleo arcuato e accrescere l'appetito. Il modo migliore per evitare un eccesso di endocannabinoidi è di seguire la dieta Zona, che riduce la formazione di AA, e assumere livelli adeguati di EPA per diluire l'acido arachidonico presente nel cervello.

Anche gli ormoni paracrini come la dopamina e la serotonina operano a livello cerebrale nella regolazione dell'appetito. Uno dei farmaci da più tempo prescritti per perdere peso è la fentermina, che provoca il rilascio di dopamina, la quale a sua volta determina un'inibizione dell'appetito. La fentermina è di efficacia limitata perché può anche provocare aumento della pressione sanguigna, secchezza delle fauci, insonnia, costipazione e nervosismo; per queste ragioni di solito non la si prescrive per più di dodici settimane. È interessante notare che quando si associa la fentermina alla fenfluramina (un farmaco che mantiene alto il livello della serotonina sia evitandone l'assorbimento – come altri antidepressivi – sia accrescendone il rilascio) per ridurre quella sensazione di agitazione e nervosismo indotta dalla fentermina se assunta da sola, si ottiene una forte inibizione dell'appetito accompagnata da un umore positivo. Questa associazione di farmaci è nota cone «fen-fen». Una volta eliminati in questo modo gli effetti collaterali della fentermina, milioni di persone (e i loro medici) si persuasero che questi farmaci in associazione potessero essere assunti anche per lunghi periodi. Purtroppo, la combinazione dei due farmaci generava il duplice problema di provocare ipertensione polmonare primaria (che poteva essere curata soltanto con un trapianto cuore-polmone) e di danneggiare le valvole cardiache per effetto della sovrastimolazione del rilascio di serotonina. È un modo un po' pericoloso per perdere peso! Conosco bene il problema perché sono stato l'esperto di obesità nella causa condotta, in forma di *class action*, contro il produttore della fenfluramina. Fortunatamente, il giudice concordò con me e con gli altri esperti sul fatto che la fenfluramina era un farmaco molto pericoloso. La sentenza impose alla casa farmaceutica produttrice della fenfluramina indennizzi per quasi 19 miliardi di dollari.

Esiste un altro ormone endocrino derivato dal tessuto adiposo che può influire sull'accumulo di grasso senza intervenire direttamente sui neuroni della fame e della sazietà. Si tratta della adiponectina, che viene secreta dalle cellule adipose per ridurre l'insulinoresistenza. Uno dei modi migliori per accrescere i livelli di adiponectina è aumentare il consumo di olio di pesce, che sembra incrementarne la produzione attraverso la stimolazione del fattore di trascrizione del gene PPAR-gamma.

Credo che da questa breve descrizione del ruolo degli ormoni nel processo di regolazione dell'appetito possiate cominciare a comprendere come l'aumento di peso abbia forse poco a che fare con la mancanza di volontà o con le allettanti campagne dei grandi produttori alimentari, ma sia anzitutto provocato da squilibri a livello ormonale che possono essere modulati da una dieta antinfiammatoria, come quella Zona, associata a dosi elevate di olio di pesce.

Sintesi conclusiva

Ognuna delle cellule del vostro corpo (e ce ne sono circa 100.000 miliardi) è controllata da un segnale ormonale che attiva o disattiva istante per istante complesse funzioni molecolari interne. La vostra salute (come anche la vostra fame) dipende dalla possibilità di mantenere in equilibrio questi ormoni. Se sono in una condizione squilibrata, vengono accelerate l'obesità e le patologie croniche. Come mantenere il controllo dei vostri ormoni? Entrate in Zona e rimanetevici per tutta la vita.

Appendice D
Gli eicosanoidi: gli ormoni del mistero

GIÀ il nome, «eicosanoidi», sembra essere stato direttamente prelevato da un romanzo di fantascienza. E, in effetti, si tratta di sostanze strane, misteriose, quasi magiche. Eppure, nonostante la loro importanza, ben pochi medici ne hanno sentito parlare, anche se sono proprio questi ormoni a regolare i livelli dell'infiammazione silente e a determinare la capacità interna dell'organismo di rigenerare le proprie cellule.

Benché siano gli ormoni più antichi, gli eicosanoidi sono stati identificati soltanto nel ventesimo secolo. Il primo passo fu la scoperta, avvenuta nel 1929, degli acidi grassi essenziali: si trovò che se dalla dieta dei ratti venivano eliminati completamente i grassi, in breve tempo gli animali morivano; ma se alla dieta priva di grassi venivano addizionati alcuni grassi essenziali (a quel tempo chiamati «vitamina F»), allora le cavie riuscivano a sopravvivere. Con l'affinamento delle tecnologie disponibili, i ricercatori determinarono che i grassi essenziali erano composti da acidi grassi omega 6 e omega 3, e che ambedue le famiglie di composti dovevano essere fornite attraverso l'alimentazione, essendo l'organismo incapace di sintetizzarle. Il termine «eicosanoidi» deriva dalla parola greca *éikosi*, che significa «20», dato che tutti questi ormoni possono essere sintetizzati soltanto da acidi grassi essenziali le cui molecole siano formate da catene di 20 atomi di carbonio (AA, DGLA ed EPA).

I primi eicosanoidi furono scoperti nel 1935 da Ulf von Euler, che li isolò dalla ghiandola prostatica (una fonte eccezionalmente ricca di eicosanoidi) e li chiamò «prostaglandine» (in realtà si trattava di un piccolo sottogruppo della ben più vasta famiglia degli eicosanoidi). Dato che all'epoca si riteneva che tutti gli ormoni prendessero origine in una particolare ghiandola, sembrò perfettamente logico battezzare questo nuovo ormone con il nome di prostaglandina, anche se con il tempo divenne evidente che gli eicosanoidi si producono in qualunque cellula vivente del corpo e che nessun organo o ghiandola può essere considerato il loro unico centro di sintesi.

A tutt'oggi, i biochimici hanno identificato oltre cento eicosanoidi diversi e ogni anno se ne scoprono di nuovi. Il salto qualitativo nella ricerca su questi ormoni fu compiuto nel 1971, quando, dopo lunghi studi, John R. Vane riuscì a spiegare il meccanismo di azione dell'aspirina, rivelando che il farmaco modifica appunto i livelli degli eicosanoidi. Nel 1982, Vane e i suoi colleghi Bengt Samuelsson e Sune Bergström ricevettero il premio Nobel per la medicina per la scoperta del ruolo degli eicosanoidi nello sviluppo delle malattie umane.

Ma se sono così importanti, come mai non se ne sente quasi mai parlare? La prima ragione è che compaiono, compiono la loro missione e si autodistruggono in tempi infinitesimi e quindi studiarli è impresa ardua; la seconda è che non circolano nel sangue e quindi è estremamente difficile isolarli; infine, lavorano a concentrazioni incredibilmente basse e dunque è pressoché impossibile identificarli e misurarli. Malgrado queste difficoltà oggettive, nelle pubblicazioni specializzate sono già apparsi più di centomila articoli che li riguardano. Anche se nel corso dei suoi studi il vostro medico non ha appreso nulla sugli eicosanoidi, è evidente che la comunità globale dei ricercatori mostra ugualmente un enorme interesse verso questa classe di ormoni.

La famiglia degli eicosanoidi comprende un vasto assortimento di ormoni, molti dei quali sconosciuti persino agli endocrinologi. I sottogruppi di eicosanoidi a oggi identificati sono i seguenti:

- acidi grassi idrossilati;
- epilipossine stimolate dall'aspirina;
- endocannabinoidi;
- leucotrieni;
- lipossine;
- prostaglandine;
- trombossani;
- resolvine.

Probabilmente tutti i medici conoscono le prostaglandine; esse, però, formano soltanto un piccolo sottogruppo della grande famiglia degli eicosanoidi, molti dei quali sono stati scoperti di recente: è solo da pochi anni, per esempio, che si conoscono le epilipossine, che sono stimolate dall'aspirina e sono responsabili delle potenti proprietà antinfiammatorie di questo farmaco. Nel 2006, in effetti, si è scoperto che praticamente tutti i farmaci che si legano al PPAR gamma stimolano anche la produzione delle epilipossine antinfiammatorie.

In campo biotecnologico, una delle aree di ricerca più promettenti sembra essere quella dei modificatori di risposta biologica – molecole, cioè, che dirigono e organizzano cambiamenti di ampia portata a livello cellulare – i più potenti dei quali sono probabilmente gli eicosanoidi. Ciò che li rende fondamentali per i nostri meccanismi fisiologici sono i secondi messaggeri generati da alcuni di essi nel corso delle interazioni con i loro recettori specifici sulla superficie cellulare o con i fattori di trascrizione nucleare presenti all'interno della cellula. Sulla superficie cellulare sono presenti diversi recettori e, a seconda dell'eicosanoide con cui essi interagiscono, la cellula produce uno specifico secondo messaggero. Talvolta il secondo messaggero generato è l'AMP ciclico; altre volte se ne crea uno totalmente diverso, come quello formato dal sistema IP_3/DAG. Quando il livello di uno di questi secondi messaggeri sale, quello dell'altro scende.

Eicosanoidi buoni e cattivi

Gli eicosanoidi vengono definiti «buoni» o «cattivi» a seconda della natura del secondo messaggero da essi generato: quelli buoni fanno crescere nelle cellule il livello del cAMP, mentre quelli cattivi lo fanno calare, favorendo la formazione dell'altro secondo messaggero, il sistema IP_3/DAG. Nella *Tabella D.1* trovate la lista degli eicosanoidi buoni e cattivi e dei recettori con cui ciascuno di essi interagisce.

Quando un eicosanoide interagisce con il suo recettore specifico, all'interno della cellula bersaglio viene sintetizzato un secondo messaggero. Se a interagire con il giusto recettore è un eicosanoide buo-

	Recettore	**Effetto sul cAMP**
Eicosanoidi buoni		
PGE_1	EP2, EP4	Aumento
PGI_2	IP	Aumento
PGD_2	DP	Aumento
Eicosanoidi cattivi		
TXA_2	TP	Calo
PGE_2	EP1, EP3	Calo
$PGF_{2\alpha}$	FP	Calo
LTB_4	BLT	Calo
LTC_4	Cys-LT1	Calo
LTD_4, LTE_4	Cys-LT2	Calo

Tabella D.1 - I recettori degli eicosanoidi buoni e cattivi.

no, il secondo messaggero che si forma è il cAMP; se, al contrario è un eicosanoide cattivo, il livello del cAMP cala. In realtà il quadro è più complesso, perché alcuni eicosanoidi, come la PGA e la PGJ, derivati dal ciclopentenone, non possiedono recettori superficiali, ma possono direttamente attivare i fattori di trascrizione nucleare all'interno della cellula, dove interagiscono con il nucleo influenzando la crescita e la differenziazione cellulare.

Dato che non c'è una ghiandola precisa che produca eicosanoidi, non esiste una centralina che ne attivi o disattivi l'azione. La Natura ha risolto il problema sviluppando vari tipi di eicosanoidi dotati di effetti fisiologici diametralmente opposti. Poiché è dal loro equilibrio che nasce una corretta attività biologica, siamo autorizzati a parlare di «assi» di eicosanoidi, intendendo indicare che l'organismo, per mantenersi in buona salute, deve costantemente ricercarne l'equilibrio corretto. Ogni asse è formato da eicosanoidi antagonisti, quelli buoni e quelli cattivi. Ovviamente, non esistono eicosanoidi buoni o cattivi in assoluto: i problemi sorgono soltanto quando l'organismo incomincia a produrre più eicosanoidi cattivi e meno eicosanoidi buoni.

La maggior parte delle malattie croniche, comunque, prende origine da una protratta condizione di squilibrio tra eicosanoidi buoni e cattivi. Questa fu l'intuizione che ebbi nel 1982, quando venni a conoscenza della motivazione per la quale quell'anno era stato assegnato il premio Nobel per la medicina. Mi sembrò chiaro, inoltre, che il corretto bilanciamento degli eicosanoidi poteva essere utilizzato come definizione stessa del benessere: in sintesi, quanto più la bilancia degli eicosanoidi pende dalla parte di quelli cattivi, tanto più cresce la probabilità di sviluppare patologie croniche; quanto più si sposta, invece, dalla parte di quelli buoni, tanto più accessibili diventano salute, benessere e longevità. Il rapporto AA/EPA vi indica quanta infiammazione silente è presente nel vostro corpo. Naturalmente, il vostro obiettivo dev'essere quello di ottimizzare tale parametro.

La sintesi degli eicosanoidi

Dato che gli eicosanoidi vengono prodotti in ognuna delle cellule del corpo – e non da una ghiandola specifica – è come se avessimo 100.000 miliardi di ghiandole capaci di produrre questi ormoni straordinariamente potenti. A differenza degli ormoni endocrini, che sono controllati dall'ipotalamo e dall'ipofisi, gli eicosanoidi non dipendono da un'unica centralina di controllo. Invece di rispondere a un certo segnale di modulazione, ciascuna cellula si adatta ai cambiamenti che avvengono nelle sue immediate vicinanze. I soli acidi grassi da cui possono essere sintetizzati eicosanoidi sono l'AA, il DGLA e l'EPA, presenti nelle cellule sotto forma di fosfolipidi, componenti integrali di ogni membrana cellulare. La prima fase della risposta cellulare comporta il rilascio, da parte dei fosfolipidi della membrana, di uno di questi acidi grassi essenziali con una catena di 20 atomi di carbonio, in seguito all'azione dell'enzima fosfolipasi A_2.

Non esistendo alcun sistema di regolazione incaricato di interrompere la produzione di eicosanoidi, l'unico mezzo per inibirne il continuo rilascio dalla membrana consiste nella messa in circolo di corticosteroidi (come il cortisolo) da parte della ghiandola surrenale: ciò stimola la sintesi di una proteina (la lipocortina) che ha la proprietà di inibire l'attività della fosfolipasi A_2 e, quindi, di bloccare il rifornimento dei substrati (materie prime) necessari per la sintesi di tutti gli eicosanoidi. Ovviamente, se la produzione di cortisolo è eccessiva (specialmente in periodi di stress), la sintesi degli eicosanoidi (buoni e cattivi) si arresta bruscamente e il sistema immunitario potrebbe incominciare a disattivarsi.

Farmacologia a monte o a valle

Non si può certo dire che le società farmaceutiche non conoscano gli eicosanoidi, tant'è vero che hanno sviluppato un formidabile arsenale di farmaci antinfiammatori per bloccare gli enzimi che li sintetizzano. Sfortunatamente, le loro medicine antinfiammatorie sono vere e proprie bombe «stupide», visto che azzerano indiscriminatamente la produzione di eicosanoidi buoni e cattivi. Questa era la vera causa dei problemi provocati dagli inibitori della Cox-2 e dagli effetti collaterali dell'uso prolungato di corticosteroidi.

In farmacologia, l'impiego di un farmaco che inibisce la produzione di un'altra sostanza biochimica chiave è detto intervento *a valle*. Ma un approccio assai più elegante ed efficace è quello di intervenire *a monte*, semplicemente modificando l'equilibrio dei precursori degli eicosanoidi, allo scopo di aumentare la probabilità di produrre più eicosanoidi buoni e meno cattivi. Questa è la filosofia che rende così potente il programma della dieta Zona, che riesce a ottenere quello che nessun farmaco può garantire semplicemente agendo sull'equilibrio dei più potenti ormoni presenti nel nostro corpo. Per capire come possa farlo, dovete acquisire qualche nozione in più riguardo all'impatto della dieta sulla sintesi degli acidi grassi essenziali (AA, DGLA ed EPA) che condizionano la produzione degli eicosanoidi.

La sintesi degli acidi grassi essenziali

Tanto per cominciare, tutti gli eicosanoidi sono sintetizzati a partire dagli acidi grassi essenziali, quelli che l'organismo non è capace di fabbricare da sé e che devono, pertanto, far parte della dieta. Questi acidi grassi si dividono in due gruppi, chiamati rispettivamente «omega 3» e «omega 6», a seconda del posizionamento dei doppi legami all'interno della loro struttura chimica. Soltanto alcune piante e alghe possiedono la capacità di inserire questi doppi legami utilizzando specifici enzimi, la delta-12- o la delta-15-desaturasi, che i mammiferi non sono in grado di produrre (ecco perché per sopravvivere è essenziale includere nell'alimentazione questi acidi grassi). L'uomo, però, ha la capacità di introdurre in questi acidi grassi altri doppi legami in posizioni diverse.

Poiché quasi tutti gli acidi grassi essenziali omega 3 e omega 6 apportati dall'alimentazione possiedono soltanto 18 atomi di carbonio, l'organismo deve intervenire aggiungendone due per portare la lunghezza della catena molecolare a 20, dato che gli eicosanoidi possono essere sintetizzati soltanto a partire da acidi grassi contenenti 20 atomi di carbonio. Ma non conta soltanto il numero di atomi di carbonio della catena, bensì anche la loro configurazione: per poter essere convertiti in eicosanoidi, i loro precursori debbono possedere una specifica configurazione spaziale contenente almeno tre doppi legami consecutivi.

Come abbiamo già visto, la differenza tra le due classi di acidi grassi essenziali è determinata dalla posizione dei doppi legami all'interno della molecola. Si tratta di una caratteristica assai importante, perché è il posizionamento dei doppi legami a determinare la struttura tridimensionale che la molecola assume e che, a sua volta, ne condiziona l'interazione con gli appropriati recettori. Per quanto la sintesi di tutti gli acidi grassi essenziali coinvolga i medesimi enzimi, i due percorsi metabolici divergono nettamente. Dato che il metabolismo degli acidi grassi omega 3 è più complesso, ritengo preferibile affrontare per primo il più semplice, quello degli acidi grassi omega 6.

Acidi grassi omega 6

Il processo di sintesi che, in ultima istanza, determina quanti «mattoncini» si vengono a formare per la costruzione degli eicosanoidi si articola in due fasi, note in biochimica come «stadi limitanti della velocità di reazione». La prima è controllata dall'enzima delta-6-desaturasi, che inserisce nell'acido grasso un terzo doppio legame in una posizione tale da farne incurvare la struttura, formando, a partire dall'acido linoleico, l'acido gamma-linolenico, come mostra la *Figura D.1* (il numero immediatamente successivo alla C indica il numero di atomi di carbonio dell'acido grasso essenziale, mentre quello che segue i due punti segnala quanti doppi legami sono presenti nella molecola).

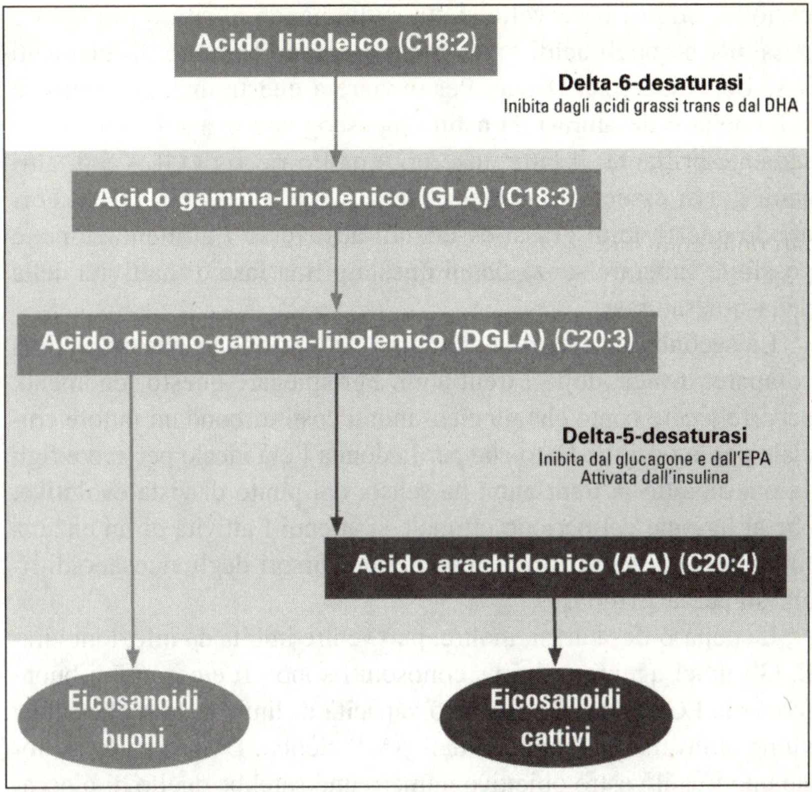

Figura D.1 - Sintesi degli acidi grassi essenziali omega 6.

Una volta inserito questo nuovo doppio legame in un acido grasso essenziale a catena corta per formare il GLA, una quantità anche minima di questi composti di nuova formazione può profondamente influenzare l'equilibrio degli eicosanoidi nell'organismo.

Esistono tuttavia molti fattori che possono deprimere l'attività della delta-6-desaturasi. Quello più importante è l'età, essendo tale enzima relativamente inattivo in due stadi particolari della vita umana. Il primo è quello che va dalla nascita fino ai sei mesi di vita, esattamente coincidente con la fase in cui sarebbero invece richieste le massime quantità di acidi grassi essenziali a catena lunga. In quel periodo, infatti, il cervello si sta sviluppando al ritmo più veloce possibile e quegli acidi grassi rappresentano appunto gli elementi base della sua costruzione. Per ovviare a questa iniziale inattività della delta-6-desaturasi, la natura ha escogitato una soluzione decisamente brillante: il latte materno è molto ricco di GLA e di altri acidi grassi essenziali a catena lunga, come l'EPA e il DHA. Fornendo questi acidi grassi essenziali attraverso l'alimentazione, è possibile superare senza danni questa prima fase d'inattività della delta-6-desaturasi.

La seconda fase di rallentamento dell'azione di questo enzima compare, invece, dopo i trent'anni. Per spiegare questo fenomeno, occorre tenere conto che gli eicosanoidi costituiscono un fattore cruciale per la fertilità. Dato che per la donna l'età ideale per avere figli va dai diciotto ai trent'anni, ha senso, dal punto di vista evolutivo, che al termine del periodo ottimale si attenui l'attività di un enzima fondamentale per la formazione dei precursori degli eicosanoidi richiesti per la fertilità.

La delta-6-desaturasi, inoltre, può venire inibita da infezioni virali. Gli unici agenti antivirus conosciuti sono gli eicosanoidi buoni (come la PGA_1), grazie alla loro capacità di limitare la replicazione virale attraverso un aumento dell'AMP ciclico. D'altra parte, se foste un virus il vostro obiettivo numero uno sarebbe quello di bloccare la formazione di questo tipo di eicosanoidi buoni. Ed è esattamente quello che fanno molti virus che, con l'inibizione della delta-6-desaturasi, hanno escogitato un metodo incredibilmente ingegnoso per neutralizzare il principale farmaco antivirale del corpo (cioè la PGA_1).

L'ultimo fattore che può far calare l'attività della delta-6-desaturasi è la presenza nell'alimentazione di due famiglie di acidi grassi: quelli «trans» e gli omega 3. Dei primi in natura non c'è traccia, essendo acidi grassi essenziali trasformati attraverso un processo industriale (noto come «idrogenazione») che ne modifica la struttura tridimensionale allo scopo di prevenirne l'ossidazione. Il trattamento li rende conservabili a lungo senza pericolo di irrancidimento, ma li fa anche diventare potenti inibitori dell'enzima delta-6-desaturasi. Essi, infatti, vanno a occupare il sito dove agisce l'enzima, impedendo così la formazione degli acidi grassi attivati indispensabili per la sintesi degli eicosanoidi.

In sostanza, gli acidi grassi trans possono essere considerati acidi grassi *anti*essenziali, nel senso che inibiscono la sintesi degli eicosanoidi. Probabilmente, si spiega così anche il ruolo attivo loro attribuito nello sviluppo delle malattie cardiache. Come fate a riconoscerne la presenza nei prodotti alimentari? Andate a controllare se sull'etichetta compare la dicitura: «Grassi vegetali parzialmente idrogenati»; se c'è, li avete scoperti. Più sorprendente è che anche i grassi omega 3, soprattutto il DHA, inibiscano questo stesso enzima, un effetto che crea problemi quando si cerca di impiegare il solo olio di pesce per modulare la sintesi degli eicosanoidi. L'EPA presente nell'olio di pesce aiuta a combattere l'infiammazione silente, ma il DHA frena la produzione del GLA richiesto per costruire eicosanoidi buoni.

Superata con successo la prima tappa – la formazione di GLA – il percorso metabolico dell'acido grasso omega 6 che lo conduce a diventare un mattoncino utilizzabile per costruire eicosanoidi è ancora ben lungi dalla conclusione. Il GLA si allunga rapidamente, trasformandosi in acido diomo-gamma-linolenico (DGLA), il precursore di molti eicosanoidi buoni. Tuttavia, il DGLA può subire l'agguato della delta-5-desaturasi, il secondo fattore limitante della catena di reazioni mostrata nella figura, la cui attività determina, in ultima istanza, l'equilibrio tra eicosanoidi buoni e cattivi. Se il vostro obiettivo è curare le malattie croniche e promuovere il benessere e la salute, dovete modulare l'attività di questo enzima. Frenandola produrrete più mattoncini (DGLA) per la costruzione di eicosanoidi buoni; potenziandola produrrete una quantità maggiore di quelli (AA) necessari per sintetizzare eicosanoidi cattivi. L'attività di questo enzima chiave è controllata in gran parte dalla dieta, essendo stimolata dall'insulina.

Quando cresce l'attività della delta-5-desaturasi, il DGLA cala e l'AA sale, un effetto che risulta misurabile nel sangue attraverso l'aumento del rapporto AA/DGLA. In definitiva, è l'equilibrio tra

DGLA e AA in tutti i 100.000 miliardi di cellule del corpo a determinare quali eicosanoidi verranno a formarsi. Un minimo di acido arachidonico è utile per produrre quantitativi limitati di eicosanoidi cattivi; ma, in caso di eccesso, lo squilibrio favorirà la comparsa di malattie croniche.

Molti degli eicosanoidi derivati dall'acido arachidonico possono essere classificati come «cattivi», in quanto favoriscono l'instaurarsi dell'infiammazione (specialmente la PGE_2 e l'LTB_4). Gli eicosanoidi cattivi proinfiammatori, per giunta, a volte stimolano la secrezione di altri mediatori dell'infiammazione attivando il fattore nucleare kappaB. Una volta attivato, quest'ultimo penetra direttamente nel nucleo, mettendo a sua volta in moto la sintesi di altri mediatori dell'infiammazione che amplificano l'intensità dell'attacco immunologico.

Gli eicosanoidi derivati dall'acido arachidonico sono molti e complessi, mentre quelli provenienti dall'acido diomo-gamma-linolenico sono molto meno numerosi.

Il principale eicosanoide derivato dal DGLA è la PGE_1, uno degli eicosanoidi buoni maggiormente studiati per le sue proprietà vasodilatatorie e inibitorie dell'aggregazione piastrinica. Risulta inoltre utile per ridurre la secrezione d'insulina e stimolare la sintesi di un'ampia varietà di ormoni che tendono a calare con l'età. Le diverse proprietà della PGE_1 derivano dalla sua capacità di favorire la formazione di AMP ciclico. Un altro degli eicosanoidi derivati dal DGLA è la PGA_1, il più potente soppressore della replicazione virale, specialmente di quella dell'HIV. La PGA_1, inoltre, è un eicosanoide antinfiammatorio, in quanto inibisce il fattore di trascrizione nucleare NF kappaB, necessario per la sintesi di molte citochine proinfiammatorie.

L'enzima 15-LOX, infine, può convertire il DGLA in un potente inibitore dell'enzima 5-LOX (il 15-HETriE), che ha la funzione di rallentare la sintesi dei leucotrieni. Così si spiega come mai per combattere le infiammazioni è importante mantenere elevato il rapporto DGLA/AA.

Acidi grassi omega 3

La sintesi degli acidi grassi omega 3 a catena lunga è assai più complessa.

La sintesi dell'EPA a partire dall'acido grasso omega 3 a catena corta – l'acido alfa-linolenico (ALA) – sembra essere relativamente diretta, un po' come quella dell'acido arachidonico dal suo precursore a catena corta, l'acido linoleico (in effetti, in entrambe le catene di reazioni entra in azione il medesimo enzima). In questo caso, però, sorge una complicazione, perché l'ALA è un altro inibitore dell'enzima delta-6-desaturasi, proprio come l'EPA lo è della delta-5-desaturasi, e ciò rende la formazione dell'EPA molto più difficile di quanto sia presumibile in linea puramente teorica. E, infatti, studi che hanno messo a confronto l'apporto dietetico di ALA con l'EPA prodotto hanno mostrato che l'efficienza della formazione del secondo a partire dal primo è molto bassa. Perciò, se si mira a ricavare tutti i benefici dell'EPA, è molto meglio ricorrere all'assunzione diretta di olio di pesce che non a fonti vegetali ricche di ALA (come i semi di lino).

La situazione s'ingarbuglia ancor più quando l'EPA deve essere metabolizzato per produrre DHA, un composto fondamentale per il funzionamento del cervello. La molecola dell'EPA, infatti, deve essere allungata due volte e poi convertita, ancora dalla delta-6-desaturasi, nel precursore finale del DHA, che deve poi essere di nuovo accorciato da enzimi perossisomali per trasformarsi nel prodotto finale. Ne risulta che la sintesi del DHA a partire dall'ALA è ancora più problematica di quella dell'EPA (che già non è uno scherzo). Per giunta, il DHA agisce anch'esso da inibitore dell'enzima delta-6-desaturasi, il che fa calare ulteriormente la resa della catena di reazioni che porta dall'ALA all'EPA e in ultimo al DHA. Ancor peggio, la stessa inibizione della delta-6-desaturasi da parte del DHA limita anche la produzione di DGLA, riducendo la capacità di rigenerazione cellulare.

Il ruolo dell'insulina

Per rallentare la produzione di AA, il meglio che potete fare è combattere l'eccessiva e costante secrezione di insulina con la dieta Zona, il programma dietetico che ho studiato specificamente per tenere sotto controllo l'equilibrio nel corpo tra DGLA e AA. In condizioni normali, la sintesi di AA ed EPA dai loro precursori a catena più corta (rispettivamente acidi linoleicó e alfa-linolenico) è un processo lento, controllato da due distinti enzimi che limitano la velocità di reazione (delta-6-desaturasi e delta-5-desaturasi). L'equilibrio delle due catene di reazioni viene disturbato quando sale l'insulina, essendo questo ormone un potente attivatore di entrambi gli enzimi. Se crescono i livelli dell'insulina nel sangue (specialmente a causa di resistenza all'insulina), la sintesi degli acidi grassi essenziali a catena lunga, normalmente ad andamento regolare, subisce un'accelerazione e passa sotto il diretto controllo del rapporto dietetico tra gli acidi grassi omega 6 e omega 3. Poiché negli ultimi anni – a causa dell'aumentato consumo di oli vegetali economici ricchi di acido linoleico – quel rapporto si è spostato nettamente a favore degli acidi grassi omega 6, il bilanciamento tra AA ed EPA pende ora fortemente dalla parte dell'AA, con conseguente aggravamento dell'infiammazione silente. Se non viene corretto, questo squilibrio si riflette nella prematura comparsa di un gran numero di malattie croniche associate alla sindrome del grasso tossico.

Se nel vostro sangue il rapporto AA/EPA è troppo elevato, per rimediare avete a disposizione due opzioni dietetiche. La prima, e la più efficace, è adottare la dieta Zona, bandendo il più possibile gli acidi grassi omega 6 dalla vostra tavola (con ciò farete calare la presenza totale di AA nel vostro corpo); la seconda è quella di aumentare l'apporto alimentare di EPA (con ciò diluirete l'eccesso di AA nell'organismo). L'ideale sarebbe fare entrambe le cose.

Quando, circa venticinque anni fa, iniziai a studiare l'approccio dietetico al controllo degli eicosanoidi, giunsi alla conclusione che per realizzare il mio intento sarebbe bastato fornire un po' di EPA addizionato di un opportuno quantitativo di GLA. Se, a ogni modo, intendete integrare la vostra alimentazione con un po' di GLA dovete adottare la dieta Zona, per tenere a bada l'insulina che, altrimenti, attiverebbe quel medesimo enzima (la delta-5-desaturasi) che produce AA. In più, per non avere problemi, dovete assumere EPA in dosi almeno cento volte superiori a quelle del GLA. La manipolazione del rapporto AA/DGLA in ciascuna cellula del corpo può essere attuata, ma si tratta di un intervento molto delicato.

Appendice E
Tutto ciò che avreste sempre voluto sapere sull'olio di pesce

La domanda nasce spontanea: non si può semplicemente mangiare molto pesce, invece di prendere l'olio di pesce? In fondo è quello che fanno i giapponesi, che sono la popolazione meno affetta dalla sindrome del grasso tossico e più longeva di tutte.

Il problema è che praticamente tutto il pesce è avvelenato, perché non c'è un posto sulla Terra che non sia contaminato da una lunga lista di inquinanti: mercurio (proveniente soprattutto dalla combustione del carbone), tossine stabili non più prodotte, come PCB e diossine, e tossine di nuova produzione, come i ritardanti di fiamma che in molti Paesi non sono ancora stati banditi. Tutte queste pericolose sostanze sono presenti nei pesci e quanti più ne mangiate, tante più ne accumulate nel vostro corpo (non a caso, nella popolazione giapponese la concentrazione ematica di queste tossine sfiora il tetto massimo fissato dall'Organizzazione Mondiale della Sanità).

L'altro problema è che per eliminare o anche soltanto per limitare l'infiammazione silente dovreste mangiare enormi quantità di pesce. Oggi come oggi, mangiando pesce gli americani assumono una media di 125 mg di EPA e DHA al giorno, mentre, secondo i miei dati sperimentali, per poter ridurre in modo tangibile i livelli dell'infiammazione silente dovrebbero aumentare il consumo di pesce di quasi venti volte (per ricavarne un apporto di circa 2,5 grammi di EPA e DHA al giorno). Ecco perché sono convinto che l'unica soluzione percorribile sia quella di ricorrere a oli di pesce ricchi di EPA e di

DHA ed esenti da inquinanti. Oggi, fortunatamente, è possibile trovare sul mercato qualche prodotto con tali caratteristiche; ma, prima di parlarvene, vi voglio raccontare in breve la storia della produzione dell'olio di pesce.

La storia dell'olio di pesce

Estrarre l'olio dai pesci è un processo relativamente semplice: il pesce viene bollito fino a quando le componenti oleose si separano nella parte superiore del recipiente, con un processo noto come *rendering*. Purtroppo, però, questo olio di pesce grezzo contiene residui marini di ogni genere, perché il pesce si trova all'estremità della catena alimentare del mare e nell'olio estratto si concentrano tutte le tossine liposolubili contenute in ogni anello della catena, come PCB, diossine e composti organici del mercurio. Il problema, quindi, è mettere a punto un processo di purificazione che renda l'olio di pesce adatto al consumo umano.

A quanto si sa, l'olio di pesce fu impiegato per la prima volta come sostanza medicinale in Inghilterra, nel lontano 1789, quando il fegato dei merluzzi provenienti dall'America veniva semplicemente lasciato fermentare per molti giorni in tinozze, finché l'olio grezzo cominciava a separarsi e poteva essere raccolto. Malgrado il pessimo sapore, a quest'olio grezzo venivano attribuite miracolose proprietà terapeutiche per la cura dell'artrite. Un buon passo avanti nella produzione dell'olio di fegato di merluzzo fu compiuto nel 1854, quando si cominciò a bollire i fegati in recipienti metallici, ma il prodotto restava pur sempre disgustoso.

Facciamo ora un rapido balzo in avanti nel tempo, giungendo alla fine del diciannovesimo secolo, quando i primi immigrati cinesi portarono in America l'olio di serpente di mare. I serpenti di mare si nutrono di pesci e, quindi, l'olio estratto dalle loro carni è ricco di EPA e DHA: più o meno il doppio, in percentuale, rispetto a quello di fegato di merluzzo. Così, alla fine dell'Ottocento, l'olio di serpente di mare era la fonte più ricca di EPA e DHA nota in medicina.

Non sorprende che si sia cercato di spacciarlo come rimedio universale (e probabilmente lo era davvero, essendo il più efficace farmaco antinfiammatorio disponibile a quei tempi), nonostante che il sapore fosse orribile, forse anche peggiore di quello dell'olio di fegato di merluzzo. Così, un esercito di piccoli venditori ambulanti ebbe buon gioco a riempire bottiglie con sostanze di ogni genere, purché dal sapore ripugnante, e cercare di venderle come olio di serpente di buona qualità e più a buon mercato. (Di qui nacque l'espressione «venditore di olio di serpente», entrata a far parte del lessico degli americani per indicare chiunque cerchi di vendere un prodotto privo di reale valore.)

Negli anni Trenta, diventò normale costringere i bambini a inghiottire ogni giorno un cucchiaio colmo di olio di fegato di merluzzo come cura per la prevenzione del rachitismo, grazie all'elevato contenuto di vitamina D. Oltre a questa, però, i ragazzi si assicuravano anche un'abbondante dose di EPA e di DHA (circa 2,5 grammi al giorno).

Ovviamente da allora di strada se n'è fatta parecchia, eppure l'olio di fegato di merluzzo dei giorni nostri contiene ancora molti inquinanti industriali, come i PCB e il mercurio organico (neppure l'olio di fegato di squalo risolve il problema, essendo, per questo aspetto, addirittura peggiore). L'olio di fegato di merluzzo, per giunta, mantiene il medesimo disgustoso sapore che faceva rivoltare lo stomaco dei bambini di alcune generazioni fa. Così, se è vero che un cucchiaio di quest'olio fornisce 2,5 g di acidi grassi omega 3 a catena lunga – la dose che io definisco «di mantenimento» – è altrettanto accertato che contiene parecchi inquinanti, oltre a molta vitamina A che viene immagazzinata nei tessuti adiposi del corpo e che, in dosi massicce, è nociva, provocando la caduta dei capelli o danni ancor più gravi.

La produzione di olio di pesce compì un salto tecnologico negli anni Ottanta, quando i produttori cominciarono a estrarre l'olio dal corpo dell'animale, risolvendo così il problema della tossicità della vitamina A, presente esclusivamente nel fegato. Il sapore degli oli ricavati dal corpo del pesce, tuttavia, non era affatto migliore di quello dell'olio di fegato di merluzzo e, quindi, i consumatori si mostrarono altrettanto riluttanti a sperimentarli. I produttori superarono però anche quello scoglio, racchiudendo l'olio in capsule di gelatina morbida, inghiottibili intere. L'unico problema era che in molti casi il rivestimento costava dieci volte più dell'olio che conteneva.

Le capsule risolvevano il problema del sapore, ma ne creavano uno nuovo: diventava difficile prendere una dose di EPA e di DHA sufficiente a ottenere effetti terapeutici. Per assumere la medesima quantità di EPA e di DHA fornita da un cucchiaio di olio di fegato di merluzzo, infatti, occorreva inghiottire ogni giorno 8 grosse capsule da 1 grammo di olio; per raggiungere, poi, la dose impiegata nello studio della Harvard Medical School per la cura della depressione bipolare, si sarebbero dovute trangugiare quotidianamente più di 30 capsule da 1 grammo. Due capsule al giorno – cioè la quantità che la maggior parte di noi giudica accettabile prendere –sarebbero risultate sostanzialmente inefficaci, fornendo una dose troppo modesta di acidi grassi omega 3 a catena lunga. E persino così poco olio di pesce, poi, se di qualità commerciale come quello venduto nei negozi di alimenti naturali a metà degli anni Ottanta, poteva provocare problemi gastrici anche significativi.

Sono certo che adesso vi è chiaro perché la moda dell'olio di pesce, esplosa negli Stati Uniti a metà degli anni Ottanta, finì ben presto nel dimenticatoio. La gente non riusciva a percepire alcun miglioramento visibile delle proprie condizioni sanitarie, perché le dosi assunte erano troppo scarse per produrre un apprezzabile effetto positivo. Aggiungendo il danno alla beffa, una volta dissolta la capsula nello stomaco a molti rimaneva a lungo in bocca un fastidioso retrogusto di pesce e, come se non bastasse, altri inquinanti presenti nell'olio di pesce (di solito strani acidi grassi prodotti dalle alghe) provocavano frequenti problemi gastrici, come gonfiori addominali e diarrea.

La vitamina A era stata finalmente rimossa dalle capsule di olio estratto dal corpo dei pesci, ma restava ancora il problema dei PCB e delle diossine. Per risolverlo, alcuni produttori adottarono una tecnica detta «distillazione molecolare», in grado di isolare ed eliminare parte dei PCB e delle diossine (ma non tutti). Poiché la distillazione molecolare eliminava anche il colesterolo, fu possibile marchiare quei prodotti come esenti da colesterolo (in realtà non lo erano affatto, ma i quantitativi di colesterolo residui scendevano al di sotto della soglia richiesta dagli enti governativi americani per poter apporre quella dichiarazione).

Il progresso decisivo venne compiuto intorno al 2000 con l'avvento dei concentrati purissimi di EPA-DHA, il cui sviluppo ha richiesto l'applicazione di tecnologie di ingegneria chimica molto avanzate. Il primo passo consiste nella rimozione, per mezzo della distillazione frazionata, della maggior parte dei grassi saturi; poi, attraverso una tecnica di distillazione molecolare più sofisticata, vengono eliminati praticamente tutti i PCB (le tracce residue sono dell'ordine delle parti per miliardo) e le diossine (restano tracce dell'ordine delle parti per mille miliardi). Grazie a queste innovazioni, è stato possibile creare un nuovo tipo di olio di pesce in grado di fornire un'elevata quantità di acidi grassi omega 3 a catena lunga esenti da sottoprodotti indesiderati, quali inquinanti chimici di vario genere o acidi grassi dannosi. In sostanza, questi nuovi prodotti di EPA-DHA a distillazione multipla sono molto concentrati, estremamente puri e pronti a produrre sensibili effetti terapeutici.

I concentrati purissimi di EPA-DHA

Quali sono le specifiche di questi concentrati di EPA-DHA purificati con distillazione multipla? Le caratteristiche da soddisfare sono quattro, ma purtroppo per la maggior parte di esse la legge non esige che vengano indicate sull'etichetta dei prodotti a base di olio di pesce. Perciò sarete costretti a fidarvi dell'onestà del produttore, una fiducia sempre rischiosa da concedere nel campo degli alimenti naturali.

L'unico dato che di solito compare sull'etichetta è il tenore di EPA e di DHA, ma in molti casi l'interpretazione non è semplice neanche su questo punto. Badate soprattutto che almeno il 60% dell'olio sia costituito da EPA e da DHA, perché soltanto i concentrati che superano questa soglia sono sufficientemente puri da poter soddisfare, nella maggior parte dei casi, anche gli altri criteri. Le restanti tre caratteristiche elencate nella *Tabella E.1* al momento non compaiono mai sulle etichette.

Si tratta di standard molto rigorosi, che riescono a essere soddisfatti soltanto da pochi degli integratori di olio di pesce reperibili in commercio. Vediamo, ora, perché queste specifiche sono così importanti per poter usufruire pienamente dei benefici potenzialmente ricavabili dai concentrati di EPA-DHA nella lotta contro l'infiammazione.

- Nell'olio di pesce naturale, gli acidi grassi sono costituiti soltanto dal 5 al 20% dalla somma di EPA e DHA, cioè da composti a catena lunga con effetti benefici sulla salute, mentre per la maggior parte appartengono alla categoria degli acidi grassi saturi, oltre ad alcuni di quelli monoinsaturi, dannosi per l'apparato gastrointestinale. Questi pericolosi acidi grassi sono prodotti da alghe e l'organismo umano non ha sviluppato la capacità di digerirli (non dimenticate che i pesci non producono EPA e DHA, ma accumulano soltanto quelli contenuti nelle alghe). L'eliminazione di questi grassi aiuta a prevenire problemi gastrointestinali senza compromettere l'efficacia terapeutica dell'olio.
- Nell'olio di pesce grezzo si accumulano molte delle sostanze tossiche disperse in mare e insolubili in acqua, come i PCB, il DDT e il mercurio organico. Per eliminare questi inquinanti è necessario sottoporre l'olio a complessi trattamenti chimici, tanto che occorrono normalmente 100 litri di olio di pesce grezzo per produr-

EPA-DHA	Più del 60% del totale
PCB	Inferiori a 30 parti per miliardo
Diossine	Inferiori a 1 parte per mille miliardi
Ossidazione totale	Inferiore a 20 meq/kg

Tabella E.1 - Specifiche dei concentrati purissimi di EPA-DHA.

re un solo litro del concentrato purissimo. Tenete conto che se il livello dichiarato dei PCB presenti nell'integratore non è inferiore a 30 parti per miliardo, è probabile che l'olio di pesce in questione contenga ancora troppi inquinanti. Un buon consiglio: diffidate dei produttori che dichiarano che i PCB sono «al di sotto della soglia di misurabilità», perché potrebbe soltanto voler dire che gli strumenti utilizzati per accertarne la presenza sono poco sensibili. Sfortunatamente, invece, il vostro corpo, in particolare il cervello, li percepirà di sicuro.

- I livelli di ossidazione totale dell'olio di pesce, compresi i perossidi, i chetoni e le aldeidi, sono particolarmente importanti perché aldeidi e chetoni (entrambi prodotti dalla scissione dei perossidi) possono danneggiare il DNA. I perossidi sono inodori, mentre le aldeidi e i chetoni conferiscono all'olio di pesce il suo odore sgradevole. Insomma, se un prodotto a base di olio di pesce puzza, per l'appunto, «di pesce», salgono le probabilità che possa arrecare danno al DNA.

Come verificare la qualità dell'olio di pesce

A meno che a casa vostra non disponiate di uno strumento analitico del costo di oltre 300.000 euro, non avete la possibilità di verificare la qualità del concentrato di EPA-DHA che avete deciso di acquistare. Può essere che il produttore dichiari che il suo olio di pesce è di «grado farmaceutico», ma non esiste alcuna definizione standard che spieghi il significato di quell'affermazione. Negli Stati Uniti, e non solo, le leggi che regolano il settore degli integratori dietetici hanno maglie piuttosto larghe, visto che concedono ai produttori la libertà di dichiarare sull'etichetta dei prodotti tutto ciò che desiderano, a patto soltanto di non promettere effetti terapeutici o preventivi nei confronti di specifiche malattie.

Vi consiglio, quindi, di procedere con molta cautela nell'acquisto. Che cosa dovrebbe fare un consumatore? Ci sono due possibilità. La prima è la più semplice: provate a odorare e assaggiare un campione del prodotto acquistato. Gli esseri umani hanno sviluppato un sistema molto sensibile per valutare sapori e odori, finalizzato a determinare se un certo alimento può essere pericoloso; e, naturalmente, il sistema può essere applicato anche all'olio di pesce. Se il sapore di pesce è marcato, molto probabilmente il prodotto ha già subìto una certa ossidazione, essendo questa provocata da sostanze di decomposizione ossidativa di EPA e di DHA note come «aldeidi». Questi composti possono formare legami covalenti con il DNA, provocandone, alla lunga, la rottura della catena. Sfortunatamente questa semplice prova, da sola, non vi rivela se il prodotto contiene livelli inaccettabili di PCB o di diossine; ma è almeno una base di partenza.

La seconda possibilità è quella di consultare un sito curato da una terza parte indipendente, per verificare se l'olio di pesce che state assumendo rispetta le specifiche da me indicate. Il migliore, a mio parere, è www.ifosprogram.com, gestito dall'Università di Guelph, in Canada. L'IFOS (acronimo che sta per International Fish Oil Standards) si avvale delle metodologie di analisi più sofisticate al mondo per la ricerca di contaminanti. In base ai risultati dell'analisi, a ogni olio di pesce preso in esame viene assegnato un punteggio. Può capitare, allora, che molti produttori evitino di sottoporre all'esame i loro oli, ben sapendo che i risultati verrebbero poi pubblicati su Internet. Altri inviano al laboratorio soltanto uno dei lotti del prodotto, per far credere che tutta la loro produzione sia conforme al campione sottoposto ai test (sarebbe come pensare che tutte le annate di un vino abbiano sempre il medesimo sapore).

E se l'olio di pesce che avete scelto non compare nella lista del sito? La mancanza di risultati analitici dovrebbe farvi diffidare della sua qualità.

Che spesa dovete prevedere?

Per ricavare qualche beneficio dagli acidi grassi omega 3 occorre assumerne dosi terapeutiche, malauguratamente molto più elevate del previsto. Stando così le cose, il costo dell'EPA e del DHA contenuti nell'olio di pesce scelto va valutato con attenzione. Il fattore chiave da prendere in considerazione è la potenza dell'olio, cioè il suo contenuto di componenti attivi. Per quelli a bassa potenza (cioè con poco EPA-DHA per capsula), spesso il costo della capsula di gelatina eccede, e di parecchio, quello dell'olio di pesce in essa racchiuso; ragion per cui, se calcolate il costo effettivo per grammo dell'EPA e del DHA forniti, probabilmente scoprirete che è piuttosto elevato. I concentrati purissimi di EPA-DHA sottoposti a distillazione multipla, invece, a prima vista sembrano più cari, ma il più delle volte il costo reale degli ingredienti chiave (EPA e DHA) risulta inferiore. Aspettatevi, comunque, di pagare circa 40 centesimi di euro per grammo di EPA e DHA. Tornando alla tabella delle dosi del Capitolo 9, possiamo ora aggiungere il dato della spesa da mettere in conto (*Tabella E.2*)

La pura e semplice verità sugli integratori alimentari è che funzionano soltanto se ne prendete dosi sufficienti. Gli operatori del settore, invece, quasi sempre ragionano alla rovescia: immaginano quanto un cliente può essere disposto a sborsare come tetto massimo, di solito da 3 a 10 euro al mese, e poi creano le confezioni dei vari integratori coerentemente con la stima effettuata. Anche quando il prodotto funziona (e l'olio di pesce è uno dei pochi che almeno soddisfa questa condizione), se non ne prendete abbastanza non ne ricaverete nessun giovamento.

Condizione sanitaria	Dose di EPA e DHA richiesta	Spesa giornaliera prevista
Mantenimento del benessere	2,5 grammi al giorno	1 euro
Obesità, diabete di tipo II o cardiopatie, oppure prima di iniziare una dieta	5 grammi al giorno	2 euro
Dolori cronici	7,5 grammi al giorno	3 euro
Disfunzioni neurologiche in atto	10 grammi al giorno	4,50 euro

Tabella E.2 - Dose stimata di EPA e DHA per varie condizioni sanitarie e spesa prevista.

Acidi grassi omega 3 a catena corta e a catena lunga

Non tutti gli acidi grassi omega 3 sono uguali: quelli a catena lunga, come l'EPA e il DHA, ottenibili soltanto dall'olio di pesce, sono gli unici a essere estremamente efficaci per modulare i livelli degli eicosanoidi (il DHA, in più, è un potente attivatore dei fattori di trascrizione e serve anche per il funzionamento ottimale del cervello). Quelli a catena corta, come l'acido alfa-linolenico (ALA) presente nell'olio di semi di lino e in altri oli di semi, sono potenziali precursori dei loro parenti a catena più lunga, come l'EPA e il DHA; il problema è che il processo di biosintesi che dà luogo alla conversione degli uni negli altri è incredibilmente lungo e complesso, sicché in realtà dagli acidi grassi a catena corta si riescono a ottenere solo quantitativi limitati di quelli a catena lunga: per produrre 1 g di EPA e 0,1 g di DHA, per esempio, si devono consumare quasi 20 g di ALA. Per i vostri investimenti dietetici non è affatto una buona resa.

Concentrati di EPA-DHA a dosi elevate: non si rischia di esagerare?

Il contenuto calorico dei concentrati di EPA-DHA purificati con distillazione multipla è molto modesto: per esempio, la dose di mantenimento (2,5 grammi di acidi grassi omega 3 al giorno) fornisce circa 35 calorie. Persino chi assume ogni giorno 10 grammi di acidi grassi omega 3 a catena lunga, aggiunge meno di 200 calorie al suo introito calorico. La buona notizia è che, qualunque ne sia l'entità, l'aumento delle calorie introdotte nell'organismo è più che compensato dalla maggiore facilità con cui diventa possibile smaltire il grasso in eccesso. L'EPA contenuto nell'olio di pesce, infatti, impedisce la formazione del legame tra gli endocannabinoidi e i loro recettori (per cui si attenua la voglia di mangiare), mentre il DHA potenzia l'espressione degli enzimi che bruciano il grasso, attivando il fattore di trascrizione PPAR alfa. Manuel Uribe (l'uomo più grasso del mondo, di cui abbiamo parlato nel Capitolo 4) è riuscito a dimagrire tanto velocemente anche perché assume tutti i giorni circa 20 grammi di EPA e DHA: dosi così elevate non soltanto gli smorzano la fame, ma facilitano anche l'impiego metabolico del grasso di riserva.

L'olio di pesce è sicuro anche a dosaggi molto elevati

Nel corso degli anni, l'impiego di olio di pesce a dosi elevate è stato oggetto di numerose ricerche sperimentali condotte con rigorosi metodi scientifici, che ne hanno sempre accertato la totale sicurezza. Ciò nonostante, su questo argomento circolano ancora molti pregiudizi. In un mio precedente libro, *La Zona Omega 3 Rx*, ho già spiegato perché queste preoccupazioni sono infondate. Come ho detto in precedenza, l'impiego di dosi di olio di pesce anche estremamente elevate (più di 15 grammi di EPA e di DHA al giorno) è assolutamente sicuro nei bambini e negli adulti, a condizione che il prodotto sia molto puro e che si misuri il rapporto AA/EPA per determinare la massima dose da somministrare. Al livello di 5 grammi di EPA e di DHA al giorno non è nemmeno il caso di controllare i valori del sangue, in quanto con una simile dose è praticamente impossibile che il rapporto AA/EPA scenda al di sotto di 1,5.

L'uso di olio di pesce a dosi molto elevate, tuttavia, un problema lo pone: può provocare un rallentamento della produzione di eicosanoidi buoni, attraverso l'inibizione della sintesi di DGLA. Pertanto, nella lotta contro l'infiammazione silente, assumere *soltanto* dosi elevate di olio di pesce è come fare due passi avanti e uno indietro. Qualche progresso lo si fa ugualmente, ma in qualche modo si riduce anche la capacità di ringiovanimento cellulare. Nei test clinici sulla somministrazione di dosi elevate di olio di pesce, effettuati sia da me sia da altri, si è sempre notato un effetto del tutto riproducibile: i rapporti AA/EPA calano, mentre quelli AA/DGLA normalmente crescono.

Nella *Tabella E.3* è riportato qualche esempio dei dati ricavati da questi studi, sia miei sia di altri. Come potete vedere, in tutti i casi il

Tipo di studio	Dose giornaliera di EPA e di DHA	Cambiamenti	Significatività
Privazione del sonno	2,5 g	AA/EPA –74%	p < 0,001
		AA/DGLA +93%	p < 0,001
Donne in postmenopausa	4 g	AA/EPA –86%	p < 0,001
		AA/DGLA +46%	p < 0,001
Adulti gravemente obesi	5 g	AA/EPA –69%	p < 0,001
		AA/DGLA +44%	p < 0,004

Tabella E.3 - Studi clinici sulla somministrazione di olio di pesce in dosi elevate.

rapporto AA/EPA scende (il che è un bene), ma quello AA/DGLA sale (il che è un male).

I dati sperimentali indicano che, combattendo con successo l'infiammazione, si corre il rischio di ridurre parallelamente la risposta antinfiammatoria interna; ciò vale specialmente per i soggetti adulti, per qualunque dosaggio di olio di pesce.

Appendice F
La resistenza all'insulina: tutto ha inizio nel tessuto adiposo

Mi sono accorto, con un po' di stupore, che ben pochi medici comprendono davvero il significato di «resistenza all'insulina» e che ancor meno ne conoscono le cause. Detto in modo semplice, quando si sviluppa questo stato patologico il segnale che l'insulina cerca di trasmettere non può raggiungere la cellula bersaglio, un po' come se qualcuno continuasse a suonare al campanello di una porta e nessuno venisse ad aprirgli. Di conseguenza, il glucosio non viene più prelevato con efficienza dalla circolazione sanguigna, mentre il pancreas cerca di ristabilire l'equilibrio immettendo in circolo altra insulina (iperinsulinemia), per costringere in qualche modo il glucosio a entrare nella sua cellula di destinazione. Se l'aumento dell'insulina nel sangue si combina con un eccesso di acidi grassi omega 6, la produzione di acido arachidonico (AA) spicca il volo e, quindi, s'intensifica l'infiammazione silente.

Ciò che provoca la resistenza all'insulina nelle cellule è l'infiammazione e il principale imputato è una citochina, chiamata «TNF alfa» (dall'inglese *Tumor necrosis factor*), dotata di proprietà infiammatorie particolarmente pronunciate (le citochine sono proteine infiammatorie che si formano quando è attivato il fattore di trascrizione nucleare NF kappaB). La scoperta, avvenuta a metà degli anni Novanta, che il TNF alfa era associato all'insulinoresistenza suscitò vivo interesse, fino a quando alcuni ricercatori trovarono che i livelli ematici della citochina erano suppergiù uguali in soggetti diabetici e non diabetici. Inoltre, iniettando anticorpi del TNF alfa nel sangue dei pazienti si ottenevano effetti soltanto trascurabili sulla resistenza all'insulina. Non si riusciva a spiegare, quindi, come il TNF alfa potesse comparire in elevate concentrazioni in varie parti del corpo senza far registrare picchi di presenza nella circolazione sanguigna.

Credo che la soluzione di questo paradosso vada ricercata nella diffusione metastatica del grasso tossico. Per capirlo occorre risalire alla causa primaria della resistenza all'insulina in altre cellule e per farlo dobbiamo tornare a occuparci del tessuto adiposo. Si dà spesso per scontato che la resistenza all'insulina sia soprattutto un problema delle cellule muscolari, mentre, in realtà, tutte le cellule sono dotate di recettori dell'insulina. Ed è per questo che l'insulinoresistenza può manifestarsi nelle cellule del fegato, del cervello e persino nelle cellule adipose. Anzi, io credo che la storia della resistenza all'insulina prenda avvio proprio in queste ultime.

Se le cellule del tessuto adiposo sono sane, l'acido arachidonico di troppo resta imprigionato al loro interno e non può danneggiare altri organi del corpo. Soltanto quando le cellule si ammalano sempre più gravemente e infine muoiono a causa della tossicità dell'AA, questo incomincia a trasudare dal tessuto adiposo, prima diffondendosi nel corpo e poi provocando un'accelerazione dello sviluppo delle malattie croniche più frequentemente associate all'obesità (questo è il processo patologico che ho chiamato sindrome del grasso tossico).

Benché abbia già discusso per sommi capi questi concetti in precedenza, ritengo opportuno dedicare qualche ulteriore sforzo all'approfondimento delle nozioni scientifiche che spiegano non soltanto perché l'infiammazione silente ci fa ingrassare, ma anche come e perché l'adipe può diventare il trampolino di lancio di reiterati attacchi infiammatori contro tutti gli organi del corpo.

Il tessuto adiposo

Sbagliamo se alle cellule adipose non diamo l'importanza che meritano. Si tratta, infatti, di cellule altamente specializzate che compongono il tessuto adiposo del nostro corpo, proprio come, per esempio, le cellule epatiche lavorano collettivamente formando l'organo chiamato fegato. Come forse immaginavate, il tessuto adiposo è l'organo più pesante del nostro corpo; ancor più importante, però, è che esso è altrettanto essenziale per la nostra sopravvivenza quanto ogni altro organo, giacché svolge due compiti fondamentali: controlla il flusso del combustibile ad alto numero di ottano (il grasso) necessario per produrre ATP e previene lo sviluppo della lipotossicità.

Dal punto di vista dell'evoluzione, i due meccanismi cruciali per assicurare la sopravvivenza sono la capacità di resistere alla mancanza di cibo e quella di rispondere adeguatamente alle infezioni provocate da invasioni di microrganismi. In specie meno evolute, come il moscerino della frutta, queste funzioni si combinano in un solo organo, quello che viene detto «corpo grasso», che verifica la disponibilità di energia e sostanze nutrienti, controlla il metabolismo delle seconde e, infine, armonizza le risposte immunologiche con la situazione metabolica del momento. È come se tessuto adiposo, sistema immunitario e fegato fossero tutti e tre fusi in un solo organo. Nel tempo, con l'evoluzione, ognuno di questi sistemi formò organi separati (tessuto adiposo, sistema immunitario e fegato), pur conservando le comuni radici genetiche. Ecco perché anche oggi sopravvivono chiari canali di comunicazione tra i percorsi infiammatori e il sistema di segnalazione metabolica.

Risposte infiammatorie mediate dai macrofagi

Tra le cellule che svolgono un ruolo chiave nelle risposte infiammatorie ci sono i macrofagi, un particolare tipo di globuli bianchi o leucociti. Benché di per sé i globuli bianchi ci siano utili, una volta che si sono trasformati in macrofagi diventano delle vere e proprie macchine per uccidere. I primi segnali di questa «trasformazione» sono trasmessi da un gruppo di eicosanoidi infiammatori (leucotrieni), che sono derivati dall'AA e che esercitano anche un effetto vasodilatatore per consentire ai nuovi arrivati (i macrofagi) di lasciare la circolazione sanguigna e di entrare nel sistema linfatico, in modo da poter raggiungere il sito bersaglio. Gli stessi leucotrieni agiscono anche da faro chimico per guidare i macrofagi verso il campo di battaglia.

Una volta pervenuti nell'area in cui divampa l'infiammazione, i macrofagi mettono in campo un formidabile arsenale bellico, tra cui radicali liberi e citochine infiammatorie, allo scopo di distruggere tutti gli organismi invasori. Poi, terminata la battaglia, si incaricano anche di sgomberare il terreno da ogni residuo o scoria, in modo da evitare che vi permanga qualche segno d'infiammazione. Ma i macrofagi interrompono il loro attacco soltanto se ricevono segnali da vari eicosanoidi antinfiammatori; i primi a lanciarli sono le lipossine, le 15-epilipossine e le resolvine, più altri eicosanoidi derivati dal DGLA. La fase di rigenerazione cellulare (cioè la guarigione) può essere avviata soltanto dopo la conclusione di quella di attacco.

Questo sistema che collega strettamente distruzione e rigenerazione cellulare è la base stessa del benessere. I problemi sorgono quando la fase di distruzione resta perennemente attivata (come nell'infiammazione silente), oppure quando quella di rigenerazione non funziona al massimo regime. In entrambi i casi, il soggetto invecchia anzitempo o sviluppa malattie croniche in età inferiore alla media.

I macrofagi possono formarsi anche all'interno del tessuto adiposo, una delle aree del corpo più ricca di cellule staminali. Queste cellule, quando ricevono lo stimolo specifico, possono trasformarsi in nuove cellule adipose oppure in nuovi macrofagi (come abbiamo detto, gli adipociti e le cellule immunitarie discendono dai medesimi antenati genetici). Ma ancora più importante è un'altra caratteristica condivisa da queste due famiglie di cellule: la capacità di legarsi con i grassi e di assorbirli.

Il grasso brucia

Per me è sempre stato stupefacente constatare come, nonostante il gran parlare di obesità, pochissime volte gli studiosi siano effettivamente andati a investigare all'interno del tessuto adiposo per scoprire che cosa vi accade. Quando, nel 2003, si sono finalmente decisi a farlo, hanno trovato che un'enorme percentuale – fino al 50% – della massa grassa di animali geneticamente obesi era formata da macrofagi. Questo dato si presta a una sola possibile interpretazione: il grasso stava «andando a fuoco», perché dove ci sono macrofagi c'è infiammazione. Lo sviluppo dell'infiammazione silente prepara il terreno per dare il via alla propagazione dell'infiammazione dal tessuto adiposo a tutto il resto dell'organismo.

Come ho già detto, in qualunque cellula si trovi, l'eccesso di AA è fortemente tossico e le cellule adipose non fanno eccezione. Se in una di esse la concentrazione di AA sale oltre una certa soglia critica, la cellula si ammala sempre più gravemente fino a morire e, a quel punto, rilascia tutto il grasso che conteneva. Si crea così una situazione di grave emergenza locale, perché nei pressi della cellula morta viene riversata un'ingente quantità di AA tossico e quelle macrofaghe sono le uniche cellule che possono porre un argine all'alluvione. Ma, diversamente dalle cellule adipose, i macrofagi sono dotati di una capacità limitata di assorbire il grasso in eccesso, per cui diventa necessario farne accorrere altri (sia prelevandoli dalla circolazione sanguigna sia trasformando in macrofagi alcune delle cellule staminali adipose). La micrografia elettronica di questa operazione di salvataggio mostra un gran numero di macrofagi affollati intorno a una singola gigantesca cellula adiposa morta. Con così tanti macrofagi che banchettano con le spoglie dell'adipocita viene liberato molto TNF alfa, che genera resistenza all'insulina nelle cellule adipose sane circostanti. I macrofagi rilasciano anche IL-6 che però, diversamente dal TNF alfa, circola senza problemi nel sangue e viene catturato dal fegato, dove stimola la produzione della proteina C reattiva. Per questo esiste una correlazione tra concentrazioni elevate di proteina C reattiva e grasso in eccesso, ma soltanto in chi soffre di resistenza all'insulina.

Uno dei ruoli chiave dell'insulina nelle cellule adipose è l'inibizione del rilascio degli acidi grassi accumulati e, proprio per questo, l'insulina è considerata l'ormone dell'immagazzinamento (ricordate che l'insulina inibisce nelle cellule adipose la lipasi ormone-sensibile). Soltanto quando il livello dell'insulina è basso – come succede durante il sonno – non c'è nulla che impedisca il rilascio in circolo degli acidi grassi dalle cellule adipose.

I grassi vengono liberati sotto forma di acidi grassi non esterificati (NEFA). Finché il rilascio avviene con regolarità, una consistente massa di combustibile ad alto numero di ottano si dirige in tutto il corpo per alimentare la sintesi dell'ATP. Essendo il flusso controllato dall'attività della lipasi ormone-sensibile, se nelle cellule adipose si sviluppa la resistenza l'insulina non può più regolare la corrente dei NEFA in uscita e il fegato non riesce a metabolizzare in lipoproteine tutto l'eccesso di grasso. L'accumulo di NEFA così prodotto è subito assorbito da altre cellule per essere convertito in trigliceridi, sotto forma di goccioline di lipidi di riserva. Se queste sono ricche di AA, si è creato un perfetto sistema di trasporto per trasferire un mediatore con marcate proprietà infiammatorie (l'AA) da un deposito sicuro (il tessuto adiposo) fino all'interno di vari organi, dove può accendere l'infiammazione in nuovi siti anche molto lontani dalle cellule adipose originarie. È il processo che ho chiamato «metastasi del grasso tossico», per analogia con quello delle cellule neoplastiche che si diffondono dal tumore primitivo in altri organi o tessuti del corpo.

La lipotossicità: quando il grasso si deposita nei posti sbagliati

Nel corpo c'è soltanto una famiglia di cellule, quelle adipose, che può ospitare senza pericoli grandi quantità di grasso sotto forma di trigliceridi. È vero che pure il cervello è ricco di grassi, ma sono quasi tutti fosfolipidi e sfingolipidi, i principali componenti di tutte le membrane. Quando cellule diverse da quelle adipose cominciano ad accumulare grasso in eccesso sotto forma di trigliceridi, quindi, quasi inevitabilmente sorge qualche problema, uno dei quali è la diffusione della resistenza all'insulina.

A causa della loro tossicità (possono esercitare un'azione detergente sulle membrane cellulari solubili), quando i NEFA riescono a penetrare in una cellula, se non sono immediatamente utilizzati come fonte energetica si trasformano in trigliceridi e vengono accumulati come goccioline di grasso, dando luogo a un processo noto come «lipotossicità». Uno dei primi insediamenti di queste goccioline sono le cellule dei muscoli lisci. Se i NEFA sono ricchi di AA (come è assai probabile, visto che la causa della morte delle cellule originarie è stato l'eccesso di questo acido grasso), è quasi certo che il grasso tossico trasferito nelle cellule dei muscoli lisci vi scateni un'ondata d'infiammazione interna. Ciò significa che in quelle sedi cresce sia l'attività dell'NF kappaB sia la produzione del TNF alfa; queste sostanze danneggiano il sistema di segnalazioni dell'insulina, provocando la comparsa della classica resistenza all'insulina associata al diabete di tipo II (benché tutto abbia avuto origine come resistenza all'insulina nel tessuto adiposo, suscitata dalla morte di cellule grasse a causa dell'AA).

Se nelle cellule muscolari (il principale sito di stoccaggio dei carboidrati) si sviluppa insulinoresistenza, il pancreas è costretto a produrre continuamente altra insulina, per cercare di abbassare la concentrazione del glucosio nel sangue (anche il glucosio, ad alte concentrazioni, è tossico), per cui si forma una condizione di iperinsulinemia, cioè un eccessivo livello ematico dell'ormone. Finché il pancreas riesce a produrre crescenti quantità d'insulina per ridurre i livelli del glucosio, il diabete di tipo II non si sviluppa. Ma l'iperinsulinemia favorisce la sindrome metabolica, un gruppo di sintomi comprendenti fra l'altro bassi livelli ematici di colesterolo buono (HDL), alti livelli ematici di trigliceridi e alti livelli ematici di colesterolo LDL, tutti riconducibili all'eccesso d'insulina presente nel sangue. Se non viene curata, nel giro di una decina d'anni la sindrome metabolica quasi sempre evolve in diabete di tipo II.

Questa condizione si sviluppa soltanto quando le cellule beta del pancreas (quelle che producono insulina) vengono danneggiate dalla lipotossicità e incominciano a secernere meno insulina. A questo punto, la concentrazione del glucosio nel sangue sale bruscamente e il pancreas non riesce più a soddisfare la crescente domanda d'insulina. La definizione clinica del diabete di tipo II è esattamente questa. Tenete presente che, una volta che si sia sviluppata questa patologia, l'aspettativa di vita cala di 10-15 anni.

Le cellule dei muscoli lisci e del pancreas non sono le sole ad accumulare goccioline di grasso: altri organi possibili vittime di lipotossicità sono il fegato (dove ciò può dare origine al cosiddetto «fegato grasso» e, alla lunga, a steatoepatiti non alcoliche, o NASH) e il cuore (dove può provocare la formazione di cellule schiumose e, in seguito, la crescita di placche aterosclerotiche). Ciò spiega perché le patologie cardiache ed epatiche sono fortemente associate con il diabete di tipo II, mentre è debole la loro correlazione con il peso eccessivo.

Che cosa dovete fare per vivere più a lungo e in migliore salute

Per vivere più a lungo e meglio dovete sconfiggere la sindrome del grasso tossico. Per farlo, occorre ridurre l'infiammazione silente in tutto il corpo, ma prima e soprattutto nel tessuto adiposo, la piattaforma di lancio della disseminazione metastatica del grasso tossico.

Finché nel tessuto adiposo l'infiammazione silente è tenuta sotto controllo, la moria di cellule grasse resta limitata, i macrofagi non devono accorrere sul posto per cercare di riparare i danni infiammatori e, in loro assenza, calano nettamente i livelli di TNF alfa e IL-6. L'ideale sarebbe disporre di qualche sostanza che possa essere indirizzata direttamente verso le cellule adipose per ridurre l'infiammazione senza provocare effetti tossici. C'è qualcosa che può farlo? Sì, c'è, ed è l'olio di pesce ricco di EPA.

Volendo penetrare all'interno delle cellule adipose, la cosa migliore è essere un acido grasso, come l'EPA, che, ad alte concentrazioni, riesce a diluire l'AA presente nel tessuto adiposo. Per ironia della sorte, quanto più si è geneticamente disposti all'obesità (ossia si ha una trappola del grasso molto efficiente), tanto più velocemente l'EPA può trasferirsi nel tessuto adiposo infiammato per spegnere l'incendio. In esperimenti su animali è stato dimostrato che il processo si sviluppa esattamente così.

Indipendentemente dalle vostre caratteristiche genetiche, vi occorreranno comunque quantitativi di EPA e di DHA piuttosto elevati. La dose di partenza è di circa 5 grammi al giorno; ma sappiate che Manuel Uribe (l'uomo più grasso del mondo) ne ha dovuti assumere circa 20 grammi al giorno per riuscire a far rientrare sotto quota 2 il rapporto AA/EPA nel suo sangue. Una volta raggiunto questo traguardo, è scomparsa anche la resistenza all'insulina e, contemporaneamente, nel suo cervello sono calati gli endocannabinoidi e di conseguenza si è attenuata la voglia di mangiare.

Per ridurre l'infiammazione silente nelle cellule adipose impiegherete soltanto una trentina di giorni. Molto più tempo vi occorrerà poi per ridurre le dimensioni di quel «tumore benigno»: realisticamente dovreste pianificare di perdere circa mezzo chilo di massa grassa alla settimana, un calo corrispondente a una riduzione dell'ordine di 500 calorie al giorno. I miei test clinici hanno infatti dimostrato che se si cerca di tagliare l'apporto calorico di oltre 500 calorie al di sotto del metabolismo di riposo (RMR) si diventa facilmente irritabili e, di conseguenza, diventa più difficile continuare ad attenersi rigorosamente alle regole della dieta.

Il minimo apporto calorico cui puntare ragionevolmente è di circa 1500 calorie al giorno per l'uomo medio e 1200 per la donna media. Ma se utilizzerete l'accorgimento di ripartire queste calorie tra carboidrati a basso indice glicemico (soprattutto verdura, con limitati quantitativi di frutta), proteine magre e grassi monoinsaturi, come indicato nel Capitolo 8, non vi sentirete né affamati né spossati. Questo equilibrio tra i macronutrienti, infatti, vi consente di passare da un metabolismo di combustione del glucosio a uno di combustione dei lipidi, la qual cosa rende possibile produrre più ATP con meno calorie. La dieta Zona è stata concepita esattamente con questo obiettivo. È un regime alimentare che non vi lascerà né affamati né debilitati, essendo stata messa a punto per produrre sazietà e per ottenere il massimo di ATP con la minima quantità di calorie alimentari.

Per aumentare il senso di sazietà prendete l'olio di pesce subito dopo il pasto serale, in modo da inibire con ancora più efficacia l'interazione degli endocannabinoidi con i loro recettori cerebrali per le successive quattro-sei ore. È un ottimo espediente per prevenire l'impulso di aprire il frigorifero durante la serata, magari mentre si guarda la televisione, una tentazione molto comune che fa vacillare la determinazione di rispettare la dieta.

Se, tra i componenti principali dell'olio di pesce, l'EPA è quello che combatte l'infiammazione nelle cellule adipose e inibisce gli endocannabinoidi, non meno importante è il ruolo del DHA nell'attivazione del PPAR alfa, che a sua volta stimola la produzione di enzimi coinvolti nella beta ossidazione degli acidi grassi. In concentrazioni sufficientemente elevate, il DHA aiuta a bruciare i grassi più velocemente.

Infine, anche l'eicosanoide PGE_1 (un derivato del DGLA), già utilmente impiegabile nella lotta contro l'infiammazione, facilita il rilascio del grasso di riserva. Ne ricaverete, quindi, un'accelerazione del dimagrimento, specialmente se avete una trappola del grasso di origine genetica.

Il vero obiettivo è ridurre l'infiammazione nel tessuto adiposo alleggerendolo, al contempo, di parte del grasso che contiene. Un approccio convalidato da test clinici rigorosi è quello che combina la dieta Zona con dosi elevate di olio di pesce.

Appendice G
La nutrigenomica: come la dieta influenza i geni

Settant'anni fa, il modo migliore per vincere un premio Nobel era quello di fare una nuova scoperta nel campo della nutrizione. Oggi, invece, per raggiungere quello stesso obiettivo converrebbe concentrare gli sforzi sulla genomica, lo studio dell'espressione dei geni. Tra i due campi, comunque, esistono sorprendenti correlazioni.

Via via che si ampliano le nostre conoscenze sulla biologia molecolare applicata alla genetica, diventa sempre più chiaro che il cibo ha la capacità di modificare l'espressione dei nostri geni. È un'affermazione con conseguenze di enorme portata, perché implica che la nostra dieta possa essere impiegata per «accendere» e «spegnere» i nostri geni (cioè attivarne o disattivarne l'espressione). Com'è possibile? La spiegazione va cercata nella storia dell'evoluzione: i meccanismi di espressione dei nostri geni si sono evoluti in parallelo con la presenza di certi nutrienti nell'ambiente circostante.

Le ricerche dirette a sciogliere l'enigma dei geni umani hanno mostrato che in realtà nel nostro DNA sono presenti pochi geni funzionali. Ciò che rende gli esseri umani più complessi di altre specie è la capacità di accendere o di spegnere più rapidamente e con maggiore precisione quei pochi geni disponibili. In altre parole, siamo in grado di modificare l'espressione dei nostri geni con più efficacia di altre specie; per questo motivo, la ricerca dei geni target utilizzabili nella cura delle malattie croniche è diventata uno dei campi di maggiore interesse nella moderna biologia molecolare. Molti di questi geni target sono proteine cellulari, che vengono chiamate «fattori di trascrizione del gene» e che possono essere attivate per accendere certi geni e spegnerne altri, in particolare quelli coinvolti nell'infiammazione. Dal punto di vista dietetico, i due più importanti sono l'NF kappaB (che attiva la risposta infiammatoria) e il PPAR (che può disattivarla).

Per capire come la dieta possa influenzare questi particolari fattori di trascrizione dobbiamo risalire alla parte più primitiva del nostro sistema immunitario, il suo nocciolo innato. L'immunità innata è considerata primitiva soltanto perché ne condividiamo con i vegetali molti dei componenti; con l'avvento dei nuovi strumenti analitici della biologia molecolare, però, possiamo ora renderci conto di quanto sia, in realtà, complessa.

Questa parte del nostro sistema immunitario funge da tempestivo sistema di allarme per scoprire in tempo utile i tentativi d'invasione microbica, attraverso il riconoscimento della struttura (*pattern recognition*) di certi frammenti dei microrganismi. Se una di queste parti è presente e si lega alla superficie di certi recettori, chiamati *toll-like*, si mette in moto una complessa catena di eventi che porta a un'escalation d'infiammazione, innescando una fase di attacco della nostra risposta infiammatoria (*toll* è una parola tedesca che significa «folle», «sorprendente»: se nei moscerini della frutta mancano questi recettori, gli insetti si comportano in modo inspiegabile).

Uno dei più studiati tra questi recettori toll-like è il TLR-4, che si lega a un certo frammento di batterio noto come «lipopolissaccaride», o LPS. Quando questo frammento trova il suo recettore toll-like (proprio come un ormone che si lega al suo recettore), si avvia una cascata di eventi che porta all'attivazione del fattore di trascrizione NF kappaB il quale, una volta attivato, penetra nel nucleo della cellula portando l'ordine di intensificare la sintesi di proteine infiammatorie (quelle che rafforzano la risposta infiammatoria necessaria per respingere i potenziali invasori batterici).

Il problema principale, dal punto di vista dietetico, è che uno dei componenti dell'LPS richiesti per formare il legame iniziale con il recettore toll-like è l'acido grasso saturo a esso associato, tant'è che l'aggiunta di acidi saturi all'ambiente esterno della cellula può già di per sé avviare l'attivazione dell'NF kappaB. Questa è la brutta notizia e spiega anche come mai le diete ricche di acidi saturi possono essere infiammatorie. La buona notizia, invece, è che gli acidi grassi omega 3 a catena lunga, come EPA e DHA, possono inibire quel legame, impedendo l'attivazione per via dietetica da parte dei grassi saturi della risposta infiammatoria del sistema immunitario innato, risposta che si rifletterebbe in un aumento dell'infiammazione silente.

Peccato, però, che tanto negli Stati Uniti quanto nella maggior parte dei Paesi sviluppati, negli ultimi anni si siano verificati due cambiamenti concomitanti nel regime alimentare medio delle popolazioni: da un lato sono calati nettamente i livelli di EPA e DHA, mentre dall'altro sono saliti quelli degli acidi grassi saturi e di quelli trans (basti pensare al consumo di merendine). La conseguenza di queste modifiche dietetiche è stata una forte crescita dell'infiammazione silente indotta dall'alimentazione, perché il nostro primitivo sistema immunitario innato non è abbastanza sofisticato da poter distinguere tra una reale invasione batterica e un semplice squilibrio nella composizione lipidica della nostra dieta.

EPA e DHA, però, possiedono una proprietà molto importante, potendo inibire l'attivazione dell'NF kappaB anche in presenza di molti acidi saturi. Quindi, oltre che incidere sull'equilibrio degli eicosanoidi infiammatori, un apporto adeguato di questi due acidi grassi omega 3 può modificare sensibilmente l'attività di altri componenti della risposta infiammatoria, come i recettori toll-like e l'NF kappaB.

Tra i nutrienti, anche i polifenoli (che, come ricorderete, sono i composti chimici responsabili della colorazione di frutta e verdura), se in concentrazioni sufficientemente elevate, possono bloccare l'attivazione dell'NF kappaB e, quindi, ridurre l'infiammazione silente. Ecco perché le diete ricche di frutta e verdura (come la Zona) producono un effetto antinfiammatorio superiore a quello di regimi alimentari la cui fonte primaria di carboidrati non è colorata (è costituita cioè da amidi e cereali).

I polifenoli sono sostanze molto amare al gusto, ma nella frutta e nella verdura sono presenti in basse concentrazioni. Prendiamo, per esempio, una mela. Tutti conoscono il detto: «Una mela al giorno toglie il medico di torno», ma che cosa contiene di miracoloso, in realtà, questo frutto? Cominciamo a escludere tutta l'acqua di cui è composto, visto che è improbabile che sia in grado di tenere lontano il medico, e lasciamo poi da parte anche i carboidrati: sta diventando sempre più piccola, la nostra mela. Se togliamo anche tutte le fibre (che sono neutre, da questo punto di vista), ciò che resta è una minima quantità di polifenoli che possono inibire l'infiammazione, ma hanno anche un orribile sapore. Vi rendete conto, insomma, che vi toccherebbe mangiare una montagna di mele per poter godere appieno delle loro proprietà antinfiammatorie. (Notate che pure il cioccolato contiene polifenoli altrettanto amari, e per questo motivo i produttori vi aggiungono un bel po' di zuccheri e di grassi per nasconderne il sapore.)

L'uva nera contiene un polifenolo chiamato «resveratrolo», presente anche nel vino rosso. Può darsi che molti dei benefici per la salute attribuiti al vino rosso siano dovuti proprio alla presenza di questo polifenolo (naturalmente, l'alcol aiuta a mascherarne il sapore amaro, attenuando la sensibilità dei recettori del gusto). Alcuni esperimenti condotti di recente ad Harvard indicano che se si somministra una quantità sufficiente di questo polifenolo (equivalente a circa 300 bicchieri di vino rosso al giorno!) a dei ratti obesi, gli animali vivono più a lungo della media, malgrado la loro obesità. Come si spiega? L'ipotesi più probabile è che l'inibizione dell'NF kappaB, attenuando l'infiammazione silente, abbia un effetto positivo sulla longevità.

Per dimostrare che non esiste un unico polifenolo dotato di miracolose proprietà (non dimenticate che, probabilmente, ce ne sono più di 20.000), ho utilizzato una combinazione di vari polifenoli presenti in frutta e verdura di uso comune per trattare cellule adipose preventivamente stimolate con TNF allo scopo di attivare l'NF kappaB. I risultati del mio esperimento indicano che, aumentando la concentrazione di queste miscele di polifenoli, è possibile ridurre drasticamente la quantità di NF kappaB attivato dal TNF. Vi ricordate che le nostre nonne ci raccomandavano sempre di mangiare molta frutta e verdura? Ebbene, la mia non è stata altro che una convalida ad alta tecnologia del loro insegnamento.

L'altro componente chiave responsabile delle proprietà antinfiammatorie di frutta e verdura sono i salicilati, anch'essi dotati di effetti inibitori dell'NF kappaB. Per difendersi da invasioni di microrganismi, come i virus, i vegetali utilizzano tali composti, la cui azione difensiva consiste nel provocare la morte delle cellule circostanti l'area sotto attacco, che viene così isolata dal resto dell'organismo. Come fate a sapere se un frutto o una verdura contengono molti salicilati? Verificate che in superficie abbiano molte macchie scure, che sono i segni visibili di passate battaglie immunologiche tra il vegetale e i microrganismi invasori. Se di questi segnali ce ne sono molti, possiamo essere certi che la produzione di salicilati è stata molto sollecitata. Da quando, una settantina d'anni fa, si è diffuso l'impiego di diserbanti e pesticidi, i vegetali non hanno più bisogno di impegnarsi a fondo a produrre salicilati e così ci siamo abituati a preferire prodotti privi di imperfezioni visibili. Sfortunatamente, essi contengono di solito circa il 20% di salicilati in meno rispetto alle varietà coltivate in modo naturale, che devono fare affidamento soltanto su se stesse per difendersi dagli attacchi dei microrganismi. Le varietà organiche forse non fanno una gran figura sugli scaffali dei supermercati; ma, in compenso, contengono molti più agenti antinfiammatori.

Ricordatevi che il più importante farmaco antinfiammatorio oggi disponibile è l'aspirina. Come i polifenoli, anche i salicilati hanno un sapore molto sgradevole. Per questo, uno dei più significativi progressi del diciannovesimo secolo in campo farmaceutico fu l'attenuazione del gusto amaro dell'acido salicilico attraverso la sua conversione in acido acetilsalicilico (l'aspirina). Fatto questo, il sapore non era più così cattivo e diventò possibile farne assumere dosi sufficienti a ridurre l'infiammazione. È un po'come si fa con il cacao, quando si aggiungono ai polifenoli zucchero e grassi per migliorarne il sapore.

Ma allora, viene da chiedersi, perché mangiare grandi quantità di frutta e verdura quando si potrebbe, più semplicemente, prendere una compressa di aspirina? Primo, al contrario di frutta e verdura, l'aspirina ha numerosi effetti collaterali (per esempio, nei trattamenti prolungati può aumentare il rischio di emorragie); secondo, l'aspirina non contiene polifenoli; terzo, se non consumate molta frutta e verdura probabilmente mangerete molti amidi e cereali, con il risultato di aumentare la produzione di insulina; infine, non vi trovereste in armonia, dal punto di vista alimentare, con i vostri geni, dato che diecimila anni fa frutta e verdura erano le uniche fonti di carboidrati a disposizione dell'uomo. Per il nostro sistema immunitario innato, questi componenti della dieta sono parte integrante del meccanismo di modulazione della risposta infiammatoria: se vengono eliminati e sostituiti da amidi e cereali (che nella maggior parte dei casi diecimila anni fa non erano disponibili), l'infiammazione silente non può che aggravarsi.

Ciò non significa che l'aspirina non serva a nulla. Una ricerca di avanguardia condotta da Charles N. Serhan alla Harvard Medical School ha dimostrato che questo farmaco, in dosi molto basse, può stimolare la formazione di una famiglia di eicosanoidi del tutto nuova, le epilipossine, con proprietà antinfiammatorie estremamente potenti. Ma c'è un problema: più aspirina si prende, più cala il numero di questi nuovi eicosanoidi che vengono prodotti. D'altra parte, se si abbinano basse dosi di aspirina con dosi elevate di EPA e di DHA si forma un'altra nuova classe di eicosanoidi antinfiammatori, noti come «resolvine». Ma quand'è che possiamo considerare bassa una dose di aspirina? Quando corrisponde più o meno a mezza compressa di aspirina per bambini. In sostanza, sembra che il farmaco miracoloso del ventesimo secolo (l'aspirina a basso dosaggio) possa incontrarsi e stringere alleanza con il farmaco miracoloso del ventunesimo secolo (l'olio di pesce ad alto dosaggio), formando una potente associazione che può contribuire ad attenuare le risposte infiammatorie.

Proprio come l'NF kappaB può accendere l'infiammazione, un altro gene target può attivare la risposta antinfiammatoria. Si tratta di una classe di proteine note come «recettori attivati dai proliferatori perossisomiali», o PPAR. Uno di questi, il PPAR gamma, una volta attivato penetra nel DNA per stimolare la sintesi di proteine antinfiammatorie, come l'interleuchina-10. L'attivazione del PPAR gamma induce anche la sintesi dell'ormone adiponectina, che riduce la resistenza all'insulina. Una gran bella notizia.

Il rovescio della medaglia è che gli stessi prodotti genetici derivanti dall'attivazione del PPAR gamma stimolano anche la produzione di altre cellule adipose; esse, però, sono sane e possono quindi inglobare più AA, diminuendo la probabilità che insorga la sindrome del grasso tossico. In sostanza, si diventa più grassi, ma anche più longevi (proprio come quei ratti che consumavano enormi dosi del polifenolo resveratrolo).

Spero che ora abbiate compreso come l'espressione di molti dei nostri geni infiammatori, che producono la sintesi di proteine infiammatorie, possa essere controllata dal cibo che mangiamo. I nostri geni non li possiamo cambiare, ma possiamo sicuramente modificarne l'espressione, per ottenere, come premio dei nostri sforzi, la riduzione dell'infiammazione silente.

Appendice H
Miniblocchi di macronutrienti

Le tabelle delle pagine seguenti (tratte da *Il grande libro della Zona italiana* di Gigliola Braga, Sperling & Kupfer, Milano 2006) sono state compilate secondo le seguenti modalità:

- I quantitativi corrispondono a 1 miniblocco di macronutriente pesato crudo. Qualche legume e alcune verdure riportano anche i pesi dopo la cottura.
- Se la quantità non è indicata in peso, il numero è approssimativo. I dati si riferiscono alla parte edibile dell'alimento, cioè il prodotto pulito.
- Gli alimenti confezionati che riportano valori nutrizionali in etichetta vanno valutati in base ai dati specifici.
- Per l'elaborazione dei miniblocchi si è fatto riferimento ai dati dell'Istituto Nazionale di Ricerca per gli Alimenti e la Nutrizione. Alcuni alimenti compaiono con una denominazione più corrente di quella usata dalla fonte e altri si riferiscono a una media dei prodotti presenti sul mercato nazionale.
- I quantitativi dei macronutrienti possono essere frazionati.

Miniblocchi di proteine (circa 7 g di proteine ciascuno)

Fonti privilegiate – miglior scelta

Carni fresche		**peso**
agnello, coscia e costoletta	g	35
cervo	g	35
faraona, petto	g	30
lumache	g	55
pollo, petto	g	30
rana	g	50
struzzo	g	35
tacchino, petto	g	30
vitello	g	35
Carni trasformate		
bresaola	g	20
carne bovina in gelatina, in scatola	g	55
Prodotti della pesca		
acciuga o alice	g	40
acciuga o alice sott'olio o sotto sale	g	30
anguilla d'allevamento, filetti*	g	50
anguilla di fiume*	g	60
aragosta	g	45
aringa fresca	g	45
aringa affumicata	g	35
aringa marinata	g	40
aringa sotto sale	g	35
boga	g	40
branzino	g	40
calamaro	g	55
capesante	g	70
capitone	g	55
carpa	g	35
cefalo muggine	g	45
uova di cefalo muggine, bottarga	g	20
cernia	g	40
coda di rospo	g	55
coregone	g	40
corvina	g	35
cozza o mitilo	g	60
dentice	g	40
gamberi e gamberetti	g	50
granchio	g	40
halibut	g	40

	peso
luccio	g 40
malù o pesce mollo	g 40
stoccafisso ammollato	g 35
stoccafisso secco	g 10
merluzzo o nasello fresco	g 40
baccalà ammollato	g 30
baccalà secco	g 25
mormora	g 40
occhiata	g 35
orata	g 35
ostriche	g 70
pagello	g 35
palombo	g 45
pesce gatto	g 45
pesce persico	g 45
pesce spada	g 45
polpo	g 65
razza	g 50
rombo	g 45
salmone fresco	g 40
salmone affumicato	g 30
salmone in salamoia	g 35
salpa	g 40
sarda	g 35
sardine*	g 35
scorfano	g 35
seppia	g 50
sgombro o maccarello fresco	g 40
sgombro o maccarello in salamoia	g 35
sogliola	g 40
spigola selvatica	g 40
spigola d'allevamento	g 30
storione	g 35
uova di storione (caviale)	g 25
suro o sugarello	g 40
tinca	g 40
tonno fresco	g 30
tonno in salamoia	g 30
tonno sott'olio (sgocciolato)	g 30
triglia	g 45
trota	g 50
trota d'allevamento, filetti	g 35
vongole	g 70

* particolarmente grasse, non serve la quota di grassi aggiunti

Formaggi

cacioricotta di capra	g 60
caciottina fresca	g 40

	peso
caprino light	g 50
dolce verde	g 35
feta	g 45
fiocchi di formaggio magro	g 70
fior di latte	g 35
formaggi cremosi spalmabili light	g 75
formaggi freschi vaccini o di capra	g 40
formaggi light	g 45
mozzarella di vacca	g 35
ricotta di bufala	g 65
ricotta di pecora	g 75
ricotta di vacca	g 80

Uova	**quantità**
albume	2

Fonti... quasi privilegiate – discreta scelta

Carni fresche	**peso**
bovino, tagli magri	g 35
capretto	g 35
cavallo, tagli magri	g 35
coniglio, senza coscia	g 35
fagiano	g 30
faraona, senza petto	g 30
maiale, tagli magri	g 35
manzo, tagli magri	g 35
pollo senza pelle, senza petto	g 35
quaglia	g 30
tacchino senza pelle, senza petto	g 40
Carni trasformate	
prosciutto cotto sgrassato	g 30
prosciutto crudo sgrassato	g 25
speck sgrassato	g 25
Formaggi*	
brie	g 35
caciotta romana, di pecora	g 25
caciottina vaccina	g 35
camembert	g 35
crescenza	g 45
fontina	g 30

	peso
formaggino	g 60
gorgonzola	g 35
grana	g 20
groviera	g 25
italico	g 35
mozzarella di bufala	g 40
parmigiano	g 20
provolone	g 25
robiola	g 35
scamorza	g 30
sottiletta	g 30
stracchino	g 40
taleggio	g 35

* non serve la quota di grassi aggiunti

Uova	quantità
intero	1

Fonti da usare con moderazione – pessima scelta

Carni fresche*	peso	quantità
agnello, senza coscia e costoletta	g 35	
anatra domestica	g 35	
big burger		1/4
bovino, tagli grassi	g 35	
cavallo, tagli grassi	g 35	
cheese burger		1/2
coniglio, coscia	g 35	
fegato	g 35	
gallina	g 35	
hamburger		1/2
lingua	g 40	
maiale, tagli grassi	g 35	
oca	g 45	
pollo con pelle	g 35	
tacchino con pelle	g 35	
trippa	g 45	

* non serve la quota di grassi aggiunti

Carni trasformate*	peso
capocollo	g 35
carne bovina pressata, in scatola	g 45
ciccioli	g 15

	peso
coppa Parma	g 30
cotechino precotto	g 40
mortadella	g 50
pancetta	g 30
pâté di coniglio, di fegato	g 55
pâté di pollo, di prosciutto	g 60
salame	g 25
salsiccia di suino	g 45
würstel	g 50
zampone precotto	g 35

* non serve la quota di grassi aggiunti

Formaggi*

burrini**	g 30
butirro calabro	g 30
caciocavallo	g 20
caciotta mista	g 30
caciotta toscana	g 30
caciottina mista	g 25
cheddar	g 30
emmenthal	g 25
formaggio molle da tavola	g 25
latteria	g 25
mascarpone**	g 90
pecorino	g 25
pecorino romano	g 25
pecorino siciliano	g 25

* non serve la quota di grassi aggiunti
** particolarmente grassi

Uova	**quantità**
tuorlo	2

Miniblocchi di carboidrati (circa 9 g di carboidrati ciascuno)

Fonti privilegiate, favorevoli – miglior scelta

Legumi	**peso crudo**
borlotti freschi	g 40
borlotti in scatola, scolati	g 55
borlotti secchi	g 20

	peso crudo	peso cotto
cannellini secchi	g 20	
cannellini in scatola, scolati	g 70	
ceci secchi	g 20	g 60
fagioli dall'occhio, secchi	g 20	
fagioli secchi	g 20	g 50
fagiolini	g 380	g 360
fave fresche	g 200	g 160
fave secche	g 15	
lenticchie secche	g 15	g 45
lenticchie in scatola, scolate	g 60	
lupini ammollati	g 125	
Verdure, tuberi, erbe aromatiche		
agretti	g 400	
asparagi di bosco	g 225	
asparagi di campo	g 270	
asparagi di serra	g 300	g 290
biete, erbette e coste	g 320	g 280
broccolo a testa	g 290	g 280
carciofi	g 360	g 270
cardi	g 530	g 320
carote	g 120	
cavolfiore	g 330	g 300
cavolini di Bruxelles	g 215	g 190
cavolo broccolo verde ramoso	g 450	
cavolo cappuccio rosso	g 335	
cavolo cappuccio verde	g 360	
cetrioli	g 500	
cicoria da taglio	g 530	
cicoria di campo*	g 1300	
cicoria Witloof o indivia belga	g 280	
cipolle	g 160	g 130
cipolline	g 100	
crauti		g 140
finocchi*	g 900	g 800
fiori di zucca*	g 1800	
foglie di rapa	g 320	
funghi coltivati, Pleurotes	g 200	
funghi coltivati, prataioli*	g 1100	
funghi porcini	g 900	
indivia o scarola	g 330	
lattuga*	g 400	
lattuga a cappuccio	g 300	
lattuga da taglio*	g 400	
melanzane	g 350	g 280
menta	g 170	
peperoni	g 200	g 170
peperoni rossi e gialli	g 130	
peperoni verdi	g 150	

	peso crudo	peso cotto
pomodori da insalata	g 300	
conserva di pomodori	g 45	
passata di pomodori	g 300	
pomodori maturi	g 250	
pomodori pelati, in scatola, frutto e succo	g 300	
pomodori San Marzano	g 300	
succo di pomodori	g 300	
porri	g 170	
radicchio rosso	g 550	
radicchio verde*	g 1800	
rape	g 240	g 230
ravanelli	g 500	
rughetta o rucola	g 230	
sedano	g 380	
sedano rapa	g 230	
spinaci	g 300	g 260
topinambur	g 45	
tarassaco o dente di leone	g 250	
tartufo nero*	g 1300	
verza cappuccio	g 400	
zucchine	g 640	g 600

* nonostante sia indicato un quantitativo, in pratica sono a consumo libero, cioè non si conteggiano

Frutta	**peso**	**quantità**
albicocche	g 130	3
amarene	g 90	
ananas	g 90	
arance	g 115	1/2
babaco	g 200	
ciliegie	g 100	
clementine	g 100	2
cocomero	g 250	
fragole	g 170	
kiwi	g 100	1
lamponi	g 140	
limoni	g 400	
litchi	g 50	
macedonia al naturale	g 120	
mandaranci	g 70	1
mandarini	g 50	1
melagrane	g 50	
mele	g 90	1/2
mele cotogne	g 140	
meloni d'estate	g 120	
meloni d'inverno	g 180	
mirtilli	g 175	
nespole	g 150	
passiflora	g 160	

	peso	quantità
pere	g 100	1/2
pesche	g 150	
pompelmo	g 145	
prugne	g 85	
prugne gialle	g 125	
prugne rosse	g 85	
ribes	g 135	
uva	g 60	

Cereali	**peso crudo**	**peso cotto**
avena	g 20	g 50
farina d'avena	g 15	
farina d'orzo	g 15	
fiocchi d'avena	g 10	
orzo mondo	g 20	
orzo perlato	g 15	g 60

Fonti da usare con moderazione – sfavorevoli

Legumi	**peso crudo**	**peso cotto**
piselli freschi	g 140	g 120
piselli in scatola, scolati	g 80	
piselli secchi	g 20	

Verdure e ortaggi		
barbabietola	g 225	
granoturco		g 30
patate	g 50	
patate arrosto		g 35
patate fritte		g 30
patate novelle	g 60	
patatine fritte		g 15
zucca gialla	g 250	

Frutta	**peso**
albicocche disidratate	g 10
albicocche secche	g 15
banane	g 60
castagne	g 25
castagne secche	g 15
ciliegie candite	g 15

	peso
cocco	g 100
datteri secchi	g 15
fichi d'India	g 70
fichi freschi	g 80
fichi secchi	g 15
kaki	g 55
mango	g 70
mele disidratate	g 10
papaia	g 130
pere candite	g 10
pesche disidratate	g 10
pesche secche	g 15
prugne secche	g 15
uva secca	g 10

Cereali e derivati	**peso crudo**	**peso cotto**	**quantità**
cereali secchi	g 10		
cous cous	g 15		
cracker	g 10		2
cracker integrali	g 15		
farina di grano duro	g 15		
farina di grano duro integrale	g 15		
farina di grano duro tipo 0 o 00	g 10		
farina di mais o polenta	g 10	g 40	
farina di mais cotto	g 40		
farina di segale	g 15		
farro	g 15		
fette biscottate	g 10		1
fette biscottate integrali	g 15		1
grissini	g 15		2
pane tipo 0 o 00	g 15		
pane al latte	g 15		
pane all'olio	g 15		
pane da toast	g 15		1
pane di segale	g 20		
pane integrale	g 20		
pasta all'uovo	g 10		
pasta di semola	g 10	g 30	
pop corn	g 12		
riso brillato	g 10		
riso integrale	g 15		
semola	g 10		

Dolci	**peso**	**quantità**
babà al rum	g 20	
biscotti frollini*	g 10	1
biscotti integrali*	g 15	

	peso	quantità
biscotti secchi	g 10	
brioche	g 25	1/2
canditi	g 10	
cannoli alla crema*	g 40	
caramelle dure	g 10	
caramelle tipo mou	g 10	
cioccolato*	g 20	
cornetto*	g 15	1/2
crema di nocciole*	g 15	
croissant, sola pasta*	g 25	1/2
crostata	g 15	
crostata confezionata*	g 10	
fruttosio	g 10	1 cucchiaio
gelato al cacao	g 35	
cono di gelato	g 30	
gelato confezionato con biscotto e crema, zabaione e cioccolato	g 20	
gelato fior di latte	g 45	
gelato nocciola	g 35	
gelato panna	g 35	
ghiacciolo all'arancia	g 25	
marmellata	g 15	
merendine tipo pan di Spagna	g 15	
merendine tipo pasta frolla	g 10	
miele	g 8	1/2 cucchiaio
panettone	g 15	
pasta di mandorle	g 15	
savoiardi	g 15	
torrone alla mandorla	g 15	
wafer*	g 10	
wafer ricoperto di cioccolato*	g 15	
zucchero	g 8	

* non serve la quota di grassi aggiunti

Bevande e alcolici	**peso**
aperitivi	g 50
aranciata	g 100
birra	g 180
cola, tipo	g 100
superalcolici	g 30
vino	g 120

Succhi di frutta e spremute	peso
spremuta di arancia	g 100
spremuta di pompelmo	g 75
succo di albicocca	g 60
succo di ananas	g 60
succo di mela	g 75
succo di pera	g 60
succo tropicale	g 65
succo di uva	g 50

Miniblocchi di grassi aggiunti (circa 1,5 g di grassi ciascuno)

Fonti privilegiate, favorevoli – miglior scelta

	peso	quantità
anacardi	g 3,0	3
arachidi	g 3,0	6
avocado	g 6,0	
mandorle	g 3,0	3
nocciole	g 2,5	3
noci di macadamia	g 2,5	1
noci fresche	g 2,5	1
noci pecan	g 2,0	1
noci secche	g 2,0	1
olio d'oliva	g 1,5	1/3 cucch. da tè
olio extravergine d'oliva	g 1,5	1/3 cucch. da tè
olive conservate	g 5,0	3
olive nere	g 5,0	3
olive verdi	g 10,0	3
pinoli	g 3,0	8
pistacchi	g 2,5	6

Fonti... quasi privilegiate – discreta scelta

	peso	quantità
maionese light	g 6,0	
olio di arachidi	g 1,5	1/3 cucch. da tè
olio di sesamo	g 1,5	1/3 cucch. da tè

Fonti da usare con moderazione – pessima scelta

	peso
burro	g 2,0
lardo	g 1,5

	peso
maionese	g 2,0
olio, altri tipi	g 1,5
panna	g 4,0
strutto	g 1,5

Alimenti a composizione mista

Fonti privilegiate, favorevoli – miglior scelta

Latte e yogurt	**peso**
latte di capra*	g 180
latte di vacca, parzialmente scremato*	g 200
latte di vacca, UHT, parzialmente scremato*	g 200
yogurt di capra bianco	g 180
yogurt vaccino bianco, magro*	g 200

* contengono proteine, carboidrati e grassi nelle giuste proporzioni

Soia*	**peso**	**miniblocchi di proteine**	**miniblocchi di carboidrati**	**miniblocchi di grassi**
fagioli	g 40	2	1	2,5
farina	g 40	2	1	3
germogli	g 300	2,5	1	1,5
hamburger	1/2	1	–	–
hot dog	1	1	–	–
salsiccia	1	1	–	–
soya drink 40-30-30	ml 250	1	1	1
tempeh	g 45	1	–	1
tofu	g 65	1	–	1,5

* i prodotti di soia possono essere molto variabili nella loro composizione.
Qui si fa riferimento ai valori medi dei principali alimenti in commercio

Cereali e derivati	**peso**	**miniblocchi di carboidrati**	**miniblocchi di proteine**
germe di frumento duro e tenero	g 15	1	1/2
seitan	g 35	–	1
tortellini freschi confezionati	g 20	1	1/3 circa
tortellini secchi confezionati	g 15	1	1/3 circa

EnerZona, la linea di prodotti ufficiale di Barry Sears

Alimenti a composizione mista

Prodotti EnerZona a base di soia e senza derivati del latte	
EnerZona Snack Arancia	1 blocco
EnerZona Snack Mela	1 blocco
EnerZona Cracker Ricetta Mediterranea	1 minipack = 1 blocco
EnerZona Cracker Ricetta al Rosmarino	1 minipack = 1 blocco
EnerZona Frollini all'avena	4 frollini = 1 blocco
EnerZona Frollini al cacao	4 frollini = 1 blocco
EnerZona Frollini al cocco	4 frollini = 1 blocco
EnerZona Proteine Soia 90%	1 misurino = 1 miniblocco di proteine
EnerZona Soya Drink	1 blocco = 250 ml
EnerZona Zuppa del contadino soia	3 blocchi
EnerZona Zuppa del pescatore soia	3 blocchi
EnerZona Pennette rigate	60 g = 3 blocchi
EnerZona Fusilli	60 g = 3 blocchi
Altri prodotti EnerZona	
EnerZona MiniRock	1 blocco
EnerZona Snack Cacao	1 blocco
EnerZona Snack Cocco	1 blocco
EnerZona Snack Yogurt	1 blocco
EnerZona Snack Crispy vanilla	1 blocco
EnerZona Snack Caramel Toffee	1 blocco
EnerZona Snack Torta di mele	1 blocco
EnerZona Nutrition Bar Frutti rossi	2 blocchi
EnerZona Nutrition Bar Cioccolato	2 blocchi
EnerZona Nutrition Bar Tiramisù	2 blocchi
EnerZona Instant Meal Fragola yogurt	3 blocchi con latte
EnerZona Instant Meal Cioccolato	3 blocchi con latte
EnerZona Proteine Albume d'uovo 75%	9 compresse = 1 miniblocco di proteine
EnerZona Omega 3 Rx	
EnerZona Omega 3 Rx	210 + 30 capsule (8 cps = 2,5 g Omega 3 a catena lunga)
EnerZona Omega 3 Rx	120 capsule (4 cps = 2,5 g Omega 3 a catena lunga)
EnerZona Omega 3 Rx	48 capsule (4 cps = 2,5 g Omega 3 a catena lunga)
EnerZona Omega 3 Rx	4 + 1 flaconi da 33,3 ml (1 mis. = 2,5 g Omega 3 a catena lunga)
Prodotti suggeriti da EnerZona	
EnerZona Age RX	integratore alimentare di vitamina C con estratto di tè verde e curcumina
Fructofin	fruttosio
MCE Proenergy	integratore proenergetico a base di estratti vegetali
Saldue	sale dietetico iodurato

www.enerzona.it

Appendice I
Glossario

Acidi grassi essenziali Acidi grassi che l'organismo non è in grado di sintetizzare e che perciò devono essere necessariamente assunti con la dieta. Si suddividono in due gruppi – gli omega 3 e gli omega 6 – che differiscono per la posizione del doppio legame presente nella catena. La posizione del doppio legame determina la struttura tridimensionale della molecola e, quindi, anche la famiglia di eicosanoidi che l'acido può formare.

Acido alfa-linolenico (ALA) Acido grasso omega 3 a catena corta, comunemente presente nell'alimentazione (si trova, tra l'altro, negli oli di semi di lino e di soia). Nell'uomo, la conversione dell'ALA in acidi grassi omega 3 a catena più lunga è poco efficiente.

Acido arachidonico (AA) Acido grasso omega 6 a catena lunga, immediato precursore di molti eicosanoidi proinfiammatori. Si trova nel grasso della carne rossa, nel tuorlo d'uovo e nelle frattaglie.

Acido diomo-gamma-linolenico (DGLA) Acido grasso essenziale precursore dell'acido arachidonico (AA). Gli eicosanoidi derivati dal DGLA hanno potenti proprietà antinfiammatorie, diversamente da quelli derivati dall'AA, fortemente infiammatori. Inibendo correttamente la delta-5-desaturasi, è possibile aumentare nelle singole cellule i livelli di DGLA rispetto a quelli di AA. Non esistono fonti alimentari ricche di questo acido grasso essenziale.

Acido docosaesaenoico (DHA) Acido grasso omega 3 a catena lunga, essenziale per il funzionamento del cervello. Deriva dall'EPA e si trova in elevate concentrazioni nell'olio di pesce.

Acido eicosapentaenoico (EPA) Acido grasso omega 3 a catena lunga, in grado di inibire la formazione di acido arachidonico (AA). È contenuto soprattutto nell'olio di pesce.

Acido gamma-linolenico (GLA) Immediato prodotto metabolico dell'acido linoleico. Questo acido grasso si trova in alcuni alimenti (come la farina di avena), in oli commestibili (come quello di borragine) e anche nel latte materno. Il GLA è rapidamente metabolizzato in DGLA che, poi, può essere trasformato in AA per certi livelli di attività dell'enzima delta-5-desaturasi.

Acido linoleico Acido grasso omega 6 a catena corta, convertibile in acido arachidonico (AA) attraverso prodotti intermedi come l'acido linolenico (GLA) e l'acido diomo-gamma-linolenico (DGLA). Fra tutti gli acidi grassi essenziali, l'acido linoleico è la forma alimentare più comune. Si trova in elevate concentrazioni in oli vegetali come quelli di soia, mais, cartamo e girasole.

Ciclossigenasi (COX) Enzima necessario per la conversione degli acidi grassi essenziali in prostaglandine e trombossani. Esiste in due forme distinte: la COX-1 è un componente essenziale di molti sistemi (come quello cardiovascolare), mentre la COX-2 di norma può essere indotta dall'attivazione del sistema NF kappaB durante l'infiammazione.

Eicosanoidi «Superormoni» derivati dagli acidi grassi essenziali arachidonico (AA), diomo-gamma-linolenico (DGLA) ed eicosapentaenoico (EPA), la cui catena è formata da 20 atomi di carbonio. L'equilibrio degli eicosanoidi derivati dagli acidi grassi essenziali a catena lunga omega 3 e da quelli omega 6 è il fattore chiave che determina il benessere delle persone. Nel 1982, il premio Nobel per la medicina fu assegnato ai ricercatori che avevano scoperto il ruolo degli eicosanoidi nello sviluppo delle malattie umane.

Endocannabinoidi Ormoni derivati dall'acido arachidonico che, legandosi a specifici recettori cerebrali, stimolano la fame.

Glucagone Ormone la cui messa in circolo è stimolata dal contenuto proteico dei pasti e che induce il rilascio dal fegato dei carboidrati di riserva, allo scopo di mantenere nel sangue adeguati livelli di glucosio. In più, limita l'attività dell'enzima delta-5-desaturasi, quello che produce acido arachidonico.

Infiammazione silente Infiammazione a livello cellulare che rimane al di sotto della soglia del dolore.

Insulina Ormone prodotto dalle cellule beta del pancreas per regolare i livelli della glicemia. La secrezione d'insulina è soprattutto stimolata dal contenuto dei carboidrati dei pasti. L'insulina è essenzialmente l'ormone dell'immagazzinamento, inducendo l'ingresso nelle cellule dei macronutrienti (carboidrati, proteine e grassi) per uso immediato o come scorta a lungo termine. Quando è in eccesso, l'insulina attiva l'enzima delta-5-desaturasi, provocando un aumento dei valori di AA.

Lipossigenasi (LOX) Enzima necessario per produrre leucotrieni e lipossine.

Lipotossicità Compare quando goccioline di grasso composte da trigliceridi cominciano a depositarsi in organi diversi dal tessuto adiposo. Quando succede, viene compromessa la funzionalità dell'organo colpito.

Medicina antinfiammatoria Uso di interventi nutrizionali mirati ad aumentare la produzione di eicosanoidi antinfiammatori e a diminuire simultaneamente quella di eicosanoidi proinfiammatori.

PYY Ormone rilasciato dall'intestino quando il pasto ha un certo contenuto proteico. Si dirige direttamente nel cervello per indurre sazietà.

Rapporto AA/DGLA Misura l'equilibrio tra i precursori degli eicosanoidi proinfiammatori e di quelli antinfiammatori. Più è alto il suo valore, meno eicosanoidi antinfiammatori possono essere prodotti.

Rapporto AA/EPA Dipende dai livelli degli acidi grassi omega 6 e omega 3 nei fosfolipidi plasmatici. Il suo valore fornisce una misura precisa dell'equilibrio tra i precursori degli eicosanoidi: più è alto, maggiore è l'intensità dell'infiammazione silente in atto.

Resolvine Classe di eicosanoidi antinfiammatori, derivata da EPA e DHA e creata dall'inibizione dell'enzima ciclossigenasi (COX) con aspirina a basso dosaggio.

Sindrome del grasso tossico Insorge quando la concentrazione dell'acido arachidonico (AA) nel sangue diventa troppo elevata. La migliore misura di questo stato patologico è data dal rapporto AA/EPA.

Bibliografia

Introduzione

Mathers C., Ritu S., Salomon J., Murray C.J. e Lopez A.D., «Healthy life expectancy in 191 countries», *Lancet* 357 (2001), pp. 1685-1691.

Nolte E. e McKee C.M., «Measuring the health care of nations», *Health Affairs* 27 (2008), pp. 58-71.

Sears B., *The Zone*, Regan Books, New York 1995 (trad. it. *Come raggiungere la Zona*, Sperling & Kupfer, Milano 2000).

—, *The Omega Rx Zone*, Regan Books, New York 2002 (trad. it. *La Zona Omega 3Rx*, Sperling & Kupfer, Milano 2003).

—, *The Anti-Inflammation Zone*, Regan Books, New York 2005 (trad. it. *Prevenire con la Zona*, Sperling & Kupfer, Milano 2006).

World Health Organization, *World Health Report 2000*.

1 - La vera epidemia che si cela dietro al problema dell'obesità

Sears B., *The Zone*, Regan Books, New York 1995 (trad. it. *Come raggiungere la Zona*, Sperling & Kupfer, Milano 2000).

—, *The Anti-Aging Zone*, Regan Books, New York 1999 (trad. it. *La zona anti-età*, Sperling & Kupfer, Milano 2001).

—, *The Omega Rx Zone*, Regan Books, New York 2002 (trad. it. *La Zona Omega 3Rx*, Sperling & Kupfer, Milano 2003).

—, *The Anti-Inflammation Zone*, Regan Books, New York 2005 (trad. it. *Prevenire con la Zona*, Sperling & Kupfer, Milano 2006).

2 - La «perfetta tempesta nutrizionale»

Cooper R., Cutler J., Desvigne-Nickens P., Fortmann S.P., Friedman L., Havlik R., Hogelin G., Marler J., McGovern P., Morosco G., Mosca L., Pearson T., Stamler J., Stryer D. e Thom T., «Trends and disparities in coronary heart disease, stroke, and other cardiovascular diseases in the United States, findings of the national conference on cardiovascular disease prevention», *Circulation* 102 (2000), pp. 3137-3147.

Hossain P., Kawar B. e Nahas M.E., «Obesity and diabetes in the developing world», *New England Journal of Medicine* 356 (2007), pp. 213-216.

Katic M. e Kahn C.R., «The role of insulin and IGF-1 signaling in longevity», *Cellular and Molecular Life Sciences* 62 (2005), pp. 320-343.

Nestle M., *Food Politics*, University of California Press, Berkeley 2002.

—, *What to Eat*, North Point Press, New York 2006.

Pollan M., *The Omnivore's Dilemma*, Penguin Press, New York 2006.

Sears B., *The Zone*, Regan Books, New York 1995 (trad. it. *Come raggiungere la Zona*, Sperling & Kupfer, Milano 2000).

—, *The Anti-Aging Zone*, Regan Books, New York 1999 (trad. it. *La zona anti-età*, Sperling & Kupfer, Milano 2001).

—, *The Omega Rx Zone*, Regan Books, New York 2002 (trad. it. *La Zona Omega 3Rx*, Sperling & Kupfer, Milano 2003).

Simopoulos A. e Robinson J., *The Omega Plan*, Harper Collins, New York 1998.

Tatar M., Bartke A. e Antebi A., «The endocrine regulation of aging by insulin-like signals», *Science* 299 (2003), pp. 1346-1351.

Yam D., Elitaz B., Eliraz B. e Elliot M., «Diet and disease: the Israeli paradox: possible dangers of a high omega-6 polyunsaturated fatty acid diet», *Israel Journal of Medical Sciences* 32 (1996), pp. 1134-1143.

3 - L'infiammazione ci dà una mano, ma può anche farci del male

Babcok T., Helton W.S. e Espat N.J., «Eicosapentaenoic acid: an anti-inflammatory omega-3 fat with potential clinical applications», *Nutrition* 16 (2000), pp. 1116-1118.

Bazan N.G. e Flower R.L., «Lipid signals in pain control», *Nature* 420 (2002), pp. 135-138.

Bechoua S., Dubois M., Nemoz G., Chapy P., Vericel E., Lagarde M. e Prigent A.F., «Very low dietary intake of n-3 fatty acids affects the immune function of healthy elderly people», *Lipids* 34 (1999), p. S143.

Bleumink G.S., Feenstra J., Sturkenboom M.C.M.J. e Stricker B.H.C., «Nonsteroidal anti-inflammatory drugs and heart failure», *Drugs* 63 (2003), pp. 525-534.

Brenner R.R., «Nutrition and hormonal factors influencing desaturation of essential fatty acids», *Progress in Lipid Research* 20 (1982), pp. 41-48.

Calder P.C., «n-3 polyunsaturated fatty acids and cytokine production in health and disease», *Annals of Nutrition and Metabolism* 41 (1997), pp. 203-234.

—, «n-3 polyunsaturated fatty acids, inflammation and immunity», *Nutrition Research* 21 (2001), pp. 309-341.

—, «Dietary modification of inflammation with lipids», *Proceedings of the Nutrition Society* 61 (2002), pp. 345-358.

el Boustani S., Causse J.E., Descomps B., Monnier L., Mendy F. e Crastes de Paulet A., «Direct in vivo characterization of delta-5-desaturase activity in humans by deuterium labeling: effect of insulin», *Metabolism* 38 (1989), pp. 315-321.

Endres S., «Messengers and mediators: interactions among lipids, eicosanoids, and cytokines», *American Journal of Clinical Nutrition* 57 (1993), pp. 798S-800S.

—, «n-3 polyunsaturated fatty acids and human cytokine synthesis», *Lipids* 31 (1996), pp. S239-242.

Endres S. e von Schacky C., «n-3 polyunsaturated fatty acids and human cytokine synthesis», *Current Opinion in Lipidology* 7 (1996), pp. 48-52.

Endres S., Ghorbani R., Kelley V.E., Georgilis K., Lonnemann G., van der Meer J.W., Cannon J.G., Rogers T.S., Klempner M.S. e Weber P.C., «The effect of dietary supplementation with n-3 polyunsaturated fatty acids on the synthesis of interleukin-l and tumor necrosis factor by mononuclear cells», *New England Journal of Medicine* 320 (1989), pp. 265-271.

Harris I.J., Hibbeln J.R., Mackey R.H. e Muldoon M.F., «Statin treatment alters serum n-3 and n-6 fatty acids in hypercholestemic patients», *Prostaglandins, Leukotrienes and Essential Fatty Acids* 71 (2004), pp. 263-269.

Hill E.G., Johnson S.B., Lawson L.D., Mahfouz M.M. e Holman R.T., «Perturbation of the metabolism of essential fatty acids by dietary partially hydrogenated vegetable oil», *Proceedings of the National Academy of Sciences (USA)* 79 (1982), pp. 953-957.

Lawrence T., Willoughby D.A. e Gilroy D.W., «Anti-inflammatory lipid mediators and insights into the resolution of inflammation», *Nature Reviews Immunology* 2 (2002), pp. 787-795.

Levy B., Clish C.B., Schmidt B., Gronert K. e Serhan C.N., «Lipid mediator class switching during acute inflammation: signals in resolution», *Nature Reviews Immunology* 2 (2001), pp. 612-619.

Lo C.J., Chiu K.C., Fu M., Lo R. e Helton S., «Fish oil decreases macrophage tumor necrosis factor gene transcription by altering the NF-kappaB activity», *Journal of Surgical Research* 82 (1999), pp. 216-221.

Mukherjee D., Nissen S.E. e Topol E.J., «Risk of cardiovascular events associated with selective COX-2 inhibitors», *JAMA* 286 (2001), pp. 954-959.

Oates J.A., «The 1982 Nobel prize in physiology or medicine», *Science* 218 (1982), pp. 765-768.

Sears B., *The Zone*, Regan Books, New York 1995 (trad. it. *Come raggiungere la Zona*, Sperling & Kupfer, Milano 2000).

—, *The Omega Rx Zone*, Regan Books, New York 2002 (trad. it. *La Zona Omega 3Rx*, Sperling & Kupfer, Milano 2003).

—, *The Anti-Inflammation Zone*, Regan Books, New York 2005 (trad. it. *Prevenire con la Zona*, Sperling & Kupfer, Milano 2006).

Serhan C.N., Hong S., Gronert K., Colgan S.P., Devchand P.R., Mirick G. e Moussignac R.L., «Resolvins: a family of bioactive products of omega-3 fatty acid transformation circuits initiated by aspirin treatment that counter proinflammation signals», *Journal of Experimental Medicine* 196 (2002), pp. 1025-1037.

Taubes G., *Good Calories, Bad Calories*, Alfred Knopf, New York 2007.

Trowbridge H.O. e Emling R.C., *Inflammation. A Review of the Process*, Quintessence Books, Chicago 1997 (5ª ed.).

Tsiotou A.G., Sakorafas G.H., Anagnostopoulos G. e Bramis J., «Septic shock; current pathogenetic concepts from a clinical perspective», *Medical Science Monitor* 11 (2005), pp. 76-85.

Van Dyke T.E. e Serhan C.N., «Resolution of inflammation», *Journal of Dental Research* 82 (2003), pp. 82-90.

Wolfe M., Lichtenstein D.R. e Singh G., «Gastrointestinal toxicity of nonsteroidal anti-inflammatory drugs», *New England J of Medicine* 340 (1999), pp. 1888-1899.

Zurier R.B., «Eicosanoids and inflammation», in Watkins W.D., Peterson M.B. e Fletcher J.R. (a cura di), *Prostaglandins in Clinical Practice*, Raven Press, New York 1989.

4 - State ingrassando? Può darsi che non sia colpa vostra

Batterham R.L., Cohen M.A., Ellis S.M., Le Roux C.W., Withers D.J., Frost G.S., Ghatei M.A. e Bloom S.R., «Inhibition of food intake in obese subjects by peptide YY», *New England Journal of Medicine* 349 (2003), pp. 941-948.

Batterham R.L., Heffron H., Kapoor S., Chivers J.E., Chandarana K., Herzog H., Le Roux C.W., Thomas E.L., Bell J.D. e Withers D.J., «Critical role for peptide YY in protein-mediated satiation and body-weight regulation», *Cell Metabolism* 4 (2006), pp. 223-233.

Bluher M., Kahn B.B. e Kahn C.R., «Extended longevity in mice lacking the insulin receptor in adipose tissue», *Science* 299 (2003), pp. 572-574.

Boord J.B., Maeda K., Makowski L., Babaev V.R., Fazio S., Linton M.F. e Hotamisligil G.S., «Combined adipocyte-macrophage fatty acid-binding protein deficiency improves metabolism, atherosclerosis, and survival in apolipoprotein E-deficient mice», *Circulation* 110 (2004), pp. 1492-1498.

Botion L.M. e Green A., «Long-term regulation of lipolysis and hormone-sensitive lipase by insulin and glucose», *Diabetes* 48 (1999), pp. 1691-1697.

Caballero B., Clay T., Davis S.M. Ethelbah B., Rock B.H., Lohman T., Norman J., Story M., Stone E.J., Stephenson L. e Stevens J., «Pathways: a school-based, randomized controlled trial for the prevention of obesity in American Indian schoolchildren», *American Journal of Clinical Nutrition* 78 (2003), pp. 1030-1038.

Campos P., *The Obesity Myth*, Gotham Books, New York 2004.

Cshe K., Winkler G., Melczer Z. e Baranyi E., «The role of tumor necrosis factor resistance in obesity and insulin resistance», *Diabetologia* 43 (2000), p. 525.

Despres J.P., «The endocannabinoid system: a new target for the regulation of energy balance and metabolism», *Critical Pathways in Cardiology* 6 (2007), pp. 46-50.

Ellacott K.L., Halatchev I.G. e Cone R.D., «Interactions between gut peptides and the central melanocortin system in the regulation of energy homeostasis», *Peptides* 27 (2006), pp. 340-349.

Engeili S., Bohnke J., Feldpausch M., Gorzelniak K., Janke J., Batkai S., Pacher P., Harvey-White J., Luft F.C., Sharma A.M. e Jordon J., «Activation of the peripheral endocannabinoid system in human obesity», *Diabetes* 54 (2005), pp. 2838-2843.

Erbay E., Cao H. e Hotamisligil G.S., «Adipocyte/macrophage fatty acid binding proteins in metabolic syndrome», *Current Atherosclerosis Reports* 9 (2007), pp. 222-229.

Festa A., D'Agostino R., Howard G., Mykkanen L., Tracy R.P. e Haffner S.M., «Chronic subclinical inflammation as part of the insulin resistance syndrome», *Circulation* 102 (2000), pp. 42-47.

Fruhbeck G., Gomez-Ambrosi J., Muruzabal F.J. e Burrell M.A., «The adipocyte: a model for integration of endocrine and metabolic signaling in energy metabolism regulation», *American Journal of Physiology, Endocrinology and Metabolism* 280 (2001), pp. E827-E847.

Haemmerle G., Zimmermann R. e Zechner R., «Letting lipids go: hormone-sensitive lipase», *Current Opinion in Lipidology* 14 (2003), pp. 289-297.

Huda M.S., Wilding J.P. e Pinkney J.H., «Gut peptides and the regulation of appetite», *Obesity Reviews* 7 (2006), pp. 163-182.

Kekwick A. e Pawar G.L.S., «Calorie intake in relation to body weight changes in the obese», *Lancet* ii (1956), pp. 155-161.

—, «Metabolic study in human obesity with isocaloric diets high in fat, protein and carbohydrate», *Metabolism* 6 (1957), pp. 447-460.

Kokot F. e Ficek R., «Effects of neuropeptide Y on appetite», *Mineral and Electrolyte Metabolism* 25 (1999), pp. 303-305.

Kolata G., *Rethinking Thin*, Farrar, Straus, and Giroux, New York 2006.

Lee Y.H. e Pratley R.E., «The evolving role of inflammation in obesity and the metabolic syndrome», *Current Diabetes Reports* 5 (2005), pp. 70-75.

Le Roux C.W., Batterham R.L., Aylwin S.J., Patterson M., Borg C.M., Wynne K.J., Kent A., Vincent R.P., Gardiner J., Ghatei M.A. e Bloom S.R., «Attenuated peptide YY release in obese subjects is associated with reduced satiety», *Endocrinology 2006* 147 (2006), pp. 3-8.

Moran O. e Phillip M., «Leptin: obesity, diabetes and other peripheral effects – A review», *Pediatric Diabetes* 4 (2003), pp. 101-109.

Murphy K.G. e Bloom S.R., «Gut hormones and the regulation of energy homeostasis», *Nature* 444 (2006), pp. 854-859.

Musami S.K., Erickson S. e Allison D.B., «Obesity – Still highly heritable after all these years», *American Journal of Clinical Nutrition* 87 (2008), pp. 275-276.

Nader P.R., Stone E.J., Lytle L.A., Perry C.L., Osganian S.K., Kelder S., Webber L.S., Elder J.P., Montgomery D., Feldman H.A., Wu M., Johnson C., Parcel G.S. e Luepker R.V., «Three-year maintenance of improved diet and physical activity: the CATCH cohort. Child and Adolescent Trial for Cardiovascular Health», *Archives of Pediatrics and Adolescent Medicine* 153 (1999), pp. 695-704.

Naslund E. e Hellstrom P.M., «Appetite signaling: from gut peptides and enteric nerves to brain», *Physiology and Behavior* 92 (2007), pp. 256-262.

Natali A. e Ferrannini E., «Hypertension, insulin resistance, and the metabolic syndrome», *Endocrinology Metabolism Clinics of North America* 33 (2004), pp. 417-429.

Oliver J.E., *Fat Politics*, Oxford University Press, New York 2006.

Osei-Hyiaman D., Harvey-White J., Batkai S. e Kunos G., «The role of the endocannabinoid system in the control of energy homeostasis», *International Journal of Obesity* 30 (2006), pp. 533-38.

Qi K., Hall M. e Deckelbaum R.J., «Long-chain polyunsaturated fatty acid accretion in brain», *Current Opinion in Clinical Nutrition and Metabolic Care* 5 (2002), pp. 133-138.

Pompeia C., Lima T. e Curi R., «Arachidonic acid cytotoxicity: Can arachidonic acid be a physiological mediator of cell death», *Cell Biochemistry and Function* 21 (2003), pp. 97-104.

Robertson R.P. e Harmon J.S., «Diabetes, glucose toxicity, and oxidative stress: A case of double jeopardy for the pancreatic islet beta cell», *Free Radical Biology and Medicine* 41 (2006), pp. 177-184.

Schwartz M.W. e Morton G.J., «Keeping hunger at bay», *Nature* 418 (2002), pp. 595-597.

Schwartz M.W. e Porte D., «Diabetes, obesity, and the brain», *Science* 307 (2005), pp. 375-379.

Sears B., *The Zone*, Regan Books, New York 1995 (trad. it. *Come raggiungere la Zona*, Sperling & Kupfer, Milano 2000).

Silha J.V., Krsek M., Skrha J.V., Sucharda P., Nyomba B.L. e Murphy L.J., «Plasma resistin, adiponectin and leptin levels in lean and obese subjects: correlations with insulin resistance», *European Journal of Endocrinology* 149 (2003), pp. 331-335.

Small C.J. e Bloom S.R., «Gut hormones and the control of appetite», *Trends in Endocrinology and Metabolism* 15 (2004), pp. 259-263.

Taubes G., *Good Calories, Bad Calories*, Alfred Knopf, New York 2007.

Ukkola O., «Peripheral regulation of food intake: new insights», *Journal of Endocrinological Investigation* 27 (2004), pp. 96-98.

van den Hoek A.M., Teusink B., Voshol P.J., Havekes L.M., Romijin J.A. e Pijl H., «Leptin deficiency per se dictates body composition and insulin action in ob/ob mice», *Journal of Neuroendocrinology* 20 (2008), pp. 120-127.

Wardle J., Carnell S., Haworth C.M.A. e Plomin R., «Evidence for a strong genetic influence on childhood adiposity despite the force of the obeseogeneic environment», *American Journal of Clinical Nutrition* 87 (2008), pp. 398-404.

Yeaman S.J., «Hormone-sensitive lipase – New roles for an old enzyme», *Biochemical Journal* 379 (2004), pp. 11-22.

Yudkin J.S., «Inflammation, obesity, and the metabolic syndrome», *Hormone and Metabolic Research* 39 (2007), pp. 707-709.

5 - Il grasso buono può proteggervi

Baylin A. e Campos H., «Arachidonic acid in adipose tissue is associated with nonfatal acute myocardial infarction in the central valley of Costa Rica», *Journal of Nutrition* 134 (2004), pp. 3095-3099.

Belanger M.C., Dewailly E., Berthiaume L., Noel M., Bergeron J., Mirault M.E. e Julien P., «Dietary contaminants and oxidative stress in Inuit of Nunavik», *Metabolism* 55 (2006), pp. 989-995.

Bluher M., Engeli S., Kloting N., Berndt J., Fasshauer M., Batkai S., Pacher P., Schon M.R., Jordan J. e Stumvoll M., «Dysregulation of the peripheral and adipose tissue endo-cannabinoid system in human abdominal obesity», *Diabetes* 55 (2006), pp. 3053-3060.

Booth G.L., Kapral M.K., Fung K. e Tu J.V., «Relation between age and cardiovascular disease in men and women with diabetes compared with non-diabetic people: a population-based retrospective cohort study», *Lancet* 368 (2006), pp. 29-36.

Brochu M., Tchernof A., Dionne I.J., Sites C.K., Eltabbakh G.H., Sims E.A. e Poehlman E.T., «What are the physical characteristics associated with a normal metabolic profile despite a high level of obesity in postmenopausal women», *Journal of Clinical Endocrinology and Metabolism* 86 (2001), pp. 1020-1025.

Campos P., *The Obesity Myth*, Gotham Books, New York 2004.

Flegal K.M., Graubard B.I., Williamson D.F. e Gail M.H., «Excess deaths associated with underweight, overweight, and obesity», *JAMA* 293 (2005), pp. 1861-1867.

—, «Cause-specific excess deaths associated with underweight, overweight, and obesity», *JAMA* 298 (2007), pp. 2028-2037.

Fonarow G.C., Srikanthan P., Costanzo M.R., Cintron G.B. e Lopatin M., «An obesity paradox in acute heart failure: analysis of body mass index and in hospital mortality for 108,927 patients in the Acute Decompensated Heart Failure National Registry», *American Heart Journal* 153 (2007), pp. 74-81.

Fontana L., Meyer T.E., Klein S. e Holloszy J.O., «Long-term calorie restriction is highly effective in reducing the risk for atherosclerosis in humans», *Proceedings of the National Academy of Sciences (USA)* 101 (2004), pp. 6659-6663.

Iacobellis G., Ribaudo M.C., Zappaterreno A., Iannucci C.V. e Leonetti F., «Prevalence of uncomplicated obesity in an Italian obese population», *Obesity* 13 (2005), pp. 1116-1122.

Karelis A.D., Brochu M. e Rabasa-Lhoret R., «Can we identify metabolically healthy but obese individuals (MHO)?», *Diabetes and Metabolism* 30 (2004), pp. 569-572.

Karelis A.D., Faraj M., Bastard J.P., St-Pierre D.H., Brochu M., Prud'homme D. e Rabasa-Lhoret R., «The metabolically healthy but obese individual presents a favorable inflammation profile», *Journal of Clinical Endocrinology and Metabolism* 90 (2005), pp. 4145-4150.

Kark J.D., Kaufmann N.A., Binka F., Goldberger N. e Berry E.M., «Adipose tissue n-6 fatty acids and acute myocardial infarction in a population consuming a diet high in polyunsaturated fatty acids», *American Journal of Clinical Nutrition* 77 (2003), pp. 796-802.

Knutson K.L., Spiegel K., Penev P. e Van Cauter E., «The metabolic consequences of sleep deprivation», *Sleep Medicine Reviews* 11 (2007), pp. 163-178.

Kolata G., *Rethinking Thin*, Farrar, Straus, and Giroux, New York 2006.

Lecka-Czernik B., Moerman E.J., Grant D.F., Lehmann J.M., Manolagas S.C. e Jilka R.L., «Divergent effects of selective peroxisome proliferator-activated receptor-gamma 2 ligands on adipocyte versus osteoblast differentiation», *Endocrinology* 143 (2002), pp. 2376-2384.

Lee W.J., Huang M.T., Wang W., Lin C.M., Chen T.C. e Lai I.R., «Effects of obesity surgery on the metabolic syndrome», *Archives of Surgery* 139 (2004), pp. 1088-1092.

Massiera F., Saint-Marc P., Seydoux J., Murata T., Kobayashi T., Narumiya S., Guesnet P., Amri E.Z., Negrel R. e Ailhaud G., «Arachidonic acid and prostacyclin signaling promote adipose tissue development: a human health concern», *Journal of Lipid Research* 44 (2003), pp. 271-279.

Mazid M.A., Chowdhury A.A., Nagao K., Nishimura K., Jisaka M., Nagaya T. e Yokota K. 'Endogenous 15-deoxy-delta(12, 14)-prostaglandin J(2) synthesized by adipocytes uring maturation phase contributes to up regulation of fat storage», *FEBS Letters* 580 (2006), pp. 6885-6890.

Oliver J.E., *Fat Politics*, Oxford University Press, New York 2006.

Petreas M., Smith D., Hurley S., Jeffrey S.S., Gilliss D. e Reynolds P., «Distribution of persistent, lipid-soluble chemicals in breast and abdominal adipose tissues: lessons learned from a breast cancer study», *Cancer Epidemiology Biomarkers and Prevention* 13 (2004), pp. 416-424.

Phelan S., Wyatt H.R., Hill J.O. e Wing R.R., «Are the eating and exercise habits of successful weight losers changing», *Obesity* 14 (2006), pp. 710-716.

Robertson R.P. e Harmon J.S., «Diabetes, glucose toxicity, and oxidative stress: A case of double jeopardy for the pancreatic islet beta cell», *Free Radical Biology and Medicine* 41 (2006), pp. 177-184.

Romero-Corral A., Montori V.M., Somers V.K., Korinek J., Thomas R.J., Allison T.G., Mookadam F. e Lopez-Jimenez F., «Association of bodyweight with total mortality and with cardiovascular events in coronary artery disease: a systematic review of cohort studies», *Lancet* 368 (2006), pp. 666-678.

Savva S.C., Chadjigeorgiou C., Hatzis C., Kyriakakis M., Tsimbinos G., Tornaritis M. e Kafatos A., «Association of adipose tissue arachidonic acid content with BMI and overweight status in children from Cyprus and Crete», *British Journal of Nutrition* 91 (2004), pp. 643-649.

Sears B., *The Anti-Aging Zone*, Regan Books, New York 1999 (trad. it. *La zona anti-età*, Sperling & Kupfer, Milano 2001).

Seyberth H.W., Oelz O., Kennedy T., Sweetman B.J., Danon A., Frolich J.C., Heimberg M. e Oates J.A., «Increased arachidonate in lipids after administration to man: effects on prostaglandin biosynthesis», *Clinical Pharmacology and Therapeutics* 18 (1975), pp. 521-529.

Silver M.J., Hoch W., Kocsis J.J., Ingerman C.M. e Smith J.B., «Arachidonic acid causes sudden death in rabbits», *Science* 183 (1974), pp. 1085-1087.

Spiegel K., Leproult R. e Van Cauter E., «Impact of sleep debt on metabolic and endocrine function», *Lancet* 354 (1999), pp. 1435-1439.

Unger R.H., «Lipotoxic diseases», *Annual Review of Medicine* 53 (2002), pp. 319-336.

—, «Longevity, lipotoxicity and leptin: the adipocyte defense against feasting and famine», *Biochimie* 87 (2005), pp. 57-64.

Williams E.S., Baylin A. e Campos H., «Adipose tissue arachidonic acid and metabolic syndrome in Costa Rican adults», *Clinical Nutrition* 26 (2007), pp. 474-482.

Wing R.R. e Hill J.O., «Successful weight loss maintenance», *Annual Review Nutrition* 21 (2001), pp. 323-341.

6 - Il grasso tossico maligno

Aldamiz-Echevarria L., Prieto J.A., Andrade F., Elorz J., Sanjurjo P. e Rodriguez Soriano J., «Arachidonic acid content in adipose tissue is associated with insulin resistance in healthy children», *Journal of Pediatric Gastroenterology and Nutrition* 44 (2007), pp. 77-83.

Baylin A. e Campos H., «Arachidonic acid in adipose tissue is associated with nonfatal acute myocardial infarction in the central valley of Costa Rica», *Journal of Nutrition* 134 (2004), pp. 3095-3099.

Chevrier J., Dewailly E., Ayotte P., Mauriege P., Despres J.P. e Tremblay A., «Body weight loss increases plasma and adipose tissue concentrations of potentially toxic pollutants in obese individuals», *International Journal of Obesity and Related Metabolic Disorders* 24 (2000), pp. 1272-1278.

Cinti S., Mitchell G., Barbatelli G., Murano I., Ceresi E., Faloia E., Wang S., Fortier M., Greenberg A.S. e Obin M.S., «Adipocyte death defines macrophage localization and function in adipose tissue of obese mice and humans», *Journal of Lipid Research* 46 (2005), pp. 2347-2355.

Fox C.S., Pencina M.J., Meigs J.B., Vasan R.S., Levitzky Y.S. e D'Agostino R.B., «Trends in the incidence of type 2 diabetes mellitus from the 1970s to the 1990s: The Framingham Heart Study», *Circulation* 113 (2006), pp. 2914-2918.

Huber J., Loffler M., Bilban M., Reimers M., Kadl A., Todoric J., Zeyda M., Geyeregger R., Schreiner M., Weichhart T., Leitinger N., Waldhausl W. e Stulnig T.M., «Prevention of high-fat diet-induced adipose tissue remodeling in obese diabetic mice by n-3 polyunsaturated fatty acids», *International Journal of Obesity* 31 (2007), pp. 1004-1013.

Hue O., Marcotte J., Berrigan F., Simoneau M., Dore J., Marceau P., Marceau P., Tremblay A. e Teasdale N., «Increased plasma levels of toxic pollutants accompanying weight loss induced by hypocaloric diet or by bariatric surgery», *Obesity Surgery* 16 (2006), pp. 1145-1154.

Lelliott C. e Vidal-Puig A.J., «Lipotoxcity, an imbalance between lipogenesis de novo and fatty acid oxidation», *International Journal of Obesity and Related Metabolic Disorders* 28 Suppl 4 (2004), pp. S22-28.

Mazid M.A., Chowdhury A.A., Nagao K., Nishimura K., Jisaka M., Nagaya T. e Yokota K., «Endogenous 15-deoxy-delta(12, 14)-prostaglandin J(2) synthesized by adipocytes during maturation phase contributes to upregulation of fat storage», *FEBS Letters* 580 (2006), pp. 6885-6890.

McLaughlin T., Sherman A., Tsao P., Gonzalez O., Yee G., Lamendola C., Reaven G.M. e Cushman S.W., «Enhanced proportion of small adipose cells in insulin-resistant vs insulin-sensitive obese individuals implicates impaired adipogenesis», *Diabetologia* 50 (2007), pp. 1707-1715.

Pelletier C., Doucet E., Imbeault P. e Tremblay A., «Associations between weight loss-induced changes in plasma organochlorine concentrations, serum T(3) concentration, and resting metabolic rate», *Toxicology Sciences* 67 (2002), pp. 46-51.

Petersen K.F. e Shulman G.I., «New insights into the pathogenesis of insulin resistance in humans using magnetic resonance spectroscopy», *Obesity* 14 (2006), pp. 34S-40S.

Phinney S.D., Davis P.G., Johnson S.B. e Holman R.T., «Obesity and weight loss alter serum polyunsaturated lipids in humans», *American Journal of Clinical Nutrition* 53 (1991), pp. 831-838.

Pompeia C., Freitas J.J., Kim J.S., Zyngier S.B. e Curi R., «Arachidonic acid cytotoxicity in leukocytes: implications of oxidative stress and eicosanoid synthesis», *Biology of the Cell* 94 (2002), pp. 251-265.

Pompeia C., Lima T. e Curi R., «Arachidonic acid cytotoxicity: can arachidonic acid be a physiological mediator of cell death», *Cell Biochemistry and Function* 21 (2003), pp. 97-104.

Raz I., Edor R., Cernea S. e Shafrir E., «Diabetes: insulin resistance and derangements in lipid metabolism. Cure through intervention in fat transport and storage», *Diabetes/Metabolism Research and Reviews* 21 (2005), pp. 3-14.

Rzehak P., Meisinger C., Woelke G., Brasche S., Strube G. e Heinrich J., «Weight change, weight cycling and mortality in the ERFORT Male Cohort Study», *European Journal of Epidemiology* 22 (2007), pp. 665-673.

Savva S.C., Chadjigeorgiou C., Hatzis C., Kyriakakis M., Tsimbinos G., Tornaritis M. e Kafatos A., «Association of adipose tissue arachidonic acid content with BMI and overweight status in children from Cyprus and Crete», *British Journal of Nutrition* 91 (2004), pp. 643-649.

Shin M.J., Hyun Y.J., Kim O.Y., Kim J.Y., Jang Y. e Lee J., H., «Weight loss effect on inflammation and LDL oxidation in metabolically healthy but obese (MHO) individuals: low inflammation and LDL oxidation in MHO women», *International Journal of Obesity* 30 (2006), pp. 1529-1534.

Sinha D., Addya S., Murer E. e Boden G., «15-deoxy-delta(12, 14) prostaglandin J2: A putative endogenous promoter of adipogenesis suppresses the ob gene», *Metabolism* 48 (1999), pp. 786-791.

Strissel K.J., Stancheva Z., Miyoshi H., Perfield J.W., De, Furia J., Jick Z., Greenberg A.S. e Obin M.S., «Adipocyte death, adipose tissue remodeling, and obesity complications», *Diabetes* 56 (2007), pp. 2910-2918.

Taubes G., *Good Calories, Bad Calories*, Alfred Knopf, New York 2007.

Todoric J., Löffler M., Huber J., Bilban M., Reimers M., Kadl A., Zeyda M., Waldhausl W. e Stulnig T.M., «Adipose tissue inflammation induced by high-fat diet in obese diabetic mice is prevented by n-3 polyunsaturated fatty acids», *Diabetologia* 49 (2006), pp. 2109-2119.

Unger R.H., «Longevity, lipotoxicity and leptin: the adipocyte defense against feasting and famine», *Biochimie* 87 (2005), pp. 57-64.

—, «Weapons of lean body mass destruction: the role of ectopic lipids in the metabolic syndrome», *Endocrinology* 144 (2003), pp. 5159-5165.

Unger R.H. e Zhou Y.T., «Lipotoxicity of beta-cells in obesity and in other causes of fatty acid spillover», *Diabetes* 50 (2001), pp. S 118-121.

Williams E.S., Baylin A. e Campos H., «Adipose tissue arachidonic acid and the metabolic syndrome in Costa Rican adults», *Clinical Nutrition* 26 (2007), pp. 474-482.

7 - Siete affetti da sindrome del grasso tossico?

Boizel R., Behhamou P.Y., Lardy B., Laporte F., Foulon T. e Halimi S., «Ratio of triglycerides to HDL cholesterol is an indicator of LDL particle size in patients with type 2 diabetes and normal HDL cholesterol levels», *Diabetes Care* 23 (2000), pp. 1679-1685.

Campbell B., Badrick T., Flatman R. e Kanowshi D., «Limited clinical utility of high-sensitivity plasma C-reactive protein assays», *Annals of Clinical Biochemistry* 39 (2002), pp. 85-88.

Campbell B., Flatman R., Badrick T. e Kanowshi D., «Problems with high-sensitivity C-reactive protein», *Clinical Chemistry* 49 (2003), p. 201.

Crijns S.A., Frummer R.J., Wichers M., Lousberg R., Clis S. e Honig A., «Altered omega-3 polyunsaturated fatty acid status in depressed post-myocardial infarction patients», *Acta Psychiatrica Scandinavica* 115 (2007), pp. 35-40.

Danesh J., Wheeler J.G., Hirschfield G.M., Eiriksdottir G., Remley A., Lowe G.D., Pepys M.B. e Gudnason J., «C-reactive protein and other circulating markers of inflammation in the prediction of coronary heart disease», *New England Journal of Medicine* 350 (2004), pp. 1387-1397.

Harris J.I., Hibbeln J.R., Mackey R.H. e Muldoon M.F., «Statin treatment alters serum j n-3 and n-6 fatty acids in hypercholesterolemic patients», *Prostaglandins, Leukotrienes I and Essential Fatty Acids* 71 (2004), pp. 263-269.

Iso H., Sato S., Falsm A.R., Shimamoto T., Terao A., Munger R.G., Kitamure A., Konishi M., j Iida M. e Komachi Y., «Serum fatty acids and fish intake in rural Japanese, urban Japanese, Japanese American and Caucasian American men», *International Journal of Epidemiology* 18 (1989), pp. 374-381.

Jeppesen J., Hein H.O., Suadicani P. e Gyntelberg F., «Low triglycerides-high high-density lipoprotein cholesterol and risk of ischemic heart disease», *Archives of Internal Medicine* 161 (2001), pp. 361-366.

Kagawa Y., Nishizawa M., Suzuki M., Miyatake T., Hamamoto T., Goto K., Motonaga E., Izumikawa H., Hirata H. e Ebihara A., «Eicosapolyenoic acid of serum lipids of Japanese islanders with low incidence of cardiovascular diseases», *Journal of Nutritional Science and Vitaminology* 28 (1982), pp. 441-453.

Lamarche B., Tchernot A., Mauriege P., Cantin B., Gagenais G.R., Lupien P.J. e Despres J.P., «Fasting insulin and apolipoprotein B levels and low-density particle size as risk factors for ischemic heart disease», *JAMA* 279 (1998), pp. 1955-1961.

McLaughlin T., Abbasi F., Cheal K., Chu J., Lamendola C. e Reaven G., «Use of metabolic markers to identify overweight individuals who are insulin resistant», *Annals of Internal Medicine* 139 (2003), pp. 802-809.

McLaughlin T., Reaven G., Abbasi F., Lamendola C., Saad M., Waters D., Simon J. e Krauss R.M., «Is there a simple way to identify insulin-resistant individuals at increased risk of cardiovascular disease», *American Journal of Cardiology* 96 (2005), pp. 399-404.

Nesto R.W., «Beyond low-density lipoprotein: addressing the atherogenic lipid triad in type 2 diabetes mellitus and the metabolic syndrome», *American Journal of Cardiovascular Drugs* 5 (2005), pp. 379-387.

Pedersen H.S., Muvad G., Sedelin K.N., Malcom G.T. e Boudreau D.A., «N-3 fatty acids as a risk factor for hemorrhagic stroke», *Lancet* 353 (1999), pp. 812-813.

Sandau C.D., Ayotte P., Dewailly E., Duffe J. e Norstrom R.J., «Analysis of hydroxylated metabolites of PCBs (OH-PCBs) and other chlorinated phenolic compounds in whole blood from Canadian Inuit», *Environmental Health Perspectives* 108 (2000), pp. 611-616.

Sears B., *The Zone*, Regan Books, New York 1995 (trad. it. *Come raggiungere la Zona*, Sperling & Kupfer, Milano 2000).

—, *The Anti-Aging Zone*, Regan Books, New York 1999 (trad. it. *La zona anti-età*, Sperling & Kupfer, Milano 2001).

—, *The Omega Rx Zone*, Regan Books, New York 2002 (trad. it. *La Zona Omega 3Rx*, Sperling & Kupfer, Milano 2003).

—, *The Anti-Inflammation Zone*, Regan Books, New York 2005 (trad. it. *Prevenire con la Zona*, Sperling & Kupfer, Milano 2006).

Tall A.R., «C-reactive protein reassessed», *New England Journal of Medicine* 350 (2004), pp. 1450-1452.

Yamada T., Strong J.F., Ishii T., Ueno T., Koyama M., Wagayama H., Shimizu A., Sakai T., Malcom G.T. e Guzman M.A., «Atherosclerosis and omega-3 fatty acids in the populations of a fishing village and a farming village in Japan», *Atherosclerosis* 153 (2000), pp. 469-481.

Yeni-Komshian H., Caratoni M., Abbasi F. e Reaven G.M., «Relationship between several surrogate estimates of insulin resistance and quantification of insulin-mediated glucose disposal in 490 healthy nondiabetic volunteers», *Diabetes Care* 23 (2000), pp. 171-175.

Yokoyama M., Origasa H., Matsuzaki M., Matsuzawa Y., Saito Y., Ishikawa Y., Oikawa S., Sasaki J., Hishida H., Itakura H., Kita T., Kitabatake A., Nakaya N., Sakata T., Shimada K. e Shirato K., «Effects of eicosapentaenoic acid on major coronary events in hyper-cholesterolaemic patients (JELIS): a randomized open-label, blinded endpoint analysis», *Lancet* 369 (2007), pp. 1090-1098.

8 - La dieta Zona: la prima difesa nella lotta contro il grasso tossico

Agus M.S., Swain J.F., Larson C.L., Eckert E.A. e Ludwig D.S., «Dietary composition and physiologic adaptations to energy restriction», *American Journal of Clinical Nutrition* 71 (2000), pp. 901-907.

Ambring A., Johansson M., Axelsen M., Gan L., Strandvik B. e Friberg P., «Mediterranean-inspired diet lowers the ratio of serum phospholipids n-6 to n-3 fatty acids, the number ofleukocytes and platelets, and vascular endothelial growth factor in healthy subjects», *American Journal of Clinical Nutrition* 83 (2006), pp. 575-581.

Bell S.J. e Sears B., «Low glycemic load diets: impact on obesity and chronic diseases», *Critical Reviews in Food Science and Nutrition* 43 (2003), pp. 357-377.

—, «A proposal for a new national diet: a low glycemic load diet with a unique macronutrient composition», *Metabolic Syndrome and Related Disorders* 1 (2003), pp. 199-208.

Brenner R.R., «Hormonal modulation of delta-6- and delta-5-desaturases: case of diabetes», *Prostaglandins, Leukotrienes and Essential Fatty Acids* 68 (2003), pp. 151-162.

—, «Nutrition and hormonal factors influencing desaturation of essential fatty acids», *Progress in Lipid Research* 20 (1982), pp. 41-48.

Collier G. e Johnson D.R., «The paradox of satiation», *Physiology and Behavior* 82 (2004), pp. 149-153.

Dumesnil J.G., Turgeon J., Tremblay A., Poirier P., Gilbert M., Gagnon L., St-

Pierre S., Garneau C., Lemieux I., Pascot A., Bergeron J. e Despres J.P., «Effect of a low-glycaemic index – low-fat-high protein diet on the atherogenic metabolic risk profile of abdominally obese men», *British Journal of Nutrition* 86 (2001), pp. 557-568.

Eaton S.B. e Konner M.J., «Paleolithic nutrition», *New England Journal of Medicine* 312 (1985), pp. 283-289.

Eaton S.B., Shostak M. e Konner M., *The Paleolithic Prescription*, Harper and Row, New York 1988.

Ebbeling C.B., Leidig M.M., Feldman H.A., Lovesky M.M. e Ludwig D.S., «Effects of a low-glycemic load vs. low-fat diet in obese young adults: a randomized tria1», *JAMA* 297 (2007), pp. 2092-2102.

el Boustani S., Gausse J.E., Descomps B., Monnier L., Mendy F. e Crastes de Paulet A., «Direct in vivo characterization of the delta-5-desaturase activity in humans by deu-terium labeling: effect of insulin», *Journal of Clinical Endocrinology and Metabolism* 38 (1989), pp. 315-321.

Fontana L., Meyer T.E., Klein S. e Holloszy J.O., «Long-term calorie restriction is highly effective in reducing the risk for atherosclerosis in humans», *Proceedings of the National Academy of Sciences (USA)* 101 (2004), pp. 6659-6663.

Fontani G., Corradeschi F., Felici A., Alfatti F., Bugarini R., Fiaschi A.I., Cerretani D., Montorfano G., Rizzo A.M. e Berra B., «Blood profiles, body fat and mood state in healthy subjects on different diets supplemented with omega-3 polyunsaturated fatty acids», *European Journal of Clinical Investigation* 35 (2005), pp. 499-507.

Foster G.D., Wyatt H.R., Hill J.O., McGuckin B.G., Brill C., Mohammed B.S., Szapary P.O., Rader D.J., Edman J.S. e Klein S., «A randomized trial of a low-carbohydrate diet for obesity», *New England Journal of Medicine* 22 (2003), pp. 2082-2090.

Gannon M.C., Nuttall F.Q., Saeed A., Jordan K. e Hoover H., «An increase in dietary protein improves the blood glucose response in persons with type 2 diabetes», *American Journal of Clinical Nutrition* 78 (2003), pp. 734-741.

Jenkins D.J., Wolever T.M., Taylor R.H., Barker H., Fielden H., Baldwin J.M., Bowling A.C., Newman H.C., Jenkins A.L. e Goff D.V., «Glycemic index of foods: a physiological basis for carbohydrate exchange», *American Journal of Clinical Nutrition* 34 (1981), pp. 362-366.

Johnston C.S., Day C.S. e Swan P.D., «Postprandial thermogenesis is increased 100% on a high-protein, low-fat diet versus a high-carbohydrate, low-fat diet in healthy, young women», *Journal of the American College of Nutrition* 21 (2002), pp. 55-61.

Johnston C.S., Tjonn S.L. e Swan P.D., «High-protein, low-fat diets are effective for weight loss and favorably alter biomarkers in healthy adults», *Journal of Nutrition* 134 (2004), pp. 586-591.

Johnston C.S., Tjonn S.L., Swan P.D., White A., Hutchins H. e Sears B., «Ketogenic low-carbohydrate diets have no metabolic advantage over nonketogenic low-carbohydrate diets», *American Journal of Clinical Nutrition* 83 (2006), pp. 1055-1061.

Joslin Diabetes Research Center Dietary Guidelines, www.joslin.org/Files/Nutrition_Guideline_Graded. pdf.

Layman D.K., Shiue H., Sather C., Erickson D.J. e Baum J., «Increased dietary protein modifies glucose and insulin homeostasis in adult women during weight loss», *Journal of Nutrition* 133 (2003), pp. 405-410.

Layman D.K., Boileau R.A., Erickson D.J., Painter J.E., Shiue H., Sather C. e Christou D.O., «A reduced ratio of dietary carbohydrate to protein improves body composition and blood lipid profiles during weight loss in adult women», *Journal of Nutrition* 133 (2003), pp. 411-417.

Liu S., Manson J.E., Stampfer M.J., Holmes M.D., Hu F.B., Hankinson S.E. e Willett W.C., «Dietary glycemic load assessed by food-frequency questionnaire in relation to plasma high-density-lipoprotein cholesterol and fasting plasma triacylglycerols in postmenopausal women», *American Journal of Clinical Nutrition* 73 (2001), pp. 560-566.

Liu S., Manson J.E., Buring J.E., Stampfer M.J., Willett W.C. e Ridker P.M., «Relation between a diet with a high glycemic load and plasma concentrations of high-sensitivity C-reactive protein in middle-aged women», *American Journal of Clinical Nutrition* 75 (2002), pp. 492-498.

Liu S., Willett W.C., Stampfer M.J., Hu F.B., Franz M., Sampson L., Hennekens C.H. e Manson J.E., «A prospective study of dietary glycemic load, carbohydrate intake, and risk of coronary heart disease in U.S. women», *American Journal of Clinical Nutrition* 71 (2002), pp. 1455-1461.

Ludwig D.S., Majzoub J.A., Al-Zahrani A., Dallal G.E., Blanco I., Roberts S.B., Agus M.S., Swain J.F., Larson C.L. e Eckert E.A., «Dietary high glycemic index foods, overeating, and obesity», *Pediatrics* 103 (1999), p. E26.

Markovic T.P., Campbell L.V., Balasubramanian S., Jenkins A.B., Fleury A.C., Simons L.A. e Chisholm D.J., «Beneficial effect on average lipid levels from energy restriction and fat loss in obese individuals with or without type 2 diabetes», *Diabetes Care* 21 (1998), pp. 695-700.

Markovic T.P., Jenkins A.B., Campbell L.V., Fuder S.M., Kraegen E.W. e Chisholm D.J., «The determinants of glycemic responses to diet restriction and weight loss in obesity and NIDDM», *Diabetes Care* 21 (1998), pp. 687-694.

McCullough M.L., Feskanich D., Rimm E.B., Giovannucci E.L., Ascherio A., Variyam I.N., Spegelman D., Stampfer M.J. e Willett W.C., «Adherence to the dietary guidelines for Americans and the risk of major chronic disease in men», *American Journal of Clinical Nutrition* 72 (2000), pp. 1223-1231.

McCullough M.L., Feskanich D., Stampfer M.J., Rosner B.A., Hu F.B., Hunter D.J., Variyam I.N., Colditz G.A. e Willett W.C., «Adherence to the dietary guidelines for Americans and risk of major chronic disease in women», *American Journal of Clinical Nutrition* 72 (2000), pp. 1214-1222.

Mitrou P.N., Kipnis V., Thiebaut A.C., Reedy J., Subar A.F., Wirfalt E., Flood A., Mouw T., Hollenbeck A.R., Leitzmann M.F. e Schatzkin A., «Mediterranean dietary pattern and prediction of all-cause mortality in a U.S. population: results from the

NIH-AARP Diet and Health Study», *Archives of Internal Medicine* 167 (2007), pp. 2461-2468.

Murphy K.G. e Bloom S.R., «Gut hormones and the regulation of energy homeostasis», *Nature* 444 (2006), pp. 854-859.

Naslund E. e Hellstrom P.M., «Appetite signaling: from gut peptides and enteric nerves to brain», *Physiology and Behavior* 92 (2007), pp. 256-262.

Nuttall F.Q., Gannon M.C., Saeed A., Jordan K. e Hoover H., «The metabolic response of subjects with type 2 diabetes to a high-protein, weight-maintenance diet», *Journal of Clinical Endocrinology and Metabolism* 88 (2003), pp. 3577-3583.

Osei-Hyiaman D., Harvey-White J., Batkai S. e Kunos G., «The role of the endocannabinoid system in the control of energy homeostasis», *International Journal of Obesity* 30 (2006), pp. S33-38.

Pagotto U. e Pasquali R., «Fighting obesity and associated risk factors by antagonizing cannabinoid type 1 receptors», *Lancet* 365 (2005), pp. 1363-1364.

Pagotto U., Marsicano G., Cota D., Lutz B. e Pasquali R., «The emerging role of the endocannabinoid system in endocrine regulation and energy balance», *Endocrine Reviews* 27 (2006), pp. 73-100.

Pelikonova T., Kohout M., Base J., Stéfka Z., Kovar L., Kerdova L. e Valek J., «Effect of acute hyperinsulinemia on fatty acid composition of serum lipid in non-insulin dependent diabetics and healthy men», *Clinica Chimica Acta* 203 (1991), pp. 329-337.

Pereira M.A., Swain J., Goldfine A.B., Rifai N. e Ludwig D.S., «Effects of a low-glycemic load diet on resting energy expenditure and heart disease risk factors during weight loss», *JAMA* 292 (2004), pp. 2482-2490.

Pittas A.G., Roberts S.B., Das S.K., Gilhooly C.H., Saltzman E., Golden J., Stark P.C. e Greenberg A.S., «The effects of the dietary glycemic load on type 2 diabetes risk factors during weight loss», *Obesity* 14 (2006), pp. 2200-2209.

Pittas A.G., Das S.K., Hajduk C.L., Golden J., Saltzman E., Stark P.C., Greenberg A.S. e Roberts S.B., «A low-glycemic load diet facilitates greater weight loss in overweight adults with high insulin secretion but not in overweight adults with low insulin secretion in the CALERIE Trial», *Diabetes Care* 28 (2005), pp. 2939-2941.

Sears B., *The Zone*, Regan Books, New York 1995 (trad. it. *Come raggiungere la Zona*, Sperling & Kupfer, Milano 2000).

—, *Mastering the Zone*, Regan Books, New York 1997 (trad. it. *La Zona: la nuova alimentazione*, Sperling & Kupfer, Milano 2004).

—, *Zone Perfect Meals*, Regan Books, New York 1998.

—, *The Omega Rx Zone*, Regan Books, New York 2002 (trad. it. *La Zona Omega 3Rx*, Sperling & Kupfer, Milano 2003).

—, *The Anti-Inflammation Zone*, Regan Books, New York 2005 (trad. it. *Prevenire con la Zona*, Sperling & Kupfer, Milano 2006).

Sears B. e Bell S.J., «The Zone Diet, an anti-inflammatory, low glycemic-load diet», *Metabolic Syndrome and Related Disorders* 2 (2004), pp. 24-38.

Sears B. e Sears L., *Zone Meals in Seconds*, Regan Books, New York 2001.

Silver M.J., Hoch W., Kocsis J.J., Ingerman C.M. e Smith J.B., «Arachidonic acid causes sudden death in rabbits», *Science* 183 (1974), pp. 1085-1087.

Skov A.R., Toubro S., Ronn B., Holm L. e Astrup A., «Randomized trial on protein vs carbohydrate in ad libitum fat reduced diet for the treatment of obesity», *International Journal of Obesity and Related Metabolic Disorders* 23 (1999), pp. 528-536.

Unger R.H., «Glucagon and the insulin-glucagon ratio in diabetes and other catabolic illnesses», *Diabetes* 20 (1971), pp. 834-838.

Unger R.H. e Lefebvre P.J., *Glucagon: Molecular Physiology, Clinical and Therapeutic Implications*, Pergamon Press, Oxford 1972.

Wolfe B.M. e Piche L.A., «Replacement of carbohydrate by protein in a conventional-fat diet reduces cholesterol and triglyceride concentrations in healthy normolipidemic subjects», *Clinical and Investigative Medicine* 22 (1999), pp. 140-148.

9 - L'olio di pesce: la seconda difesa nella lotta contro il grasso tossico

Arisawa K., Matsummura T., Tohyama C., Saito, Satoh H., Hagai M., Morita M. e Suzuki T., «Fish intake, plasma omega-3 polyunsaturated fatty acids, and poly-chlorinated debenzo-p-dioxins/polychlorinated dibenzo-furans and co-planar polychlorinated biphenyls in the blood of the Japanese population», *International Archives of Occupational and Environmental Health* 76 (2003), pp. 205-215.

Chavali S.R. e Forse R.A., «Decreased production of interleukin-6 and prostaglandin E2 associated with inhibition of delta-5 desaturation of omega-6 fatty acids in mice fed safflower oil diets supplemented with sesamol», *Prostaglandins, Leukotrienes and Essential Fatty Acids* 61 (1999), pp. 347-352.

Iso H., Sato S., Falsm A.R., Shimamoto T., Terao A., Munger R.G., Kitamure A., Konishi M., Iida M. e Komachi Y., «Serum fatty acids and fish intake in rural Japanese, urban Japanese, Japanese American and Caucasian American men», *International Journal of Epidemiology* 18 (1989), pp. 374-381.

Jeng K.C.G. e Hou R.C.W., «Sesamin and sesamolin: Nature's therapeutic lignans», *Current Enzyme Inhibition* 1 (2005), pp. 11-20.

Kagawa Y., Nishizawa M., Suzuki M., Miyatake T., Hamamoto T., Goto K., Motonaga E., Izumikawa H., Hirata H. e Ebihara A., «Eicosapolyenoic acid of serum lipids of Japanese islanders with low incidence of cardiovascular diseases», *Journal of Nutritional Science and Vitaminology* 28 (1982), pp. 441-453.

Laidlaw M. e Holub B.J., «Effects of supplementation with fish oil-derived n-3 fatty acids and gamma-linolenic acid on circulating plasma lipids and fatty acid profiles in women», *American Journal of Clinical Nutrition* 77 (2003), pp. 37-42.

Nakamura T., Azuma A., Kuribayashi T., Sugihara H., Okuda S. e Nakagawa M., «Serum fatty acid levels, dietary style and coronary heart in three neighbouring areas in Japan», *British Journal of Nutrition* 89 (2003), pp. 267-272.

Pedesen H.S., Mulvad G., Seidelin K.N., Malcom G.T. e Doudreau D.A., «N-3 fatty acids as a risk marker for haemorrhagic stroke», *Lancet* 353 (1999), pp. 812-813.

Phinney S., «Potential risk of prolonged gamma-linolenic acid use», *Annals of Internal Medicine* 120 (1994), p. 692.

Sears B., *The Zone*, Regan Books, New York 1995 (trad. it. *Come raggiungere la Zona*, Sperling & Kupfer, Milano 2000).

—, *The Omega Rx Zone*, Regan Books, New York 2002 (trad. it. *La Zona Omega 3Rx*, Sperling & Kupfer, Milano 2003).

—, *The Anti-Inflammation Zone*, Regan Books, New York 2005 (trad. it. *Prevenire con la Zona*, Sperling & Kupfer, Milano 2006).

Shimizu S., Akimoto K., Shinmen Y., Kawashima H., Sugano M. e Yamada H., «Sesamin is a potent and specific inhibitor of delta-5-desaturase in polyunsaturated fatty acid biosynthesis», *Lipids* 26 (1991), pp. 512-516.

Sorgi P.J., Hallowell E.M., Hutchins H.L. e Sears B., «Effects of an open-label pilot study with high-dose EPA/DHA concentrates on plasma phospholipids and behavior in children with attention deficit hyperactivity disorder», *Nutrition J* 6 (2007), p. 16.

Yamada T., Strong J.P., Ishii T., Veno T., Koyama M., Wagayama H., Shimizu A., Sakai T., Malcom G.T. e Guzman M.A., «Atherosclerosis and Omega-3 fatty acids in the populations of fishing village and a farming village in Japan», *Atherosclerosis* 153 (2000), pp. 469-481.

Yokoyama M., Origasa H., Matsuzaki M., Matsuzawa Y., Saito Y., Ishikawa Y., Oikawa S., Sasaki J., Hishida H., Itakura H., Kita T., Kitabatake A., Nakaya N., Sakata T., Shimada K. e Shirato K., «Effects of eicosapentaenoic acid on major coronary events in hyper-cholesterolaemic patients (JELIS): a randomized open-label, blinded endpoint analysis», *Lancet* 369 (2007), pp. 1090-1098.

Zuijdgeest-van Leeuwen S.D., Dagnelie P.C., Rietveld T., van den Berg J.W.O. e Wilson J.H.P., «Incorporation and washout of orally administered n-3 fatty acid ethyl esters in different plasma lipid fractions», *International Archives of Occupational and Environmental Health* 82 (1999), pp. 481-488.

10 - Tiriamo le fila

Biesalski H.K., «Polyphenols and inflammation: basic interactions», *Current Opinion in Clinical Nutrition and Metabolic Care* 10 (2007), pp. 724-728.

Gluckman P. e Hanson M., *Mismatch*, Oxford University Press, New York 2006.

Scalbert A., Johnson I.T. e Saltmarsh M., «Polyphenols: antioxidants and beyond», *American Journal of Clinical Nutrition* 81 (2005), pp. 2155-217S.

Sears B., *The Zone*, Regan Books, New York 1995 (trad. it. *Come raggiungere la Zona*, Sperling & Kupfer, Milano 2000).

—, *Mastering the Zone*, Regan Books, New York 1997 (trad. it. *La Zona: la nuova alimentazione*, Sperling & Kupfer, Milano 2004).

—, *Zone Perfect Meals in Minutes*, Regan Books, New York 1997.

—, *Zone Food Blocks*, Regan Books, New York 1998.

—, *A Week in the Zone*, Regan Books, New York 2000 (trad. it. *Sette giorni con la Zona*, Sperling & Kupfer, Milano 2001).

—, *What to Eat in the Zone*, Regan Books, New York 2003.

—, *The Anti-Inflammation Zone*, Regan Books, New York 2005 (trad. it. *Prevenire con la Zona*, Sperling & Kupfer, Milano 2006).

Sears B. e Sears L., *Zone Meals in Seconds*, Regan Books, New York 2004.

Yoon J.H. e Baek S.J., «Molecular targets of dietarypolyphenols with anti-inflammatory properties», *Yonsei Medical Journal* 46 (2005), pp. 585-596.

11 - Gli ostacoli al vostro successo: come superarli

Avena N.M., Long K.A. e Hoebel B.G., «Sugar-dependent rats show enhanced responding for sugar after abstinence: evidence of a sugar deprivation effect», *Physiology and Behavior* 84 (2005), pp. 359-362.

Banks W.A., Coon A.B., Robinson S.M., Moinuddin A., Shultz J.M., Nakaoke R. e Morley J.E., «Triglycerides induce leptin resistance at the blood-brain barrier», *Diabetes* 53 (2004), pp. 1253-1260.

Chen K., Li F., Li J., Cai H., Strom S., Bisello A., Kelley D.E., Friedman-Einat M., Skibinski G.A., McCrory M.A., Szalai A.J. e Zhao A.Z., «Induction of leptin resistance through direct interaction of C-reactive protein with leptin», *Nature Medicine* 12 (2006), pp. 425-432.

Colantuoni C., Schwenker J., McCarthy J., Rada P., Ladenheim B., Cadet I.L., Schwartz G.J., Moran T.H. e Hoebel B.G., «Excessive sugar intake alters binding to dopamine and mu-opioid receptors in the brain», *NeuroReport* 12 (2001), pp. 3549-3552.

Darmon N., Darmon M., Maillot M. e Drewnowski A., «A nutrient density standard for vegetables and fruits: nutrients per calorie and nutrients per unit cost», *Journal of the American Dietetic Association* 105 (2005), pp. 1881-1887.

Despres J.P., Golay A. e Sjostrom L., «Effects of rimonabant on metabolic risk factors in overweight patients with dyslipidemia», *New England Journal of Medicine* 353 (2005), pp. 2121-2134.

Drewnowski A. e Specter S.E., «Poverty and obesity: the role of energy density and energy costs», *American Journal of Clinical Nutrition* 79 (2004), pp. 6-16.

Drewnowski A., Darmon N. e Briend A., «Replacing fats and sweets with vegetables and fruits – A question of cost», *American J of Public Health* 94 (2004), pp. 1555-1559.

Enriori P.J., Evans A.E., Sinnayah P. e Cowley M.A., «Leptin resistance and obesity», *Obesity* 14 Suppl 5 (2006), pp. 254S-258S.

Grossman E., «Chemicals may play role in rise of obesity», *Washington Post*, 12 marzo 2007, p. A06.

Grun F., Watanabe H., Zamanian Z., Maeda L., Arima K., Cubacha R., Gardiner D.M., Kanno J., Iguchi T. e Blumberg B., «Endocrine-disrupting organotin compounds are potent inducers of adipogenesis in vertebrates», *Molecular Endocrinology* 20 (2006), pp.2141-2155.

Heindel J.J., «Endocrine disruptors and the obesity epidemic», *Toxicological Sciences* 76 (2003), pp. 247-249.

Keith S.W., Redden D.T., Katzmarzyk P.T., Boggiano M.M., Hanlon E.C., Benca R.M., Ruden D., Pietrobelli A., Barger J.L., Kontaine K.R., Wang C., Aronne L.J., Wright S.M., Baskin M., Dhurandhar N.Y., Lijoi M.C., Grilo C.M., DeLuca M., Westfall A.O. e Allison D.B., «Putative contributors to the secular increase in obesity: exploring the roads less traveled», *International Journal of Obesity* 30 (2006), pp. 1585-1594.

Knutson K.L., Spiegel K., Penev P. e Van Cauter E., «The metabolic consequences of sleep deprivation», *Sleep Medicine Reviews* 11 (2007), pp. 163-178.

Kolata G., *Rethinking Thin*, Farrar, Straus, and Giroux, New York 2006.

Lenoir M., Serre F., Cantin L. e Ahmed S.H., «Intense sweetness surpasses cocaine reward», *PLoS ONE* 2 (2007), p. e698.

Masumo H., Kidani T., Sekiya K., Saykama K., Shiosaka T., Yamamoto H. e Honda K., «Bisphenol A in combination with insulin can accelerate the conversion of 3T311 fibroblasts to adipocytes», *Journal of Lipid Research* 43 (2002), pp. 676-684.

Miller W.C., Koceja D.M. e Hamilton E.J., «A meta-analysis of the past 25 years of weight loss research using diet, exercise or diet plus exercise intervention», *International Journal of Obesity and Related Metabolic Disorders* 21 (1997), pp. 941-947.

Monsivais P. e Drewnowski A., «The rising cost of low-energy-density foods», *Journal of the American Dietetic Association* 107 (2007), pp. 2071-2076.

Naska A., Oikonomou E., Trichopoulou A., Psaltopoulou T. e Trichopoulos D., «Siesta in healthy adults and coronary mortality in the general population», *Archives of Internal Medicine* 167 (2007), pp. 296-301.

Nestle M., *Food Politics*, University of California Press, Berkeley 2002.

—, *What to Eat*, North Point Press, New York 2006.

Oda E., «n-3 fatty acids and the endocannabinoid system», *American Journal of Clinical Nutrition* 85 (2007), p. 919.

Pollan M., *The Omnivore's Dilemma*, Penguin Press, New York 2006.

Rosenbaum M., Goldsmith R., Bloomfield D., Magnano A., Weimer L., Heymsfield S., Gallagher D., Mayer L., Murphy E. e Leibel R.L., «Low-dose leptin reverses skeletal muscle, autonomic, and neuroendocrine adaptations to maintenance of reduced weight», *Journal of Clinical Investigation* 115 (2005), pp. 3579-3586.

Sakurai K., Kawazuma M., Adachi T., Harigaya T., Saito Y., Hashimoto N. e Mori C., «Bisphenol A affects glucose transport in mouse 3T3-F442A adipocytes», *British Journal of Pharmacology* 141 (2004), pp. 209-214.

Sears B., *The Anti-Aging Zone*, Regan Books, New York 1999 (trad. it. *La zona anti-età*, Sperling & Kupfer, Milano 2001).

Spangler R., Wittkowski K.M., Goddard N.L., Avena N.M., Hoebel B.G. e Leibowitz S.F., «Opiate-like effects of sugar on gene expression in reward areas of the rat brain», *Brain Research Molecular Brain Research* 124 (2004), pp. 134-142.

Spiegel K., Knutson K., Leproult R., Tasali E. e Van Cauter E., «Sleep loss: a novel risk factor for insulin resistance and Type 2 diabetes», *Journal of Applied Physiology* 99 (2005), pp. 2008-2019.

Taubes G., *Good Calories, Bad Calories*, Alfred Knopf, New York 2007.

Watanabe S., Doshi M. e Hamazakibi T., «n-3 polyunsaturated fatty acid (PUFA) deficiency elevates and n-3 PUFA enrichment reduces brain 2-arachidonylglycerol level in mice», *Prostaglandins, Leukotrienes and Essential Fatty Acids* 69 (2003), pp. 51-59.

12 - I nodi vengono al pettine

Cauchon D., «Bill for taxpayers swells by trillions», *USA Today*, 19 maggio 2008.

Lawlor E.F., *Redesigning the Medicare Contract*, University of Chicago Press, Chicago 2003.

Kotlifoff L.J., *The Healthcare Fix*, MIT Press, Cambridge (Mass.) 2007.

Marmor T.R., *The Politics of Medicare*, Aldine de Gruyter, New York 2000.

Nestle M., *Food Politics*, University of California Press, Berkeley 2002.

Olshansky S.J., Passaro D.J., Hershow R.C., Layden J., Carnes B.A., Brody J., Hayflick L., Butler R.N., Allison D.B. e Ludwig D.S., «A potential decline in life expectancy in the United States in the 21st century», *New England Journal of Medicine* 352 (2005), pp. 1138-1145.

Saviro D., *Who Should Pay for Medicare?*, University of Chicago Press, Chicago 2004.

Appendice C - Gli ormoni: la chiave di accesso alla vostra Internet biologica

Arora S., «The role of neuropeptides in appetite regulation and obesity», *Neuropeptides* 40 (2006), pp. 375-401.

Balcioglu A. e Wurtman R.J.,., «Effects of fenfluramine and phentermine (fenphen) on dopamine and serotonin release in rat striatum: in vivo microdialysis study in conscious animals», *Brain Research* 813 (1998), pp. 67-72.

Bloom S.R., Wayne K. e Chaudhri O., «Gut feeling – The secret of satiety», *Clinical Medicine* 5 (2005), pp. 147-152.

Burton-Freeman B., Davis P.A. e Schneeman B.O., «Plasma cholecystolkinin is associated with subjective measures of satiety in women», *American Journal of Clinical Nutrition* 76 (2002), pp. 659-667.

Chan J.L., Mun E.C., Stoyneva V., Mantzoros C.S. e Goldfine A.B., «Peptide YY levels are elevated after gastric bypass surgery», *Obesity* 14 (2006), pp. 194-198.

de Graff C., Blom W., Smeets P., Stafleu A. e Hendriks H.F., «Biomarkers of satiation and satiety», *American Journal of Clinical Nutrition* 79 (2004), pp. 946-961.

Itoh M., Suganami T., Satoh N., Tanimoto-Koyama K., Yuan X., Tanaka M., Kawano H., Yano T., Aoe S., Takeya M., Shimatsu A., Kuzuya H., Kamei Y. e Ogawa Y., «Increased adiponectin secretion by highly purified eicosapentaenoic acid in rodent models of obesity and human obese subjects», *Arteriosclerosis, Thrombosis, and Vascular Biology* 27 (2007), pp. 1918-1925.

Korner J., Inabnet W., Conwell I.M., Taveras C., Daud A., Olivero-Rivera L., Restuccia N.L. e Bessler M., «Differential effects of gastric bypass and banding on circulating gut hormone and leptin levels», *Obesity* 14 (2006), pp. 1553-1561.

le Roux C.W., Welbourn R., Werling M., Osborne A., Kokkinos A., Laurenius A., Lonroth H., Fandriks L., Ghatei M.A., Bloom S.R. e Olbers T., «Gut hormones as mediators of appetite and weight loss after Roux-en-Y gastric bypass», *Annals of Surgery* 246 (2007), pp. 780-785.

Matzinger D., Gutzwiller J., Drewe J., Orban A., Engel R., D'Amato M., Rovati L. e Beglinger C., «Inhibition of food intake in response to intestinal lipids is mediated by cholecystolkinin in humans», *American Journal of Physiology* 277 (1999), pp. R1718-1724.

Murphy K.C. e Bloom S.R., «Gut hormones in the control of appetite», *Experimental Physiology* 89 (2004), pp. 507-516.

Neary N.M., Goldstone A.P. e Bloom S.R., «Appetite regulation: From the gut to the hypothalamus», *Clinical Endocrinology* 60 (2003), pp. 153-160.

Neschen S., Morino K., Rossbacher J.C., Pongratz R.L., Cline G.W., Sono S., Gillum M. e Shulman G.I., «Fish oil regulates adiponectin secretion by a peroxisome proliferator-activated receptor-gamma-dependent mechanism in mice», *Diabetes* 55 (2006), pp. 924-928.

Oda E., «n-3 fatty acids and the endocannabinoid system», *American Journal of Clinical Nutrition* 85 (2007), p. 919.

Osei-Hyiaman D., Harvey-White J., Batkai S. e Kunos G., «The role of the endocannabinoid system in the control of energy homeostasis», *International Journal of Obesity* 30 (2006), pp. S33-38.

Sears B., *The Zone*, Regan Books, New York 1995 (trad. it. *Come raggiungere la Zona*, Sperling & Kupfer, Milano 2000).

—, *The Anti-Aging Zone*, Regan Books, New York 1999 (trad. it. *La zona anti-età*, Sperling & Kupfer, Milano 2001).

Watanabe S., Doshi M. e Hamazaki T., «n-3 polyunsaturated fatty acid (PUFA) deficiency elevates and n-3 PUFA enrichment reduces brain 2-arachidonylglycerollevel in mice», *Prostaglandins, Leukotrienes and Essential Fatty Acids* 69 (2003), pp. 51-59.

Appendice D - Gli eicosanoidi: gli ormoni del mistero

Ankel H., Turriziani O. e Antonelli G., «Prostaglandin A inhibits replication of human immunodeficiency virus during acute infection», *Journal of General Virology* 72 (1991), pp. 2797-2800.

Bourre J.M., Piciotti M. e Dumont O., «Delta-6-desaturase in brain and liver during development and aging», *Lipids* 25 (1990), pp. 354-356.

Brenner R.R., «Nutrition and hormonal factors influencing desaturation of essential fatly acids», *Progress in Lipid Research* 20 (1982), pp. 41-48.

Burr G.O. e Burr M.R., «A new deficiency disease produced by rigid exclusion of fat from the diet», *Journal of Biological Chemistry* 82 (1929), pp. 345-367.

Chapkin R.S., Somer S.D. e Erickson K.L., «Dietary manipulation of macrophage phospholipids classes: selective increase in dihomo gamma linolenic acid», *Lipids* 23 (1988), pp. 766-770.

Chavali S.R. e Forse R.A., «Decreased production of interleukin-6 and prostaglandin E2 associated with inhibition of delta-5-desaturation of omega 6 fatty acids in mice fed safflower oil diets supplemented with sesamo1», *Prostaglandins, Leukotrienes and Essential Fatty Acids* 61 (1999), pp. 347-352.

Cho H.P., Nakamura M. e Clarke S.D., «Cloning, expression, and fatty acid regulation of human delta-5-desaturase», *Journal of Biological Chemistry* 274 (1999), pp. 37335-37399.

Clarke S.D., «Polyunsaturated fatty acid regulation of gene transcription: a mechanism to improve energy balance and insulin resistance», *British Journal of Nutrition* 83 (2000), pp. 559-566.

Conquer J.A. e Holub B.J., «Dietary docosahexaenoic acid as a Source of eicosapentaenoic acid in vegetarians and omnivores», *Lipids* 32 (1997), pp. 341-345.

el Boustani S., Gausse J.E., Descomps B., Monnier L., Mendy F. e Crastes de Paulet A., «Direct in vivo characterization of the delta-5-desaturase activity in humans by deuterium labeling: effect of insulin», *Journal of Clinical Endocrinology and Metabolism* 38 (1989), pp. 315-321.

Ferreria S.H., Moncada S. e Vane J.R., «Indomethacin and aspirin abolish prostaglandin release from the spleen», *Nature New Biology* 231 (1971), pp. 237-239.

Garg M.L., Thomson A.B.R. e Clandinin M.T., «Effect of dietary cholesterol and/or omega-3 fatty acids on lipid composition and delta-5-desaturase activity of rat liver micro somes», *Journal of Nutrition* 118 (1998), pp. 661-668.

Hill E.G., Johnson S.B., Lawson L.D., Mahfouz M.M. e Holman R.T., «Perturbation of the metabolism of essential fatty acids by dietary partially hydrogenated vegetable oil», *Proceedings of the National Academy of Sciences (USA)* 79 (1982), pp. 953-957.

Jensen R.G., Ferris A.M. e Lammi-Keefe C.J., «Lipids in human milk and infant formulas», *Annual Review of Nutrition* 12 (1992), pp. 417-441.

Laidlaw M. e Holub B.J., «Effects of supplementation with fish oil-derived n-3 fatty acids and gamma-linolenic acid on circulating plasma lipids and fatty acid profiles in women», *American Journal of Clinical Nutrition* 77 (2003), pp. 37-42.

Levy B.D., «Myocardial 15-epi-lipoxin A4 generation provides a new mechanism for the immunomodulatory effects of statins and thiazolidinediones», *Circulation* 114 (2006), pp. 873-875.

Oates J.A., «The 1982 Nobel prize in physiology or medicine», *Science* 218 (1982), pp. 765-768.

Pelikonova T., Kohout M., Base J., Stetka Z., Kovar L., Kerdova L. e Valek J., «Effect of acute hyperinsulinemia on fatty acid composition of serum lipid in non-insulin dependent diabetics and healthy men», *Clinica Chimica Acta* 203 (1991), pp. 329-337.

Phinney S., «Potential risk of prolonged gamma-linolenic acid use», *Annals Internal Medicine* 120 (1994), p. 692.

Plourde M. e Cunnane S.C., «Extremely limited synthesis of long chain polyunsaturates in adults: implications for their dietary essentiality and use as supplements», *Applied Physiology, Nutrition, and Metabolism* 32 (2007), pp. 619-634.

Rozera C., Carattoli A., De, Marco A., Amici C., Giorgi C. e Santoro M.G., «Inhibition of HIV-1 replication by cyclopentenone prostaglandins in acutely infected human cells. Evidence for a transcriptional block», *Journal of Clinical Investigation* 97 (1996), pp. 1795-1803.

Sears B., *The Zone*, Regan Books, New York 1995 (trad. it. *Come raggiungere la Zona*, Sperling & Kupfer, Milano 2000).

—, *The Anti-Aging Zone*, Regan Books, New York 1999 (trad. it. *La zona anti-età*, Sperling & Kupfer, Milano 2001).

—, *The Omega Rx Zone*, Regan Books, New York 2002 (trad. it. *La Zona Omega 3Rx*, Sperling & Kupfer, Milano 2003).

—, *The Anti-Inflammation Zone*, Regan Books, New York 2005 (trad. it. *Prevenire con la Zona*, Sperling & Kupfer, Milano 2006).

Serhan C.N., «Lipoxins and aspirin-triggered 15-epi-lipoxin biosynthesis: an update and role in anti-inflammation and pro-resolution», *Prostaglandins and Other Lipid Mediators* 69 (2002), pp. 433-455.

—, «Resolution phase of inflammation: novel endogenous anti-inflammatory and proresolving lipid mediators and pathways», *Annual Review of Immunology* 25 (2007), pp. 101-137.

Serhan C.N., Arita M., Hong S. e Gotlinger K., «Resolvins, docosatrienes, and neuroprotectins, novel omega-3-derived mediators, and their endogenous aspirin-triggered epimers», *Lipids* 39 (2004), pp. 1125-1132.

Smith D.L., Willis A.L., Nguyen N., Conner D., Zahedi S. e Fulks J., «Eskimo plasma constituents, dihomo gamma linolenic acid, eicosapentaenoic acid, and docosa-hexaenoic acid inhibit the release of atherogenic mitogens», *Lipids* 24 (1989), pp. 70-75.

Stone K.J., Willis A.L., Hurt M., Kirtland S.J., Kernof P.B.A. e McNichol G.F., «The metabolism of dihomo gamma linolenic acid in man», *Lipids* 14 (1979), pp. 174-180.

Trowbridge H.O. e Emling R.C., *Inflammation. A Review of the Process*, Quintessence Books, Chicago 1997 (5ª ed.).

Vadas P., Pruzanski W., Stefanski E., Ruse J., Farewell V., McLaughlin J. e Bombardier C., «Concordance of endogenous cortisol and phospholipase A2 levels in gram-negative septic shock: a prospective study», *Journal of Laboratory and Clinical Medicine* 111 (1998), pp. 584-590.

Vane J.R., «Inhibition of prostaglandin synthesis as a mechanism of action for aspirin-like drugs», *Nature New Biology* 231 (1971), pp. 232-235.

Vang K. e Ziboh V.A., «15-lipoxygenase metabolites of gamma-linolenic acid/eicosapentaenoic acid suppress growth and arachidonic acid metabolism in human prostatic adenocarcinoma cells: possible implications of· dietary fatty acids», *Prostaglandins, Leukotrienes and Essential Fatty Acids* 72 (2005), pp. 363-372.

von Euler U.S., «On specific vasodilating and plain muscle stimulating substances from accessory genital glands in men and certain animals (prostaglandins and vesiglandin)», *Journal of Physiology* 88 (1936), pp. 213-234.

Willis A.L., *Handbook of Eicosanoids, Prostaglandins, and Related Lipids*, CRC Press, Boca Raton (Fla.) 1987.

Appendice E - Tutto quello che avreste sempre voluto sapere sull'olio di pesce

Arisawa K., Matsumura T., Tohyama C., Saito, Satoh H., Nagai M., Morita M. e Suzuki T., «Fish intake, plasma omega-3 polyunsaturated fatty acids, and poly-chlorinated dibenzo-p-dioxins/polychlorinated dibenzo-furans and co-planar polychlorinated biphenyls in the blood of the Japanese population», *International Archives of Occupational and Environmental Health* 76 (2003), pp. 205-215.

Guy R.A., «The history of cod-liver oil as a remedy», *American Journal of Diseases of Children* 26 (1923), pp. 112-116.

Kawai K., Matsuno K. e Kasai H., «Detection of 4-oxo-2-hexenal, a novel mutagenic product oflipid peroxidation, in human diet and cooking vapor», *Mutation Research* 603 (2006), pp. 186-192.

Mandal A.K., Zhang Z., Kim S.-J., Tsai P.-C. e Mukherjee A.B., «Ying-Yang, Balancing act of prostaglandins with opposing function to regulate inflammation», *Journal of Immunology* 175 (2005), pp. 6271-6273.

Plourde M. e Cunnane S.C., «Extremely limited synthesis of long chain polyunsaturates in adults: implications for their dietary essentiality and use as supplements», *Applied Physiology, Nutrition, and Metabolism* 32 (2007), pp. 619-634.

Rajakumar K., «Vitamin D., cod-liver oil, sunlight, and rickets: a historical perspective», *Pediatrics* 112 (2003), pp. 132-135.

Sears B., *The Omega Rx Zone*, Regan Books, New York 2002 (trad. it. *La Zona Omega 3Rx*, Sperling & Kupfer, Milano 2003).

—, *The Anti-Inflammation Zone*, Regan Books, New York 2005 (trad. it. *Prevenire con la Zona*, Sperling & Kupfer, Milano 2006).

Serhan C.N., «Novel omega-3 derived local mediators in anti-inflammation and resolution», *Pharmacology and Therapeutics* 105 (2005), pp. 7-21.

Shirai N., Hayashi K., Suzuki H. e Shimizu R., «The effects of Erabu sea snake oil on the plasma lipids and glucose, and liver lipids in mice», *Nutrition Research* 22 (2002), pp. 1197-1207.

Shirai N., Suzuki H. e Shimizu R., «Effect of Erabu sea snake Laticauda semi-fasciata oil intake on maze-learning ability in mice», *Fisheries Resolution* 70 (2004), pp. 314-318.

Appendice F - La resistenza all'insulina: tutto ha inizio nel tessuto adiposo

Bays H., Mandarino H. e DeFronzo R.A., «Role of the adipocyte, free fatty acids, and ectopic fat in pathogenesis of type 2 diabetes mellitus: peroxisomal proliferator-activated receptor agonists provide a rational therapeutic approach», *Journal of Clinical Endocrinology and Metabolism* 89 (2004), pp. 463-478.

Birnbaum Y., Ye Y., Lin Y., Freeberg S.Y., Nishi S.P., Martinez J.D., Huang M.H., Uretsky B.F. e Perez-Polo J.R., «Augmentation of myocardial production of 15-epi-lipoxin-A4 by pioglitazone and atorvastatin in the rat», *Circulation* 114 (2006), pp. 929-935.

Blacklock C.J., Lawrence J.R., Wiles D., Malcolm E.A., Gibson I.H., Kelly C.J. e Paterson J.R., «Salicylic acid in the serum of subjects not taking aspirin. Comparison of salicylic acid concentrates in the serum of vegetarians, non-vegetarians, and patients taking. low dose aspirin», *Journal of Clinical Pathology* 54 (2001), pp. 553-555.

Bogacka I., Xie H., Bray G.A. e Smith S.R., «The effect of pioglitazone on peroxisome proliferator-activated receptor-gamma target genes related to lipid storage in vivo», *Diabetes Care* 27(7) (2004), pp. 1660-1667.

Bonen A., Tandon N.N., Glatz J.F.C., Luiken J.J.F.P. e Heigenhauser G.J.F., «The fatty acid transporter FAT/CD36 is upregulated in subcutaneous and visceral adipose tissues in human obesity and type 2 diabetes», *International Journal of Obesity* 30 (2006), pp. 877-883.

Booth G.L., Kapral M.K., Fung K. e Tu J.V., «Relation between age and cardiovascular disease in men and women with diabetes compared with non-diabetic people», *Lancet* 368 (2006), pp. 29-36.

Borkman M., Storlien L.H., Pan D.A., Jenkins A.B., Chisholm D.J. e Campbell L.V., «The relation between insulin sensitivity and the fatty-acid composition of skeletal-muscle phopholipids», *New England Journal of Medicine* 328 (1993), pp. 911-917.

Borst S.E., «The role of TNF-alpha in insulin resistance», *Endocrine* 23 (2004), pp. 177-182.

Cinti S., Mitchell G., Barbatelli G., Murano I., Ceresi E., Faloia E., Wang S., Fortier M., Greenberg A.S. e Obin M.S., «Adipocyte death defines macrophage localization and function in adipose tissue of obese mice and humans», *Journal of Lipid Research* 46 (2005), pp.2347-2355.

D'Acquisto F. e Ianaro A., «From willow bark to peptides: the ever widening spectrum of NF-kappaB inhibitors», *Current Opinion in Pharmacology* 6 (2006), pp. 387-392.

Flachs P., Horakova O., Brauner P., Rossmeisl M., Pecina P., Franssen-van Hal N., Ruzickova J., Sponarova J., Drahota Z., Vlcek C., Keijer J., Houstek J. e Kopecky J., «Polyunsaturated fatty acids of marine origin up regulate mitochondrial biogenesis and induce beta-oxidation in white fat», *Diabetologia* 48 (2005), pp. 2365-2375.

Freeth A., Udupi V., Basile R. e Green A., «Prolonged treatment with prostaglandin E1 increases the rate of lipolysis in rat adipocytes», *Life Sciences* 73 (2003), pp. 393-401.

Gregor M.F. e Hotamisligil G.S., «Adipocyte stress: The endoplasmic reticulum and metabolic disease», *Journal of Lipid Research* 48 (2007), pp. 1905-1914.

Hotamisligil G.S., «Inflammation and metabolic disorders», *Nature* 444 (2006), pp. 860-867.

Hotamisligil G.S., Arner P., Caro J.F., Atkinson R.L. e Spiegelman B.M., «Increased adipose tissue expression of tumor necrosis factor-alpha in human obesity and insulin resistance», *Journal of Clinical Investigation* 95 (1995), pp. 2409-2415.

Huber J., Loffler M., Bilban M., Reimers M., Kadl A., Todoric J., Zeyda M., Geyeregger R., Schreiner M., Weichhart T., Leitinger N., Waldhausl W. e Stulnig T.M., «Prevention of high-fat diet-induced adipose tissue remodeling in obese diabetic mice by n-3 polyunsaturated fatty acids», *International Journal of Obesity* 31 (2007), pp. 1004-1013.

Itoh M., Suganami T., Satoh N., Tanimoto-Koyama K., Yuan X., Tanaka M., Kawano H., Yano T., Aoe S., Takeya M., Shimatsu A., Kuzuya H., Kamei Y. e Ogawa Y., «Increased adiponectin secretion by highly purified eicosapentaenoic acid in rodent models of obesity and human obese subjects», *Arteriosclerosis, Thrombosis, and Vascular Biology* 27 (2007), pp. 1918-1925.

Kahn S., Hull R.L. e Utzschneider K.M., «Mechanisms linking obesity to insulin resistance and type 2 diabetes», *Nature* 444 (2007), pp. 840-846.

Kim J.K., Gimeno R.E., Higashimori T., Kim H.-J., Choi M., Punreddy S., Mozell R.L., Tan G., Stricker-Krongrad A., Hirsch D.J., Fillmore J.J., Liu Z.X., Dong J., Cline G., Stahl A., Lodish H.F. e Shulman G.I., «Inactivation of fatty acid transport protein 1 prevents fat-induced insulin resistance in skeletal muscle», *Journal of Clinical Investigation* 113 (2004), pp. 756-763.

Kim J.Y., van de Wall E., Laplante M., Azzara A., Trujillo M.E., Hofmann S.M., Schraw T., Durand J.L., Li H., Li G., Jelicks L.A., Mehler M.F., Hui D.Y., Deshaies Y., Shulman G.I., Schwartz G.I. e Scherer P.E., «Obesity-associated improvements in metabolic profile through expansion of adipose tissue», *Journal of Clinical Investigation* 117 (2007), pp. 2621-2637.

Kiss K., Kiss J., Rudolf E., Cervinka M. e Szeberenyi J., «Sodium salicylate inhibits NF-kappaB and induces apoptosis in PC12 cells», *Journal of Biochemical and Biophysical Methods* 61 (2004), pp. 229-240.

Lehrke M. e Lazar M.A., «Inflamed about obesity», *Nature Medicine* 10 (2004), pp. 126-127.

Li H., Ruan X.Z., Powis S.H., Fernando R., Mon W.Y., Wheeler D.C., Moorhead J.F. e Varghese Z., «EPA and DHA reduce LPS-induced inflammation responses in H.K.-2 cells: evidence for a PPAR-gamma-dependent mechanism», *Kidney International* 67 (2005), pp. 867-874.

Lindmark S., Buren J. e Eriksson J.W., «Insulin resistance, endocrine function and adipokines in type 2 diabetes patients at different glycaemic levels: potential impact for glucotoxicity in vivo», *Clinical Endocrinology* 65 (2006), pp. 301-309.

Maeda K., Cao H., Kono K., Gorgun C.Z., Furuhashi M., Uysal K.T., Cao Q., Atsumi G., Malone H., Krishnan B., Minokoshi Y., Kahn B.B., Parker R.A. e Hotamisligil G.S., «A dipocyte/macrophage fatty acid binding proteins control integrated metabolic responses in obesity and diabetes», *Cell Metabolism* 1 (2005), pp. 107-119.

Maeda K., Uysal K.T., Makowski L., Gorgun C.Z., Atsumi G., Parker R.A., Bruning J., Hertzel A.V., Bernlohr D.A. e Hotamisligil G.S., «Role of the fatty acid binding protein mall in obesity and insulin resistance», *Diabetes* 52 (2003), pp. 300-307.

Makowski L. e Hotamisligil G.S., «The role of fatty acid binding proteins in metabolic syndrome and atherosclerosis», *Curr Op in Lipidology* 16 (2005), pp. 543-548.

Manuel D.G. e Schultz S.E., «Health-related quality of life and health-adjusted life expectancy of people with diabetes in Ontario, Canada, 1996-1997», *Diabetes Care* 27 (2004), pp. 407-414.

Marett A., «Molecular mechanisms of inflammation in obesity-linked insulin resistance», *International Journal of Obesity* 27 (2003), pp. S46-S48.

Mazid M.A., Chowdhury A.A., Nagao K., Nishimura K., Jisaka M., Nagaya T. e Yokota K., «Endogenous 15-deoxy-delta(12, 14)-prostaglandin 1(2) synthesized byadipocytes during maturation phase contributes to upregulation of fat storage», *FEBS Letters* 580 (2006), pp. 6885-6890.

Mclaughlin T., Abbasi F., Lamendola C., Liang L., Reaven G., Schaaf P. e Reaven P., «Differentiation between obesity and insulin resistance in the association with C-reactive protein», *Circulation* 106 (2002), pp. 2908-2912.

McLaughlin T., Sherman A., Tsao P., Gonzalez O., Yee G., Lamendola C., Reaven G.M. e Cushman S.W., «Enhanced proportion of small adipose cells in insulin-resistant vs insulin-sensitive obese individuals implicates impaired adipogenesis», *Diabetologia* 50 (2007), pp. 1707-1715.

Neels J.G. e Olefsky J.M., «Inflamed fat: what starts the fire», *Journal of Clinical Investigation* 116 (2006), pp. 33-35.

Neschen S., Morino K., Dong J., Wang-Fischer Y., Cline G.W., Romanelli A.J., Rossbacher J.C., Moore I.K., Regittnig W., Munoz D.S., Kim J.H. e Shulman G.I., «n-3 Fatty acids preserve insulin sensitivity in vivo in a peroxisome proliferator-activated receptor-alpha-dependent manner», *Diabetes* 56 (2007), pp. 1034-1041.

Neschen S., Morino K., Rossbacher J.C., Pongratz R.L., Cline G.W., Sono S., Gillum M. e Shulman G.I., «Fish oil regulates adiponectin secretion by a peroxisome

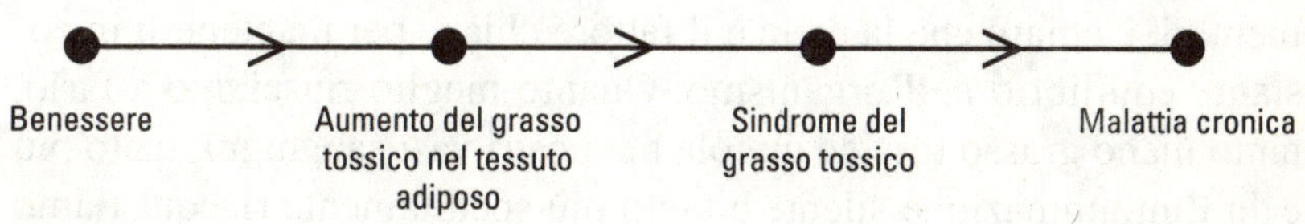

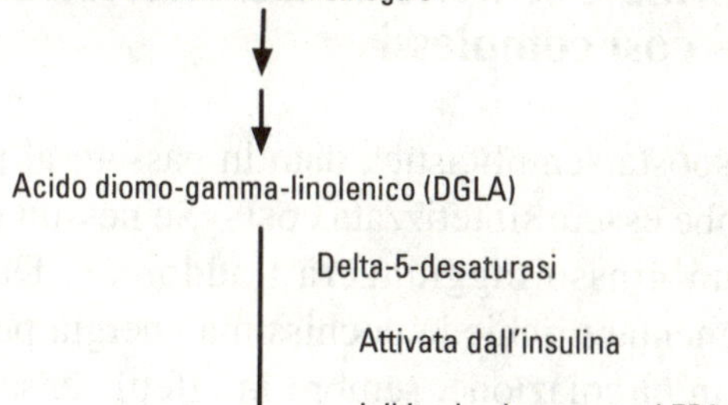

questo libro Manuel ha perso altro 60 chili e l'esame del sangue ha messo in rilievo risultati ancora più incoraggianti. Oggi è probabilmente uno degli uomini più sani del Messico, sebbene pesi ancora intorno ai 190 chili.

Manuel continua a perdere peso perché non è mai affamato, grazie alla combinazione della dieta Zona che riduce l'insulina nel sangue con forti dosi di olio di pesce (che riducono gli eicosanoidi cattivi) nel cervello. Ci vorranno più o meno altri quattro anni prima che possa raggiungere il suo obiettivo di peso corporeo (quello dei 100 chili) ma intanto Manuel si alimenta come se quello fosse il suo peso attuale e continua ad avere difficoltà a mangiare tutto il cibo previsto dal suo programma. Sono convinto che riuscirà a centrare il suo obiettivo, perché sta seguendo un percorso clinicamente sperimentato che lo costringe ad alimentarsi in un modo che modulano i livelli di insulina e gli permette di attingere ai depositi di grasso per produrre tutta l'energia richiesta dal suo organismo.

Negli ultimi vent'anni, quindi, l'aumento delle malattie ... è stato causato da una ricerca medica ... nell'equilibrio degli ormoni generati dalla dieta nell'organismo degli occidentali. Il risultato è stato un aumento per tutti dello stimolo della fame e, per chi è geneticamente predisposto, della probabilità di accumulare le calorie alimentari nella forma di grasso. Se il vostro obiettivo è perdere grasso e quindi un permanente controllo del peso, dovete mantenere gli ormoni che regolano l'accumulo del grasso e l'insulina in una zona che non sia né troppo alta né troppo bassa, mangiando proteine, carboidrati e lipidi nel rapporto più conveniente ... e fatelo per il resto della vita.

1 uovo	24 pinoli
2 albumi	3 cucchiai di brodo vegetale
80 g di ricotta	1,5 g di olio extravergine d'oliva
150 g di spinaci	Erba cipollina
15 g di uva passa	Sale
Cipolla	Pepe

140 g di filetto di manzo
350 g di melanzane
6 g di olio extravergine d'oliva
Pepe rosa in grani
Sale grosso
Rosmarino

100 g di gamberetti in vasetto
60 g di tonno sott'olio
230 g di rucola
150 g di pomodori da insalata
250 g di cetrioli
90 g di mela
30 g di mais senza zucchero
6 g di olio extravergine d'oliva
La buccia di un limone grattugiata
Aceto
Brodo vegetale

1 uovo
75 g di fiocchi di latte magri
40 g di pane integrale tostato
20 g di pâté di olive
Sale

75 g di formaggio magro spalmabile	2 noci
20 g di formaggio grana	5 g di fruttosio
150 g di pere	

100 g di formaggio magro spalmabile	3 noci
30 g di formaggio grana	5 g di fruttosio
250 g di pere	

180 g di pesce spada	1/3 di bicchiere di vino bianco
120 g di pomodori maturi	1 cucchiaio di erbe aromatiche
80 g di cipolla	Brodo vegetale
1/2 spicchio d'aglio	Sale
Il succo e la buccia grattugiata di 1/2 limone	Pepe

160 g di merluzzo
190 g di fagiolini
80 g di cipolla
3 g di olio extravergine d'oliva
Brodo vegetale
1/2 bustina di zafferano
1/3 di bicchiere di vino bianco
1/2 spicchio d'aglio
Una manciata di rucola
1/2 ciuffetto di erba cipollina
Sale
Pepe

270 g di mele
16 pinoli
Il succo di 1/2 limone
Cannella
Dolcificante liquido
Semi di sesamo

140 g di petto di pollo	3 g di olio extravergine d'oliva
250 g di melanzane	2 cucchiai di aceto
40 g di scalogno	Sale
15 g di uva passa	Pepe
16 pinoli	

proliferator-activated receptor-gamma-dependent mechanism in mice», *Diabetes* 55 (2006), pp. 924-928.

Nieves D. e Moreno J.J., «Role of 5-lipoxygenase pathway in the regulation of RAW 264.7 macrophage proliferation», *Biochemical Pharmacology* 72 (2006), pp. 1022-1030.

Peres C.M., Aronoff D.M., Serezani C.H., Flamand N., Faccioli L.H. e Peters-Golden M., «Specific leukotriene receptors couple to distinct G proteins to effect stimulation of alveolar macrophage host defense functions», *The Journal of Immunology* 179 (2007), pp. 5454-5461.

Perez-Matute P., Perez-Echarri N., Martinez J.A., Marti A. e Moreno-Aliaga M.J., «Eicosapentaenoic acid actions on adiposity and insulin resistance in control and high-fat-fed rats: role of apoptosis, adiponectin and tumour necrosis factor-alpha», *British Journal of Nutrition* 97 (2007), pp. 389-398.

Permana P.A., Menge C. e Reaven P.D., «Macrophage-secreted factors induce adipocyte inflammation and insulin resistance», *Biochemical and Biophysical Research Communications* 341 (2006), pp. 507-514.

Petersen K.F., Befroy D., Dufour S., Dziura J., Ariyan C., Rothman D.L., Di, Pietro L., Cline G.W. e Shulman G.I., «Mitochondrial dysfunction in the elderly: possible role in insulin resistance», *Science* 300 (2003), pp. 1140-1142.

Pincelli A.I., Brunani A., Scacchi M., Dubini A., Borsotti R., Tibaldi A., Pasqualinotto L., Maestri E. e Cavagnini F., «The serum concentration of tumor necrosis factor alpha is not an index of growth-hormone- or obesity-induced insulin resistance», *Hormone Research* 55 (2001), pp. 57-64.

Pittas A.G., Joseph N.A. e Greenberg A.S., «Adipocytokines and insulin resistance», *Journal of Clinical Endocrinology and Metabolism* 89 (2004), pp. 447-452.

Poitout V. e Robertson R.P., «Glucolipotoxicity: Fuel excess and beta-cell dysfunction», *Endocrine Reviews* 29 (2008), pp. 351-366.

Ramakers J.D., Mensink R.P., Schaart G. e Plat J., «Arachidonic acid but not eicosa-pentaenoic acid (EPA) and oleic acid activates NF-kappaB and elevates ICAM-1 expression in Caco-2 cells», *Lipids* 42 (2007), pp. 687-698.

Rasouli N., Molavi B., Elbein S.C. e Kern P.A., «Ectopic fat accumulation and metabolic syndrome», *Diabetes, Obesity and Metabolism* 9 (2007), pp. 1-10.

Reaven G.M., «All obese individuals are not created equal: Insulin resistance is the major determinant of cardiovascular disease in overweight/obese individuals», *Diabetes and Vascular Disease Research* 2 (2005), pp. 105-112.

Reaven G.M. e Laws A., *Insulin Resistance, The Metabolic Syndrome X*, Totowa (N.J.), Humana Press, 1999.

Ruan H. e Lodish H.E., «Insulin resistance in adipose tissue: direct and indirect effects of tumor necrosis factor-alpha», *Cytokine and Growth Factor Reviews* 14 (2003), pp. 447-455.

Sbarbati A., Osculati F., Silvagni D., Benati D., Galie M., Camoglio F.S., Rigotti G. e Maffeis C., «Obesity and inflammation: evidence for an elementary lesion», *Pediatrics* 117 (2006), pp. 220-223.

Sears B., *The Anti-Aging Zone*, Regan Books, New York 1999 (trad. it. *La zona anti-età*, Sperling & Kupfer, Milano 2001).

Serhan C.N., «Resolution phase of inflammation: novel endogenous anti-inflammatory and proresolving lipid mediators and pathways», *Annual Review of Immunology* 25 (2007), pp. 101-137.

Serhan C.N., Arita M., Hong S. e Gotlinger K., «Resolvins, docosatrienes, and neuroprotectins, novel omega-3-derived mediators, and their endogenous aspirin-triggered epimers», *Lipids* 39 (2004), pp. 1125-1132.

Shi H., Kokoeva M.Y., Inouye K., Tzameli I., Yin H., Flier J.S., «TLR4 links innate immunity and fatty acid-induced insulin resistance», *Journal of Clinical Investigation* 116 (2006), pp. 3015-3025.

Shoelson S.E., Lee J., and Goldfine A.B., «Inflammation and insulin resistance», *Journal of Clinical Investigation* 116 (2006), pp. 1793-1801.

Shoelson S.E., Lee J., and Yuan M., «Inflammation and the IKK beta/I kappa B/NF-kappaB axis in obesity- and diet-induced insulin resistance», *International Journal of Obesity and Related Metabolic Disorders* 3 (2003), pp. S49-52.

Song M., Kim K., Yoon J.M. e Kim J.B., «Activation of Toll-like receptor 4 is associated with insulin resistance in adipocytes», *Biochemical and Biophysical Research Communications* 346 (2006), pp. 739-745.

Storlien L.H., Kraegen E.W., Chisholm D.J., Ford G.L., Bruce D.G. e Pascoe W.S., «Fish oil prevents insulin resistance induced by high-fat feeding in rats», *Science* 237 (1987), pp. 885-888.

Strissel K.J., Stancheva Z., Miyoshi H., Perfield J.W., De, Furia J., Jick Z., Greenberg A.S. e Obin M.S., «Adipocyte death, adipose tissue remodeling, and obesity complications», *Diabetes* 56 (2007), pp. 2910-2918.

Todoric J., Loffler M., Huber J., Bilban M., Reimers M., Kadl A., Zeyda M., Waldhausl W. e Stulnig T.M., «Adipose tissue inflammation induced by high-fat diet in obese diabetic mice is prevented by n-3 polyunsaturated fatty acids», *Diabetologia* 49 (2006), pp. 2109-2119.

Trowbridge H.O. e Emling R.C., *Inflammation: A Review of the Process*, Quintessence Books, Chicago 1997, 5ª ed.

Unger R.H., «Lipotoxic diseases», *Ann Rev of Medicine* 53 (2002), pp. 319-336.

Weisberg S.P., McCann D., Desai M., Rosenbaum M., Leibel R.L. e Ferrante A.W., «Obesity is associated with macrophage accumulation in adipose tissue», *Journal of Clinical Investigation* 112 (2003), pp. 1796-1808.

Wellen K.E. e Hotamisligil G.S., «Obesity-induced inflammatory changes in adipose tissue», *Journal of Clinical Investigation* 112 (2003), pp. 1785-1788.

Xu H., Barnes G.T., Yang Q., Tan G., Yang D., Chou C.J., Sole J., Nichols A., Ross J.S., Tartaglia L.A. e Chen H., «Chronic inflammation in fat plays a crucial role in the development of obesity-related insulin resistance», *Journal of Clinical Investigation* 112 (2003), pp. 1821-1830.

Ye Y., Nishi S.P., Manickavasagam S., Lin Y., Huang M.H., Perez-Polo J.R., Uretsky B.F. e Birnbaum Y., «Activation of peroxisome proliferator-activated receptor-gamma (PPAR-gamma) byatorvastatin is mediated by 15-deoxy-delta-12, 14-PGJ2», *Prostaglandins and Other Lipid Mediators* 84 (2007), pp. 43-53.

Yeaman S.J., «Hormone-sensitive lipase – New roles for an old enzyme», *Biochemical Journal* 379 (2004), pp. 11-22.

Appendice G - La nutrigenomica: come la dieta influenza i geni

Baur J.A., Pearson K.J., Price N.L., Jamieson H.A., Lerin C., Kalra A., Prabhu V.V., Allard J.S., Lopez-Lluch G., Lewis K., Pistell P.J., Poosala S., Becker K.G., Boss O., Gwinn D., Wang M., Ramaswamy S., Fishbein K.W., Spencer R.G., Lakatta E.G., Le Couteur D., Shaw R.J., Navas P., Puigserver P., Ingram D.K., de Cabo R. e Sinclair D.A., «Resveratrol improves health and survival of mice on a high-calorie diet», *Nature* 444 (2006), pp. 337-342.

Biesalski H.K., «Polyphenols and inflammation: basic interactions», *Current Opinion in Clinical Nutrition and Metabolic Care* 10 (2007), pp. 724-728.

Cai D., Yuan M., Frantz D.F., Melendez P.A., Hansen L., Lee J. e Shoelson S.E., «Local and systemic insulin resistance resulting from hepatic activation of IKK-beta and NF-kappaB», *Nature Medicine* 11 (2005), pp. 183-190.

Carluccio M.A., Siculella L., Ancora M.A., Massaro M., Scoditti E., Storelli C., Visioli F., Distante A. e De, Caterina R., «Olive oil and red wine antioxidant polyphenols inhibit endothelial activation: antiatherogenic properties of Mediterranean diet phyto-chemicals», *Arteriosclerosis, Thrombosis, and Vascular Biology* 23 (2003), pp. 622-629.

Chang J.W., Kim C.S., Kim S.B., Park S.K., Park J.S. e Lee S.K., «C-reactive protein induces NF-kappaB activation through intracellular calcium and ROS in human mesangial cells», *Nephron Experimental Nephrology* 101 (2005), pp. e165-172.

Chiang N., Bermudez E.A., Ridker P.M., Hurwitz S. e Serhan C.N., «Aspirin triggers anti-inflammatory 15-epi-lipoxin A4 and inhibits thromboxane in a randomized human tria!», *Proceedings of the National Academy of Sciences (USA)* 101 (2004), pp. 15178-15183.

Chiang N., Hurwitz S., Ridker P.M. e Serhan C.N., «Aspirin has a gender-dependent impact on anti-inflammatory 15-epi-lipoxin A4 formation: a randomized human trial», *Arteriosclerosis, Thrombosis, and Vascular Biology* 26 (2006), pp. e14-17.

Collins T. e Cybulsky M.L., «NF-kappaB: pivotal mediator or innocent bystander in atherogenesis?», *Journal of Clinical Investigation* 107 (2001), pp. 255-264.

Denys A., Hichami A. e Khan N.A., «N-3 PUFAs modulate T-cell activation via protein kinase C-alpha and -epsilon and the NF-kappaB signaling pathway», *Journal of Lipid Research* 46 (2005), pp. 752-758.

Esmaillzadeh A., Kimiagar M., Mehrabi Y., Azadbakht L., Hu F.B. e Willett W.C., «Fruit and vegetable intakes, C-reactive protein, and the metabolic syndrome», *American Journal of Clinical Nutrition* 84 (2006), pp. 1489-1497.

Hughes-Fulford M., Li C.F., Boonyaratanakornkit J. e Sayyah S., «Arachidonic acid activates phosphatidylinositol 3-kinase signaling and induces gene expression in prostate cancer», *Cancer Research* 66 (2006), pp. 1427-1433.

Kim S.R., Lee K.S., Park H.S., Park S.J., Min K.H., Jin S.M. e Lee Y.C., «Involvement of IL-10 in peroxisome proliferator-activated receptor gamma-mediated anti-inflammatory response in asthma», *Molecular Pharmacology* 68 (2005), pp. 1568-1575.

Lagouge M., Argmann C., Gerhart-Hines Z., Meziane H., Lerin C., Daussin F., Messadeq N., Milne J., Lambert P., Elliott P., Geny B., Laakso M., Puigserver P. e Auwerx J., «Resveratrol improves mitochondrial function and protects against metabolic disease by activating SIRT1 and PGC-1alpha», *Cell* 127 (2006), pp. 1109-1122.

Lawrence J.R., Peter R., Baxter G.J., Robson J., Graham A.B. e Paterson J.R., «Urinary excretion of salicylate and salicylic acids by non-vegetarians, vegetarians, and patients taking low dose aspirin», *Journal of Clinical Pathology* 56 (2003), pp. 651-653.

Lee J.Y., Plakidas A., Lee W.H., Heikkinen A., Chanmugam P., Bray G., Hwang D.R., «Differential modulation of Toll-like receptors by fatty acids: Preferential inhibition by n-3 polyunsaturated fatty acids», *Journal of Lipid Research* 44 (2003), pp. 479-486.

Lee J.Y., Ye J., Gao Z., Youn H.S., Lee W.H., Zhao L., Sizemore N. e Hwang D.R., «Reciprocal modulation of Toll-like receptor-4 signaling pathways involving MyD88 and phosphatidylinositol 3-kinase/ AKT by saturated and polyunsaturated fatty acids», *Journal of Biological Chemistry* 278 (2003), pp. 37041-37051.

Lee J.Y., Zhao L., Youn H.S., Weatherill A.R., Tapping R., Feng L., Lee W.H., Fitzgerald K.A. e Hwang D.H., «Saturated fatty acid activates but polyunsaturated fatty acid inhibits Toll-like receptor 2 dimerized with Toll-like receptor 6 or 1», *Journal of Biological Chemistry* 279 (2004), pp. 16971-1679.

Li H., Ruan X.Z., Powis S.H., Fernando R., Mon W.Y., Wheeler D.C., Moorhead J.F. e Varghese Z., «EPA and DHA reduce LPS-induced inflammation responses in HK-2 cells: evidence for a PPAR-gamma-dependent mechanism», *Kidney International* 67 (2005), pp. 867-874.

McCarty M.F., «Potential utility of natural polyphenols for reversing fat-induced insulin resistance», *Medical Hypotheses* 64 (2005), pp. 628-635.

Nam N.H., «Naturally occurring NF-kappaB inhibitors», *Mini Reviews in Medicinal Chemistry* 6 (2006), pp. 945-951.

Novak T.E., Babcock T.A., Jho D.H., Helton W.S. e Espat N.J., «NF-kappaB inhibition by omega-3 fatty acids modulates LPS-stimulated macrophage TNF-alpha transcription», *American Journal Physiology-Lung Cellular Molecular Physiology* 284 (2003), pp. L84-89.

Paterson T.J., Baxter G., Lawrence J., Duthie G., «Is there a role for dietary salicylates in health», *Proceedings of the Nutrition Society* 65 (2006), pp. 93-96.

Ross J.A., Maingay J.P., Fearon K.C., Sangster K. e Powell J.J., «Eicosapentaenoic acid perturbs signaling via the NF-kappaB transcriptional pathway in pancreatic tumour cells», *International Journal of Oncology* 23(6) (2003), pp. 1733-1738.

Schroeder F., Petrescu A.D., Huang H., Atshaves B.P., McIntosh A.L., Martin G.G., Hosteler H.A., Vespa A., Landrock D., Landrock K.K., Payne H.R. e Kier A.B., «Role of fatty acid binding protein and long chain fatty acids in modulating nuclear receptors and gene transcription», *Lipids* 43 (2008), pp. 1-17.

Serhan C.N., Arita M., Hong S. e Gotlinger K., «Resolvins, docosatrienes, and neuro-protectins, novel omega-3-derived mediators, and their endogenous aspirin-triggered epimers», *Lipids* 39 (2004), pp. 1125-1132.

Shoelson S.E., Lee J., and Yuan M., «Inflammation and the IKK beta/I kappa B/NF-kappaB axis in obesity- and diet-induced insulin resistance», *International Journal of Obesity and Related Metabolic Disorders* 27 (2003), pp. S49-52.

Suchankova G., Tekle M., Saha A.K., Ruderman N.B., Clarke S.D. e Getty T.W., «Dietary polyunsaturated fatty acids enhance hepatic AMP-activated protein kinase activity in rats», *Biochemical and Biophysical Research Communications* 326 (2005), pp. 851-858.

Suganami T., Tanimoto-Koyama K., Nishida J., Itoh M., Yuan X., Mizuarai S., Kotani H., Yamaoka S., Miyake K., Aoe S., Kamei Y. e Ogawa Y., «Role of the Toll-like receptor 4/ NF-kappaB pathway in saturated fatty acid-induced inflammatory changes in the interaction between adipocytes and macrophages», *Arteriosclerosis, Thrombosis, and Vascular Biology* 27 (2007), pp. 84-91.

Yoon J.H. e Baek S.J., «Molecular targets of dietary polyphenols with anti-inflammatory properties», *Yonsei Medical Journal* 46 (2005); 585-596.

Youn H.S., Lee J., Y., Saitoh S.I., Miyake K., Kang K.W., Choi Y.J. e Hwang D.H., «Suppression of MyD88 and TRIF-dependent signaling pathways of Toll-like receptor by epigallocatechin-3-gallate, a polyphenol component of green tea», *Biochemical Pharmacology* 72 (2006), pp. 850-859.

Youn H.S., Saitoh S.I., Miyake K. e Hwang D.H., «Inhibition ofhomodimerization of Toll-like receptor 4 by curcumin», *Biochemical Pharmacology* 72(1) (2006), pp. 62-69.

Zang M., Xu S., Maitland-Toolan K.A., Zuccollo A., Hou X., Jiang B., Wierzbicki M., Verbeuren T.T. e Cohen R.A., «Polyphenols stimulate AMP-activated protein kinase, lower lipids, and inhibit accelerated atherosclerosis in diabetic LDL receptor-deficient mice», *Diabetes* 55 (2006), pp. 2180-2191.

Zhao Y., Joshi-Barve S., Barve S. e Chen L.H., «Eicosapentaenoic acid prevents LPS--induced TNF-alpha expression by preventing NF-kappaB activation», *Journal of the American College of Nutrition* 23 (2004), pp. 71-78.

Appendice H - Miniblocchi di macronutrienti

Sears B., *The Zone*, Regan Books, New York 1995 (trad. it. *Come raggiungere la Zona*, Sperling & Kupfer, Milano 2000).

—, *Mastering the Zone*, Regan Books, New York 1997 (trad. it. *La Zona: la nuova alimentazione*, Sperling & Kupfer, Milano 2004).

—, *Zone Perfect Meals in Minutes*, Regan Books, New York 1997.
—, *Zone Food Blocks*, Regan Books, New York 1998.
—, *A Week in the Zone*, Regan Books, New York 2000 (trad. it. *Sette giorni con la Zona*, Sperling & Kupfer, Milano 2001).
—, *What to Eat in the Zone*, Regan Books, New York 2003.
—, *The Anti-Inflammation Zone*, Regan Books, New York 2005 (trad. it. *Prevenire con la Zona*, Sperling & Kupfer, Milano 2006).
Sears B. e Sears L., *Zone Meals in Seconds*, Regan Books, New York 2004.

Indice delle ricette

I libri sulla Zona

BARRY SEARS CON BILL LAWREN, ***Come raggiungere la Zona***
Finalmente in Italia la rivoluzionaria teoria alimentare che si basa sul controllo insulinico e su un corretto rapporto tra carboidrati, proteine e grassi.

BARRY SEARS, ***La Zona anti-età***
Il cibo come farmaco per sconfiggere gli squilibri ormonali che sono all'origine di tanti malesseri e contrastare l'invecchiamento psicofisico.

BARRY SEARS, ***7 giorni con la Zona***
Seguendo le facili ricette del dottor Sears, è possibile, in soli 7 giorni, iniziare ad avvertire i benefici di questo innovativo programma alimentare.

GIGLIOLA BRAGA, ***La Zona italiana***
Il regime alimentare ideato da Barry Sears adattato dall'autrice, con rigore scientifico, alle abitudini e alle tradizioni del nostro Paese.

FABRIZIO DURANTI, ***Supersalute con la Zona***
Una forma eccellente non è una pretesa eccessiva, ed è a portata di mano se si abbinano un'alimentazione corretta, esercizio fisico e meditazione.

ARONNE E MEMO ROMANO, ***Vivere in Zona***
Il contributo originale di due fratelli, uno medico nutrizionista e l'altro chef, che rispondono a tutti i dubbi e offrono suggerimenti e ricette facili e gustose.

BARRY SEARS, ***La Zona Omega 3Rx***
Lo studio degli acidi grassi essenziali Omega 3 ha portato alla scoperta che, abbinati al controllo insulinico, sono in grado di prevenire e curare moltissime affezioni.

GIGLIOLA BRAGA, ***Più belle con la Zona***
La Zona rivolta alle donne: essere in salute significa anche essere più belle, più magre, con la pelle più luminosa, i capelli più lucidi e la pancia finalmente piatta!

BARRY SEARS, ***La Zona: la nuova alimentazione***
Questo libro è la naturale evoluzione del primo testo del dottor Sears e raccoglie gli accorgimenti sviluppati in anni di lavoro per integrare i principi della Zona nella vita quotidiana.

BARRY SEARS, ***In Zona con la soia***
Anche chi è vegetariano può seguire la Zona e trarne grandi vantaggi. La soia è un'importante fonte di proteine e un grande alleato contro il diabete e il colesterolo.

GIGLIOLA BRAGA, ***Il grande libro della Zona italiana***
Un libro che risponde a tutti i dubbi e che rende più facile e accessibile a tutti la Zona. Contiene un pratico inserto a colori staccabile da tenere sempre a portata di mano.

BARRY SEARS, ***Prevenire con la Zona***
Prevenire le malattie o rallentarne il processo è possibile, grazie alla scoperta della causa di alcune di esse: l'infiammazione silente, che può essere efficacemente combattuta con la Zona.

DANIELA MORANDI e BARRY SEARS, ***Il bello della Zona***
Un volume splendidamente illustrato per sorprendere gli amici con piatti colorati e raffinati e al contempo seguire un programma completo di benessere psicofisico.

GIGLIOLA BRAGA, ***La Zona in 80 minuti***
Una guida agile e sintetica, completa di dvd, per mettere in pratica a casa e fuori, da soli o in compagnia, il metodo alimentare che ha rivoluzionato lo stile di vita di milioni di persone.

IN TUTTE LE LIBRERIE

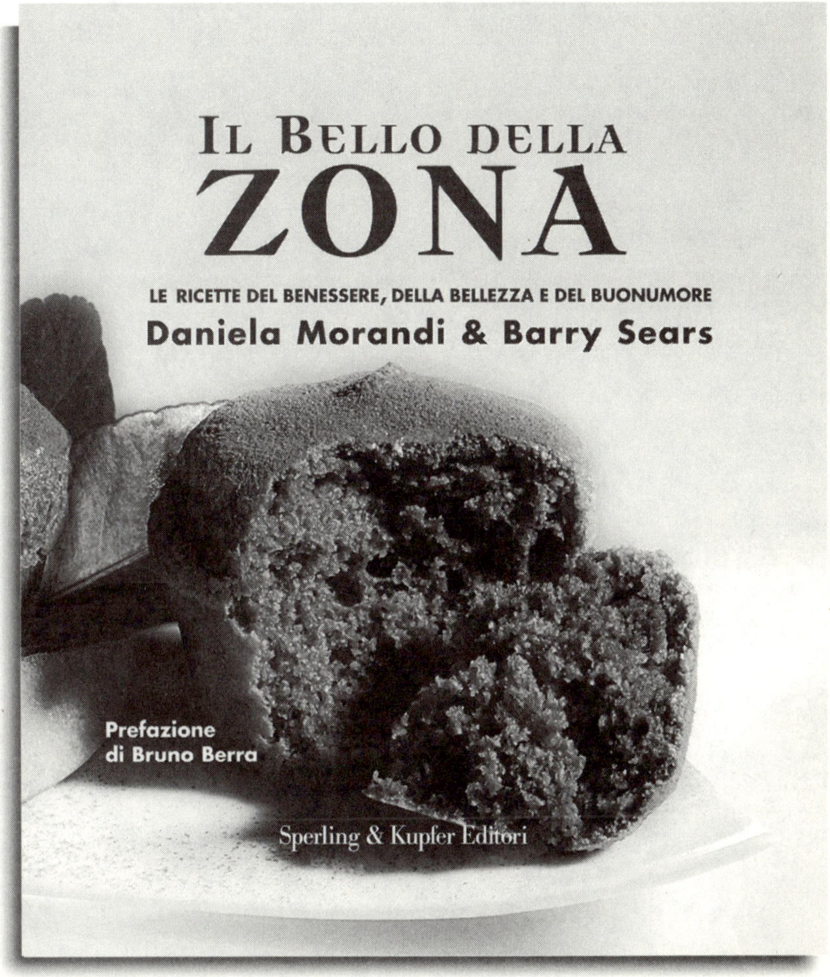

Finito di stampare nel febbraio 2009
presso la Mondadori Printing S.p.A.
Stabilimento N.S.M. di Cles (TN)
Printed in Italy